国家卫生和计划生育委员会"十三五"规划教材

儿科专科医师规范化培训教材

泌尿系统疾病分册

■ 中华医学会儿科学分会
■ 中国医师协会儿科医师分会　组织编写

■ 主　编　丁　洁

人民卫生出版社
·北　京·

图书在版编目（CIP）数据

儿科专科医师规范化培训教材. 泌尿系统疾病分册 /
丁洁主编. —北京：人民卫生出版社，2022.6
ISBN 978-7-117-33162-3

Ⅰ. ①儿⋯　Ⅱ. ①丁⋯　Ⅲ. ①儿科学－岗位培训－教
材②小儿疾病－泌尿系统疾病－诊疗－岗位培训－教材
Ⅳ. ①R72

中国版本图书馆 CIP 数据核字（2022）第 088080 号

人卫智网	www.ipmph.com	医学教育、学术、考试、健康， 购书智慧智能综合服务平台
人卫官网	www.pmph.com	人卫官方资讯发布平台

儿科专科医师规范化培训教材
泌尿系统疾病分册
Erke Zhuankeyishi Guifanhua Peixunjiaocai
Miniaoxitong Jibing Fence

主　　编：丁　洁
出版发行：人民卫生出版社（中继线 010-59780011）
地　　址：北京市朝阳区潘家园南里 19 号
邮　　编：100021
E - mail：pmph @ pmph.com
购书热线：010-59787592　010-59787584　010-65264830
印　　刷：三河市尚艺印装有限公司
经　　销：新华书店
开　　本：787 × 1092　1/16　　印张：14
字　　数：349 千字
版　　次：2022 年 6 月第 1 版
印　　次：2022 年 8 月第 1 次印刷
标准书号：ISBN 978-7-117-33162-3
定　　价：79.00 元

打击盗版举报电话：010-59787491　E-mail：WQ @ pmph.com
质量问题联系电话：010-59787234　E-mail：zhiliang @ pmph.com
数字融合服务电话：4001118166　　E-mail：zengzhi @ pmph.com

编写委员会

3

序 言

我国儿科医师培养逐渐规范化,且与儿科医师的执业资格认定相结合。规范化的儿科医师培养可以分为三个阶段,即本科或研究生教育、儿科住院医师培养和儿科专科医师培养。儿科住院医师培养阶段采用全科轮转的方式培养,历时 3 年。在通过国家儿科医师资格考试后可获得儿科医师执业资格。具备儿科医师执业资格以后,可以选择专业进入儿科专科医师培养阶段,历时 2 年或以上。完成专科医师培养后,可成为具有某一专科特长的儿科专科医师。我国儿科教学第一阶段儿科本科教学和第二阶段儿科住院医师培养的教材已经齐备。但是第三阶段儿科专科医师培养尚缺乏标准教材。在中华医学会儿科学分会和中国医师协会儿科医师分会的共同努力下,历经三年的精心组织编撰,人民卫生出版社推出了儿科专科医师培训系列教材。

本系列教材共十四本分册,包括:儿童保健学分册、发育行为学分册、新生儿疾病分册、呼吸系统疾病分册、消化系统疾病分册、心血管系统疾病分册、血液系统疾病分册、神经系统疾病分册、泌尿系统疾病分册、免疫系统疾病分册、遗传代谢和内分泌系统疾病分册、感染性疾病分册、重症医学分册、临床药理学分册。各分册的主编由中华医学会儿科学分会的各专科学组组长担任,遴选的编委均为儿科各专科方向的权威专家,代表了我国儿科专科的最高学术水平。根据专科医师需掌握的病种确定疾病范围,根据专科医师培训目标和基础能力确定章节内容的深浅程度,从行业角度出发,确定了明确的儿科专科医师培训目标。

各分册的框架由疾病篇和技术篇组成,其中技术篇是区别于住院医师教材的一大亮点。在疾病篇中,除了教材类专著的概述、诊断、鉴别诊断篇幅框架外,治疗决策将最新发布的指南、共识、规范等核心内容纳入,体现了其先进性,与专科医师培训需求相适应,理论和实践水平要求高于各段学历教材程度,是本教材的亮点之二。本教材疾病篇的编著将常见问题和误区防范以及热点聚焦,作为重点阐述内容,是编委的经验凝练总结,并对发展动态、争议焦点和疑难问题提出方向性的指导意见,为儿科专科医师培训过程中的起步阶段就前瞻性定位高标准高要求,不断推进儿科专科医师的持续教育培训,为提高其学习能力和指导实践指明方向,成为本教材的第三大亮点。

本系列教材以权威性、临床性、实用性和先进性为目标和基本原则,通过中华医学会儿科学分会和中国医师协会儿科医师分会的密切合作,在人民卫生出版社的审慎编辑修订下,陆续与广大儿科医师见面,适用读者不仅是第三阶段儿科住院医师,也适用于各年资主治医师。希望通过教材的应用和培训实践相结合,持续改进和优化儿科专科医师规范化培训模式,不断涌现优秀的儿科专科医师。

谨代表儿科专科医师培训教材编委会向所有付出辛勤劳动的专家们致以崇高敬意。

总主编 申昆玲 朱宗涵

2017 年 5 月

前　言

　　《儿科专科医师规范化培训教材——泌尿系统疾病分册》一书的编写，旨在为已完成三年第二阶段的住院医师规范化培训，并立志进入儿童肾脏专科培训的高年住院医师或低年主治医师，提供培训教材。经过认真思考和反复讨论，编委会最终形成本书的编写指导思想。本书的目的是指导临床实践，避免冗长的理论探讨性论述。

　　在编写过程中，编委们综合国内外相关指南、共识、临床研究结果，充分利月了编者们丰富的临床经验，对小儿泌尿系统疾病的基本知识、病因与发病机制、临床表现、诊断方法、鉴别诊断、治疗策略以及临床操作技术等进行了详细的介绍。不但在每节的主要篇幅讲授疾病的诊断、治疗，而且在"常见问题和误区防范"部分重点提出了各种疾病的诊治难点，以唤起刚踏入儿童肾脏专科的医师们的重视，在临床实践中避免差错、弯路。此外，本书通过在每一个疾病最后部分的"热点聚焦"，为接受培训的医师提供了进一步拓展临床相关知识、发现临床问题的线索，有助于年轻医师继续学习研究。

　　本书疾病篇着重选择常见的儿童原发性肾脏疾病、继发性肾脏疾病、先天遗传型肾脏疾病以及其他泌尿系统疾病进行详尽阐述；技术篇详细介绍了经皮肾穿刺活检等泌尿系统特有的诊疗技术。期望本书能够指导儿童肾脏专科医师的临床实践、帮助他们获取相关基础知识，并成为他们学习与实践的关键参考书籍。

　　最后我要衷心感谢为《儿科专科医师规范化培训教材——泌尿系统疾病分册》一书作出辛勤努力和巨大贡献的所有编者！他们理论造诣高深，实践经验丰富。本书是他们为培养后继人才的倾情之作，对提高我国儿童的肾脏健康大有裨益。为了进一步提高本书的质量，恳切希望各位读者、专家提出宝贵意见，欢迎发送邮件至邮箱 renweifuer@pmph.com，或扫描封底二维码，关注"人卫儿科学"，对我们的工作提出批评指正，以期再版修订时进一步完善，更好地为大家服务。

丁　洁

2022 年 6 月

目 录

| 上篇 疾 病 篇 |

┃下篇　技　术　篇┃

上 篇

疾 病 篇

第一章

正常儿童泌尿系统的结构与功能

培训目标

1. 掌握正常儿童泌尿系统的结构。
2. 掌握正常儿童泌尿系统的功能。

一、泌尿系统概述

泌尿系统由肾脏、输尿管、膀胱及尿道组成。其主要功能为排泄。

二、泌尿系统的结构

（一）肾脏的结构

肾脏内部的结构，可分为肾实质和肾盂两部分。

在肾纵切面可以看到，肾实质分内外两层：外层为皮质，内层为髓质。

肾皮质新鲜时呈淡红色，部分皮质伸展至髓质锥体间，成为肾柱。

肾髓质新鲜时呈红褐色，为10～20个锥体所构成。肾锥体在切面上呈三角形。锥体底部向肾凸面，尖端向肾门，锥体主要组织为集合管，锥体尖端称肾乳头，每一个乳头有10～20个乳头管，向肾小盏漏斗部开口。

在肾窦内有肾小盏，为漏斗形的膜状小管，围绕肾乳头。肾锥体与肾小盏相连接。每肾有7～8个肾小盏，相邻2～3个肾小盏合成一个肾大盏。每肾有2～3个肾大盏，肾大盏汇合成扁漏斗状的肾盂。肾盂出肾门后逐渐缩窄变细，移行为输尿管。

肾筋膜分前后两层，包绕肾和肾上腺。由于肾筋膜在肾的下方开放，当出现肾周围的脂肪减少等情况使肾的支持力下降时，肾的移动度增大，容易向下移动，形成肾下垂或游走肾。又由于肾筋膜下端的开放，可向下通入直肠后隙，临床上可经直肠后隙注入空气，行腹膜后充气造影，以显示肾等器官的变化。

1. **肾单位** 肾单位是肾脏结构和功能的基本单位，每侧肾脏大约有100万～150万个肾单位，每个肾单位由肾小体和肾小管所构成。

肾小体包括肾小球和肾小囊。肾小体内有一个毛细血管团，称为肾小球，肾小球是个血管球。它由肾动脉分支形成。肾小球外有肾小囊包绕。肾小囊分两层，两层之间有囊腔与肾小管的管腔相通。

肾小管汇成集合管。若干集合管汇合成乳头管，尿液由此流入肾小盏。

每个肾单位都包括肾小球、肾小囊和肾小管三个部分，而肾小球和肾小囊组成肾小体。肾小球与肾小囊主要分布在肾脏的皮质部分。

2. **肾小球**　肾小球是一个由数十条毛细血管弯曲盘绕形成的血管球，外包围着肾小囊，血液从入球小动脉流入肾小球，由出球小动脉流出肾小球。肾小球有滤过作用，滤过血液中的血细胞和大分子蛋白质，其余部分形成原尿，不可滤过葡萄糖。肾小球主要分布在肾脏的皮质部分，流经动脉血，不进行物质交换。

3. **肾小囊**　肾小囊很薄，其内紧贴着肾小球，内外两层之间有一层囊腔，主要分布在肾脏的皮质部分。作用是暂时储存原尿。血液是被肾小球和肾小囊壁过滤的。

4. **肾小管**　肾小管弯曲细长，主要分布在肾脏的髓质部分，外面有与出球小动脉相连接的毛细血管网，大量的肾小管汇集成一些较大的管道通入肾盂。肾小管有重吸收作用，吸收原尿中全部葡萄糖以及大部分水和部分无机盐，余下的部分水、无机盐以及尿素等物质形成尿液。

（二）输尿管的结构

输尿管是一对细长的肌性管道（为平滑肌），位于腹膜后，全长约 20～30cm，管径约 0.5～0.7cm。上端起自肾盂，沿腰大肌前面下降，在小骨盆入口处，右侧输尿管跨过右髂外动脉起始部的前方，左侧输尿管跨过左髂总动脉末端的前方。入盆腔后，输尿管的行程，男女各异，男性沿骨盆侧壁弯曲向前，与输精管交叉后转向前内，斜穿膀胱壁；女性输尿管入盆腔后，行于子宫颈两侧，距子宫颈约 2cm 处，从子宫动脉的后下方经过，在膀胱底外角处输尿管斜向前内到达膀胱底，开口于膀胱底内面的输尿管口，此部称壁内段，长约 1.5cm。

1. **输尿管的分段**　输尿管先位于腹部，后进入盆腔，最后斜穿膀胱壁开口于膀胱，因此，临床上常将输尿管分为腹段、盆段和壁内段。

2. **输尿管的三个生理性狭窄**　第 1 个狭窄：在肾盂与输尿管移行处；第 2 个狭窄：在跨过髂血管处；第 3 个狭窄：在穿过膀胱壁处。这些狭窄是结石容易滞留的部位。

（三）膀胱的结构

膀胱是贮存尿液的肌性囊状器官。成人膀胱的容量约 300～500ml，最大达 800ml，新生儿约为 50ml。膀胱的形状、大小依充盈程度而不同。空虚时，略呈锥体形。锥体的尖朝向前上方，称为膀胱尖；锥体底呈三角形，朝向后下方，称为膀胱底；尖和底之间为膀胱体；膀胱各部之间无明显界限。当膀胱充盈时呈卵圆形。

膀胱位于小骨盆腔的前部。空虚时，膀胱尖一般不超过耻骨联合上缘；充盈时，膀胱尖可高出耻骨联合上缘。

1. **膀胱的毗邻**　前方：有耻骨联合（男性和女性相同）；后方：男性有精囊腺、输精管末端和直肠，女性有子宫和阴道；下方：男性邻接前列腺，女性邻接尿生殖膈。

2. **膀胱壁的结构**　膀胱壁由黏膜、黏膜下层、肌层和外膜构成（此肌为平滑肌）。

3. **膀胱三角**　膀胱底的内面有一个三角形的区域，位于两个输尿管口和尿道内口三者连线之间，该处缺乏黏膜下层，无论膀胱处于空虚和充盈时，黏膜均保持平滑状态；膀胱三角是结核和肿瘤的好发部位。

（四）尿道的结构

男性尿道起于膀胱下端的尿道内口，终于阴茎头的尿道外口。成人约长 16～22cm，管径平均为 5～7mm。全长可分为三部，即前列腺部、膜部和海绵体部。临床上把前列腺部和膜部称为后尿道，海绵体部称为前尿道。男性尿道在行程中粗细不一，有三个狭窄、三个扩大和两个弯曲。三个狭窄分别在尿道内口、膜部和尿道外口。三个扩大部在前列腺部、尿道球部和尿道舟状窝。两个弯曲一为耻骨下弯，在耻骨联合下方 2cm 处，凹弯向上，包括前列腺部、膜部和海绵体部的起始段，此弯曲恒定；另一弯曲为耻骨前弯，在耻骨联合前下方，凹弯向下，在阴茎根与体之间，如将阴茎向上提起，此弯曲即可变直。

女性尿道甚短，长仅 2.55cm，平均为 3.5cm，直径约为 8mm，易于扩张，可达 10～13mm，没有弯曲，在阴道之前耻骨联合之后，自膀胱颈部开始向下向前止于尿道口。

三、泌尿系统的功能

（一）肾脏的功能

肾脏的主要功能是生成尿液，通过尿液的生成，排泄机体的代谢产物，调节水、电解质和酸碱平衡，以维持机体内环境的稳定。

1. **尿的生成**　血液流经肾脏，除细胞与大分子蛋白外的大部分血浆成分通过肾小球毛细血管内皮、基底膜及足细胞裂孔膜构成的滤过膜滤入肾小囊形成原尿，在流经不同节段肾小管的过程中通过尿液的浓缩和稀释，最终形成终尿，汇入肾盂，排出体外。

2. **排泄代谢产物**　机体在新陈代谢过程中产生多种废物，绝大部分代谢废物，包括以尿素氮、肌酐、尿酸等为代表的多种代谢废物和毒性物质，通过血液进入肾脏，经肾小球滤过或肾小管分泌，随尿液排出体外。

3. **维持体液、电解质平衡及体液酸碱平衡**　在肾脏，血液中的水和电解质通过肾小球滤入原尿；原尿中的水和电解质在流经不同节段肾小管时以不同的比例被重吸收，同时部分电解质将被分泌入管腔。通过肾脏的尿浓缩与稀释过程维持机体水、电解质以及酸碱的平衡，从而维持内环境的稳定。

4. **内分泌功能**

（1）分泌肾素、前列腺素、激肽。通过肾素 - 血管紧张素 - 醛固酮系统和激肽 - 缓激肽 - 前列腺素系统来调节血压。

（2）分泌促红细胞生成素，刺激骨髓造血。

（3）活化维生素 D_3，调节钙磷代谢。

（4）许多内分泌激素降解场所，如胰岛素、胃肠激素等，当肾功能不全时这些激素的半衰期明显延长，从而引起代谢紊乱。

（5）肾外激素的靶器官，如甲状旁腺素、降钙素等，可影响及调节肾脏功能。

（二）输尿管的功能

输尿管是肾和膀胱之间的尿液通道。

（三）膀胱的功能

膀胱的主要功能是贮存尿液和排尿。正常人膀胱内尿量达到 150～250ml 时，开始有尿意，尿量达到 250～450ml 时，才能引起反射性排尿动作，将膀胱内尿液通过尿道排出体外。

（张宏文　丁　洁）

参考文献

1. 王天有，申昆玲，沈颖. 诸福棠实用儿科学. 9 版. 北京：人民卫生出版社，2022.
2. 杨霁云，白克敏. 小儿肾脏病基础与临床. 北京：人民卫生出版社，2000.

第二章

儿童肾脏疾病的临床和病理分类

培训目标
1. 掌握肾小球疾病的临床分类。
2. 掌握肾小球疾病的病理分类。

一、儿童肾脏疾病

儿童肾脏疾病包括累及肾脏（肾小球、肾小管、肾间质）、肾血管的相关疾病，包括各种肾小球肾炎、肾病综合征、肾小管间质疾病、肾血管性疾病、肾脏囊性疾病、肾结石以及全身性疾病累及肾脏者，其中临床以肾小球疾病最为常见。

肾小球疾病指两侧肾脏的非化脓性疾病，病变主要发生于肾小球或始于肾小球，如多种肾小球肾炎和肾病综合征。包括病因、发病机制、病理改变各异的多种疾病。

二、儿童肾小球疾病的临床分类

根据病因、临床症状、尿液改变及肾功能状态、病程长短等进行分类，实际上为一种临床综合征的分类法。

目前我国儿科临床多根据病因和临床表现来分类。根据病因分为原发性、继发性及遗传性三大类；根据临床表现分为肾小球肾炎、肾病综合征、孤立性血尿、孤立性蛋白尿四类。

（一）原发性肾小球疾病

1. 肾小球肾炎

（1）急性肾小球肾炎：多数有前驱感染史，起病急，以血尿为主，可有蛋白尿，伴不同程度的水肿和高血压。病程多在 1 年以内。

（2）急进性肾小球肾炎：起病急，除出现蛋白尿、血尿、高血压、水肿外，并常有持续性少尿或无尿。肾功能急性进行性恶化，预后严重，若缺乏积极妥善的治疗措施（包括透析治疗），多于数月或 1 年内肾衰竭，甚而死亡。

（3）迁延性肾小球肾炎：包括两种情况，其一是有明确急性肾小球肾炎病史，镜检血尿和 / 或蛋白尿长达 1 年以上，不伴肾功能不全或高血压；其二是无急性肾小球肾炎病史，但有持续性血尿和 / 或蛋白尿，病程已达 6 个月以上，不伴肾功能不全或高血压。

（4）慢性肾小球肾炎：病程超过 1 年，有不同程度的肾功能不全和 / 或持续性高血压，预后较差。

2. 肾病综合征　大量蛋白尿，尿常规蛋白 3+～4+ 或 24 小时尿蛋白定量大于 50mg/kg；

血浆白蛋白低于 25g/L；胆固醇高于 5.72mmol/L（220mg/dl）；水肿可轻可重。其中大量蛋白尿及低白蛋白血症为诊断必备条件。

依据临床表现可分为以下两型：

（1）单纯性肾病综合征：只有上述表现者。

（2）肾炎性肾病综合征：除以上表现外，尚具有以下 4 项之一或多项者：①2 周内分别 3 次以上离心尿检查 RBC≥10/ 高倍镜视野，并证实为肾小球源性血尿者；②反复或持续高血压（学龄儿童≥130/90mmHg，学龄前儿童≥120/80mmHg），并除外使用糖皮质激素等原因所致；③肾功能不全，并除外由于血容量不足等所致；④持续低补体血症。

按糖皮质激素反应可分以下 3 型：

（1）激素敏感型肾病综合征（steroid sensitive NS，SSNS）：以泼尼松足量[2mg/（kg•d）或 60mg/（m²•d）]治疗≤4 周尿蛋白转阴者。

（2）激素耐药型肾病综合征（steroid resistant NS，SRNS）：以泼尼松足量治疗>4 周尿蛋白仍阳性者。

（3）激素依赖型肾病综合征（steroid dependent NS，SDNS）：指对激素敏感，但连续两次减量或停药 2 周内复发者。

3. 孤立性血尿、孤立性蛋白尿　指仅有血尿或蛋白尿，而无其他临床症状、化验改变及肾功能异常者。多数是良性的，但亦有少数可能是其他肾脏疾病的一种临床表现，应长期随访。

（1）孤立性血尿：分为复发性肉眼血尿、持续性镜下血尿。

（2）孤立性蛋白尿：分为体位性、非体位性。

（二）继发性肾小球疾病

继发于全身性疾病，如过敏性紫癜、系统性红斑狼疮、乙肝病毒感染、药物中毒等的一类肾小球疾病。临床可表现为肾小球肾炎、肾病综合征、孤立性血尿或孤立性蛋白尿，常见者包括紫癜性肾炎、狼疮性肾炎、乙肝病毒相关肾炎等。

（三）遗传性肾小球疾病

儿童常见者有遗传性进行性肾炎（Alport 综合征）、薄基底膜肾病和多种遗传性肾病综合征。

三、肾小球疾病的病理分类

目前原发性肾小球疾病病理分类方法不一，1982 年世界卫生组织对原发性肾小球疾病的病理进行分类，1995 年又进行了修订。

（一）儿科常见原发性肾小球疾病病理分类

1. 轻微的肾小球异常

（1）微小病变（minimal change）：光镜下肾小球形态正常或缺乏明显的病变；电镜下肾小球上皮细胞呈弥漫性足突融合；免疫荧光检查多为阴性。临床上多表现为单纯性肾病综合征，对糖激素治疗敏感。

（2）肾小球轻微病变（minor change）：光镜下肾小球呈弥漫节段的或局灶的轻微病变，一般表现为系膜细胞的轻度增生，可伴有或无基质的增多；电镜下有时在不同部位出现电子致密物，也可无特异改变；免疫荧光检查有时可在不同部位见到强弱不等、种类不一的免疫球蛋白沉积,有时阴性。临床上多表现为轻微蛋白尿、血尿。

2. 局灶性/节段性病变

（1）局灶性肾小球肾炎（focal glomerulonephritis）：光镜下肾小球病变呈局灶性、节段性分布,病变性质可为细胞增生、坏死及纤维化等;电镜下除上述病变外,有时在不同部位出现电子致密物;免疫荧光检查常见免疫球蛋白及补体在肾小球不同部位沉积。临床上多表现为血尿。

（2）局灶性节段性肾小球硬化症（focal segmental glomerulosclerosis）：光镜下肾小球病变呈局灶性节段性肾小球血管袢硬化灶或玻璃样病变区,细胞可不发生明显增生,晚期可发展为球性硬化;电镜下可见弥漫的上皮细胞足突融合,并伴有系膜基质节段性增多;免疫荧光检查表现为局灶性巨块状或粗颗粒状 IgM 和 C3 沉积,有时阴性。临床上多表现为激素耐药型肾病综合征。

3. 弥漫性肾小球肾炎

（1）膜性肾病（membranous nephropathy）：病理特征:光镜病理改变位于肾小球毛细血管袢,以上皮细胞下免疫复合物沉着为特点,继之以基底膜增厚和变形,一般无系膜、内皮或上皮细胞的增生,亦无细胞浸润;电镜下可见上皮下排列有序的电子致密物,基膜呈钉突样改变;免疫荧光发现 IgG 和 C3 呈弥漫性均匀一致的颗粒状沿基底膜分布,较少见 IgM 和 IgA 沉着。临床上多表现为肾病综合征或无症状性蛋白尿。膜性肾病的病理分期如下。

1）膜性肾病 I 期

A．光镜：HE、PAS 染色时肾小球毛细血管壁基本正常,PASM 染色时可见节段分布的细小的上皮下嗜复红物,未见"钉突",内皮细胞、系膜细胞及袢腔多不受累。

B．免疫荧光：病变明显,可见免疫球蛋白及补体沿基膜分布,有时呈假线性改变。

C．电镜：上皮下电子致密物小,形态不规则,稀疏分布,基膜致密层正常,"钉突"不明显,壁层上皮细胞改变明显,胞质富细胞器,邻近致密层的脏层上皮足突增宽,内见较多聚集的微丝。

2）膜性肾病 II 期

A．光镜：肾小球毛细血管袢基膜弥漫均匀一致增厚,上皮侧梳齿状"钉突"形成,弥漫分布。

B．免疫荧光：同 I 期病变一样,免疫复合物呈颗粒状弥漫分布于基膜上皮侧,高倍镜观察有时呈纤细的颗粒,因此可呈假线性样分布。

C．电镜：上皮侧电子致密物及"钉突"显而易见,它们的大小、形态多较规则,均匀一致性分布,因此,脏层上皮细胞胞质丰富,含较多细胞器,足突融合,系膜区尚属正常。

3）膜性肾病 III 期

A．光镜：肾小球毛细血管袢基膜明显增厚,"钉突"较大,多数区域融合,连接成片,好像一层新形成的基膜将沉积物包绕。

B．免疫荧光：肾小球毛细血管袢上皮侧沉积物体积增大,散在分布,逐渐融合于基膜之中,废弃的肾小球中也可见阳性的免疫球蛋白和补体。

C．电镜：肾小球基膜致密层明显增厚,外侧缘（上皮侧）不规则,增厚的致密层中及上皮侧仍可见电子致密物。脏层上皮细胞足突融合,微绒毛化均较 II 期病变明显。

4）膜性肾病 IV 期

A．光镜：HE、PAS 染色时肾小球毛细血管壁基本正常,PASM 染色时可见节段分布的细小的上皮下嗜复红物，未见"钉突"，内皮细胞、系膜细胞及袢腔多不受累。

　　B．免疫荧光：病变明显，可见免疫球蛋白及补体沿基膜分布，有时呈假线性改变。

　　C．电镜：上皮下电子致密物小，形态不规则，稀疏分布，基膜致密层正常，"钉突"不明显，壁层上皮细胞改变明显，胞质富细胞器，邻近致密层的脏层上皮足突增宽，内见较多聚集的微丝。

　　5）膜性肾病Ⅴ期：光镜、免疫荧光及电镜均恢复正常。

　　（2）增生性肾小球肾炎

　　1）系膜增生性肾小球肾炎（mesangial proliferative glomerulonephritis）：光镜下可见系膜细胞增生，伴或不伴系膜基质增多，呈弥漫性分布，使系膜区域加宽。毛细血管壁无明显变化。有时伴有局灶性节段性肾小球硬化。免疫荧光可见 IgG 和 C3 在系膜区沉积，有时可见 IgM 沉积。电镜下可见系膜细胞和系膜基质增生，伴低密度电子致密物沉积。临床上多表现为无症状性血尿和／或蛋白尿及慢性肾小球肾炎，重者可表现为肾病综合征。

　　2）毛细血管内增生性肾小球肾炎（endocapillary proliferative glomerulonephritis）：光镜下病变为弥漫性，双侧肾小球广泛受累，肾小球体积增大，细胞数量增多，内皮细胞和系膜细胞的增生及中性粒细胞、单核细胞浸润，有时伴有脏层上皮细胞的增生变；电镜下肾小球系膜细胞和内皮细胞增生肿胀，有散在的电子密度高的沉积物在脏层上皮细胞和肾小球基底膜之间，呈驼峰状，沉积物也可位于内皮细胞下或基底膜内，沉积物表面的上皮细胞足突融合消失，有时基底膜内侧内皮细胞下和系膜内也可见小型沉积物；免疫荧光检查可见肾小球基底膜和系膜区有散在的 IgG 和补体 C3 沿毛细血管壁呈不均匀的粗颗粒沉积。临床上多表现为急性链球菌感染后肾小球肾炎。

　　3）膜增生性肾小球肾炎（membranoproliferative glomerulonephritis）：光镜下可见系膜增生，毛细血管壁增厚，肾小球呈分叶状，故又称分叶性肾炎，其病理改变的主要特点是系膜细胞增生、毛细血管壁增厚及基底膜双轨。根据电镜下电子致密物沉积的部位可将膜增生性肾小球肾炎分为 3 型：Ⅰ型为内皮下致密物沉积；Ⅱ型为特征性基膜内致密物沉积；Ⅲ型是上皮下和内皮下致密物同时出现。免疫荧光检查可见 C3 及较弱的 IgG、IgM 在系膜区及毛细血管壁沉积。临床上多表现为以急性肾炎综合征起病后逐渐以肾病综合征为主要所见，病程中常伴血补体 C3 下降，并可呈慢性肾炎的进展过程。

　　4）新月体性肾小球肾炎（crescentic glomerulonephritis）：光镜下可见大多数肾小球（超过 50%）有新月体形成，毛细血管壁常见坏死、断裂及挤压现象；电镜下有时可见电子致密物沉积于不同部位，或基膜的变性、坏死及断裂；免疫荧光检查于新月体处可见纤维蛋白原，免疫球蛋白可于毛细血管壁呈颗粒状或线性沉积。临床上多表现为急进性肾炎。

　　（3）硬化性肾小球肾炎（sclerosing glomerulonephritis）：光镜下可见多数肾小球硬化和废弃，电镜及免疫荧光无特异性发现。临床表现为肾衰竭。

（二）儿科常见继发性肾小球疾病病理分类

　　继发性肾小球疾病的病理改变，尽管种类繁多，但基本改变与原发性肾小球疾病相同，并可呈现各自特征性改变，详见相关章节。

（张宏文　丁　洁）

参考文献

1. 王天有,申昆玲,沈颖. 诸福棠实用儿科学. 9 版. 北京:人民卫生出版社,2022.
2. 杨霁云,白克敏. 小儿肾脏病基础与临床. 北京:人民卫生出版社,2000:139-142.

第三章

血　尿

一、概述

【病因】

血尿是泌尿系统最常见的症状之一。98%的血尿是由泌尿系统疾病引起（包括器质性和功能性改变），2%的血尿是由全身性疾病或泌尿系统邻近器官病变所致。血尿分为肾小球性及非肾小球性血尿两大类。

1. 肾小球性血尿　指血尿来源于肾小球，见于：原发性肾小球疾病，如急性、迁延性、慢性、急进性肾小球肾炎，肾病综合征，IgA肾病等；继发性肾小球疾病，如狼疮性肾炎、紫癜性肾炎、乙型肝炎相关性肾炎等；遗传性肾小球疾病，如遗传性进行性肾炎（Alport综合征）、薄基底膜肾病（TBMN）；剧烈运动后一过性血尿。

2. 非肾小球性血尿

（1）血尿来源于肾小球以外的泌尿系统：泌尿道急性或慢性感染；肾盂、输尿管、膀胱结石；结核；特发性高钙尿症；左肾静脉压迫综合征（又名胡桃夹现象）；先天性尿路畸形，如肾囊肿、双输尿管畸形、膀胱憩室；先天性肾血管畸形，如动静脉瘘、血管瘤；药物所致肾及膀胱损伤，如环磷酰胺、吲哚美辛、甘露醇、磺胺、庆大霉素；肿瘤、外伤及异物；肾静脉血栓。

（2）全身性疾病引起的出血：如血小板减少性紫癜、白血病、再生障碍性贫血、血友病。

【发病机制】

非肾小球源性血尿的发病机制单一，主要与血管损伤、凝血功能异常、感染、炎症等因素相关，而肾小球源性血尿的发病机制复杂，目前尚无统一学说能够完全解释其成因，因此血尿的来源至今仍不清楚。当前的研究集中在肾小球滤过膜异常及红细胞的本身异常方面。

1. 肾小球滤过膜异常　肾小球是滤过单位，肾小球毛细血管内皮细胞、基底膜和上皮细胞组成肾小球的滤过屏障或滤过膜，可阻止中分子蛋白质通过。正常情况下红细胞直径约为$8\mu m$，远大于滤过膜上各个孔道直径，因此红细胞很难通过滤过膜。滤过膜损伤可致肾小球性血尿。常见肾小球滤过膜受损有以下几种：

（1）免疫反应损伤肾小球基底膜：临床以链球感染后肾小球肾炎、IgA肾病、紫癜性肾炎及各种病毒、支原体、衣原体感染时肾脏受累最常见。由于抗原进入血液，刺激机体产生抗体，形成循环免疫复合物或肾小球原位免疫复合物，沉积于基底膜或内皮细胞下或上皮细胞下或系膜区，进而趋化单核巨噬细胞，严重者可有单核巨噬细胞浸润。此时单核巨噬细胞被活化，释放各种细胞因子而损伤组织。另外，被活化的单核巨噬细胞释放氧自由基和局部一氧化氮（NO）代谢也参与发病，免疫和炎症造成不同程度的肾小球滤过膜损伤，包括肾小球基底膜皱缩、变薄、断裂等。此时红细胞可从受损基底膜通过，进入尿液而形成血尿。

（2）基底膜先天异常：以 Alport 综合征和 TBMN 最常见。Alport 综合征肾脏表现以血尿症状最常见，且为肾小球性血尿。肾小球基底膜弥漫性增厚、变薄及致密层分裂为其典型电镜改变。基底膜超微结构最突出异常是致密层不规则的外观，其范围可累及所有毛细血管袢或袢内所有区域，也可仅累及部分毛细血管袢或袢内部分区域。Alport 综合征基底膜致密层可增厚至 1 200nm，也可弥漫性变薄至 100nm 以下，研究证明是编码Ⅳ型胶原纤维的基因突变所致。由于Ⅳ型胶原纤维是肾小球基底膜重要组成部分，基因突变造成胶原纤维合成功能障碍，从而使基底膜不能维持正常结构功能。

持续性镜下血尿是 TBMN 普遍和典型的临床表现，电镜观察到肾小球基底膜弥漫性变薄是 TBMN 特征性病理变化。目前认为 TBMN 的发病机制为基因突变，以往的家系调查表明其遗传是常染色体显性遗传。目前关于基底膜变薄后如何导致血尿的发生机制仍不清楚，有学者用修复缺陷学说来解释其发生，认为其基底膜上存在可以让红细胞通过的自然通道，当基底膜变薄时，孔道数目增加，长度变短，对红细胞阻碍作用减少，从而使红细胞滤过增加而形成血尿。

2. **红细胞本身异常** 随着肾穿刺的普及，一些表现血尿患儿电镜检查并无基底膜异常，即使个别患儿存在基底膜异常，但分子质量比红细胞小得多的尿蛋白却不见漏出。因此，血尿的形成很可能与其红细胞本身的问题有关。正常情况下红细胞膜表面带负电荷，而基底膜同时也表达负电荷，因此当红细胞靠近基底膜时由于电荷的排斥作用导致红细胞很难从基底膜漏出。相关实验应用离子染剂检测红细胞表面负电荷的含量，结果证实孤立性血尿患儿红细胞膜离子染剂结合量明显低于正常儿童。提示孤立性血尿患儿存在其红细胞膜电荷的异常，因其负电荷的减少，从而导致肾小球滤过率增加，导致红细胞漏出。因此，血尿患儿其红细胞膜负电荷下降可能参与了血尿的发生、发展过程，但其具体调控机制值得进一步研究。

【流行病学】

Dodge 等（1976 年）调查发现儿童血尿发生率男 0.1%，女 0.7%。Vehaskari 等（1979 年）发现儿童血尿发生率 1.1%～4.1%。据报道，小儿肉眼血尿发生率为 13/万，而镜下血尿更常见，其中 Khoory 等（1999 年）指出儿童镜下血尿的发病率大约为 1.0%～2.0%。1982 年，全国儿科肾脏病科研协作组对 105 所医院进行调查，小儿泌尿系统疾病占同期住院总人次的 2.63%，倡议在全国进行一次尿液筛查。1987 年，长沙、广州、深圳、江门、海口、西安、南宁、武汉、合肥、石家庄、福州等 21 个省市相继开展大规模儿童尿液筛查，共筛查 224 291 名 2～14 岁儿童，统一采用目测三联试纸（尿蛋白、潜血、亚硝酸盐）和单联试纸条，参照全国儿科肾脏病学组制订的尿筛查方案，报道无症状镜下血尿阳性率为 0.42%，在之后的时间里，我国没有继续开展大规模的儿童血尿的流行病学调查。

二、诊断与鉴别诊断

【临床表现】

临床以持续镜下血尿或反复发作的肉眼血尿为主要表现，肾小球源性血尿可有前驱感染史（如 IgA 肾病和急性肾小球肾炎），可伴家族史及耳聋、眼底病变和肾功能不全（如遗传性肾小球肾炎)，还可出现发热、关节肿痛、皮疹等继发性肾小球疾病的伴随症状。非肾小球源性血尿根据病变的不同亦可伴随不同的临床表现。另外，血尿同时也可伴不同程度的蛋白尿、水肿及高血压等。

【实验室检查】

通过尿液化验检查(包括尿常规、尿沉渣、尿红细胞形态检查、尿三杯试验、尿蛋白定量等)可鉴别肾小球源性血尿和非肾小球源性血尿。血生化、免疫学、肾功能等检查有利于区分原发性和继发性肾小球疾病。对于非肾小球源性血尿，影像学检查(包括泌尿系统 B 超、X 线平片、CT 和 MRI、肾血管造影等)尤为重要。

【诊断】

血尿的诊断以镜检为标准，即离心沉淀尿每高倍视野下的红细胞的数≥3(≥3/HPF)，或非离心尿液每高倍视野下的红细胞的数≥1(≥1/HPF)或尿沉渣计数每毫升超过 8 000 个或 1 小时尿红细胞计数超过 10 万，或 12 小时尿红细胞计数超过 50 万，或肉眼血尿。

【鉴别诊断】

1. 鉴别是否为真性血尿　鉴别的方法是查尿常规中红细胞数或尿沉渣，如尿中有红细胞即为真性血尿。

2. 明确为真性血尿后，需判断血尿来源

(1)肉眼观察：分为肉眼血尿和镜下血尿。暗红色尿多来自肾实质或肾盂，鲜红色或带有血块者常提示非肾小球性疾患出血，血块较大者可能来自膀胱出血，尿道口滴血可能来自尿道。

(2)尿常规检查：血尿伴蛋白尿>2+ 时考虑病变在肾小球，尿沉渣中如发现管型、特别是红细胞管型多为肾实质病变；血尿伴大量尿酸、草酸或磷酸盐结晶者要除外高钙尿症、结石。

(3)尿三杯试验：非全程血尿提示非肾小球性，如初段血尿常见于尿道疾病；终末血尿见于膀胱颈、三角区、后尿道及前列腺疾病；全程血尿则提示肾脏、输尿管及膀胱疾病。

(4)尿红细胞形态检查：源自肾小球的血尿因红细胞穿经病变的肾小球滤过膜时受损和 / 或流经肾小管过程中受渗透压、pH 值变化的影响会发生形态学改变，此种形态学改变可借助相差显微镜、扫描电镜，或经固定后利用油镜进行观察尿红细胞形态变化，当尿中红细胞出现大小不等、各种各样的形态变化、有血红蛋白丢失时，即变形的红细胞为主时，为肾小球性血尿；当尿红细胞形态基本都是正常均一的，即为非肾小球性血尿。当严重变形红细胞(指环状、穿孔、带有芽胞者)>30% 时提示尿中红细胞系肾小球源性。但应注意，如果患儿肾小球疾病并发严重肾小管功能受损、应用利尿剂，可能导致髓袢升支低渗区消失(尿红细胞形态的变异主要由肾小管内一系列渗量的变化，特别是髓袢升支粗段低渗状态所致)，使本应出现的多形性红细胞呈现为均一性。

3. 结合病史及体检综合分析

(1)年龄特点：新生儿期血尿常见于新生儿自然出血症、严重缺氧、窒息、肾静脉血栓、膀胱插管等；婴幼儿期最常见泌尿系感染和先天性尿路畸形，其次为肾脏肿瘤、溶血尿毒综合征、重症遗传性肾炎及部分家族性良性血尿等；儿童期最常见为急性肾炎综合征、各类原发及继发性肾炎，其次为泌尿系感染、家族性良性血尿、遗传性肾炎、高钙尿症及左肾静脉受压等。

(2)有关的病史：①有无前驱感染及时间关系，如急性链球菌感染后肾炎常有较明确的前驱病史，于感染后 10～14 天出现血尿，而 IgA 肾病，呼吸道症状与血尿几乎同时发生，一般不超过 3 天；②近期有无用氨基糖苷类抗生素、磺胺类等药物史；③有无外伤，特别是在有泌尿道畸形时，轻微外伤可导致肉眼血尿；④有无与鼠类接触史，对流行性出血热诊断极为重要；⑤有皮肤紫癜史支持紫癜性肾炎；⑥有肝炎病史者要除外肝炎相关性肾炎；⑦血尿前剧烈运动，24～48 小时后血尿消失，考虑为运动后一过性血尿；⑧家族中有无血尿、肾衰、耳聋、眼疾患者，为遗传性肾炎、家族性良性血尿提供线索；⑨家族中出血史对血友病诊断有帮助；⑩家族结石史要除外高钙尿及结石。

（3）伴随症状：①明显的尿路刺激症状多见于泌尿系感染（但小婴儿可仅有发热、拒食、哭闹及体重不增等），其次要注意除外肾结核累及下泌尿道、高钙尿症；②肾区绞痛要考虑泌尿系结石；③瘦长体型，有时左侧腹痛和腰痛者，要考虑特发性肾出血；④肾区肿块要考虑肾脏肿瘤、多囊肾、肾积水等；⑤肝脾大、K-F 环者要考虑肝豆状核变性；⑥有全身多系统损害者要考虑系统性红斑狼疮等；⑦伴有不明原因发热、消瘦、贫血及咯血者应疑为肺出血肾炎综合征；⑧发热伴面、颈、上胸部潮红，并逐渐出现皮肤出血点、低血压、休克、少尿应考虑流行性出血热；⑨有胃肠炎表现，随后出现溶血性贫血、血小板减少者要考虑溶血尿毒综合征；⑩伴蛋白尿、水肿、高血压，要考虑肾小球疾病。

4. 其他实验室检查和特殊检查的选择

（1）确定为非肾小球血尿者：①尿常规与中段尿培养寻找泌尿系感染的证据；②尿钙/尿肌酐比值测定，以筛查出高尿钙症（两者分别以 mg 计算时，其比值>0.21 时，则测定 24 小时尿钙，如 24 小时尿钙>0.1mmol/kg 可确诊为高尿钙症）；③疑为全身出血性疾病时则需要做相关血液检查如血小板、凝血相关检查等；④疑为结核时需做血沉、PPD 及 X 线检查；⑤一般应常规检查 B 超，可观察肾脏形态，有无结石、畸形、肿物、左肾静脉受压及肾静脉血栓等；⑥腹平片可观察不透 X 线结石和钙化灶，静脉肾盂造影、排尿性膀胱造影及逆行尿路造影根据需要选用；⑦ CT 或磁共振检查对诊断占位病变敏感性强，根据需要选用；⑧如需肾动静脉造影可选用数字减影血管造影，可明确有无动静脉瘘、血管瘤及血栓等；⑨膀胱镜检查虽可直接观察血尿来自肾脏哪一侧或膀胱的出血部位、范围和病变性质，并可取组织作病检，由于其为创伤性检查，需严格掌握指征。

（2）确定为肾小球血尿者：①尿蛋白定性与 24 小时尿蛋白定量分析，可明确是否有蛋白尿存在，如有尿蛋白，还需检查血白蛋白及血脂等；②血 ASO、补体 C3、ENA 多肽抗体、乙型肝炎相关抗原等可鉴别肾炎性质；③检测血中尿素氮、肌酐及肌酐清除率测定以了解肾小球滤过功能；④B 超观察肾脏大小及内部回声等；⑤肾活体组织检查：虽系有创检查，但对明确肾小球性血尿的病因、预后、指导治疗常提供重要的帮助。当有下列指征时应考虑行肾活检以作出病理诊断：持续镜下血尿>6 个月，持续肉眼血尿>1 个月，或对于持续性肾小球性血尿伴有蛋白尿、伴高血压及氮质血症或急性肾损伤、伴持续低补体血症者或有家族史可考虑肾活检。有家族史活检标本除光镜检查外，应行免疫病理及电镜检查，有条件的单位还应进行Ⅳ型胶原与相应的基因检测，可以是皮肤或血或肾组织标本。

三、治疗决策

【治疗】

血尿病因复杂，应尽早到医院检查并明确诊断，而后根据不同的病因进行相应的治疗。

如是非肾小球性血尿,需根据不同的疾病给予治疗,如尿路感染需抗感染治疗等;如是肾小球性血尿,在临床上表现为单纯性血尿、镜下血尿不超过 6 个月、不伴有蛋白尿,无需特殊治疗;持续镜下血尿超过 6 个月,可考虑 ACEI 或 ARB 治疗或中药等治疗,如伴有蛋白尿,上述治疗效果不理想时可考虑糖皮质激素或免疫抑制剂;对于持续性肾小球性血尿伴有蛋白尿、伴高血压及氮质血症或急性肾损伤者、伴持续低补体血症者或有家族史时需早期治疗;对原发疾病需给予相应的治疗;在药物治疗过程中慎用导致血尿的药物。

总之,发现血尿,及早检查、明确诊断、根据不同的病因进行相应的治疗,无需特殊治疗的患儿需定期复查。

四、常见问题和误区防范

1. 尿液颜色深或呈现红色需明确是否为血尿 正常人尿的颜色一般呈淡黄色,颜色的深浅与尿的浓缩程度有关,其他导致尿液颜色深的原因如下。

(1)尿液受邻近器官血液的污染,如月经血液混入尿中。

(2)血红蛋白尿或肌红蛋白尿,镜检无红细胞或仅有少量的红细胞,潜血试验阳性。血红蛋白尿呈暗红色或酱油色、肌红蛋白尿呈红棕色。

(3)卟啉尿,由血卟啉病引起,尿液放置或置于阳光下暴晒数小时会变成红棕色或葡萄酒色,镜检无红细胞,尿卟啉原试验阳性。

(4)某些食物和药物的影响,如胡萝卜、辣椒、番茄、紫色火龙果等,或是服用某些药物如利福平、氨基比林、维生素 B_2、大黄、黄连、番泻叶等,即尿液颜色随某些食物色素和药物颜色而变化。所以尿液颜色深或呈现红色不一定是血尿,即要鉴别真性血尿与假性血尿,鉴别的方法是查尿常规中红细胞数或尿沉渣,如尿中无红细胞即为假性血尿。

2. 尿隐血(或潜血)阳性是否为血尿 尿隐血检查的原理:如果尿中有红细胞,则尿红细胞内的血红蛋白中有一种为亚铁血红蛋白,它具有过氧化物酶活性,可以使过氧化物分解释放出活性氧,而此活性氧使试纸条上的邻甲苯胺变成邻联甲苯胺形成蓝色,从而根据这种着色的深浅来判定尿隐血是否为阳性或阳性的程度,从而推测尿中红细胞存在的可能。

尿隐血试验阳性的原因很多,除了血尿外,还有很多不是血尿的原因也可导致尿隐血试验阳性。

(1)血红蛋白尿(常见于血管内溶血如输血反应和溶血性贫血、严重烧伤、剧烈运动和尿中红细胞破坏等)。

(2)肌红蛋白尿(常见于肌肉损伤如严重挤压伤和外科手术、肌肉消耗性疾病、皮肌炎、过度运动等)。

(3)菌尿或尿路感染时(细菌可产生过氧化物酶)。

(4)尿中含有氧化性物质。

(5)尿标本放置时间过长(尿液标本必须新鲜,要求在 2 小时内完成检测)、高温存放、低张尿和尿液 pH 值过高(使红细胞破坏)。

(6)尿试纸条过期、被污染、变质、尿分析仪过度敏感等。

在尿常规检查中如果发现隐血异常,临床医师冷静对待,不要立即诊断为血尿,尿隐血阳性可能是一过性血,如上呼吸道感染,需动态监测尿常规,同时进行尿沉渣检查,从而确定是否为血尿。因此，血尿患儿尿隐血阳性，尿隐血阳性也是血尿的一种表现，但尿隐血阳性不一定是血尿。尿隐血的检查仅适用于血尿的初步筛查。

3. **明确诊断血尿后需区别其来源** 尿中红细胞形态学检查是区分肾小球性与非肾小球性血尿最常用的方法。20 世纪 80 年代初，Birch 及 Fairley 首先提出应用相差显微镜下检查尿红细胞形态学检查来区别肾小球性血尿及非肾小球性血尿，依据尿中红细胞形态特点将其分为均一型红细胞和多形型红细胞，正常人尿中有红细胞约 4%，其红细胞数为 500～5 000 个 /ml，当尿中红细胞以均一形态为主（即尿中红细胞形态相对正常，大小均匀，表面光滑，与正常末梢血内红细胞相似，呈双凹镜状，且胞质内血色素含量正常），而畸形红细胞[即红细胞的大小、形状、胞质内血红蛋白含量都有很多改变，如环形类似炸面包圈样、棘形、锯齿（皱缩）形、靶形、影形、口形等]占红细胞总数 20% 以下时，称为均一型红细胞尿即非肾小球性血尿；尿畸形红细胞数占红细胞总数 80% 以上时，称为多形型红细胞尿即肾小球性血尿；尿畸形红细胞占红细胞总数在 20%～80%，为混合型红细胞尿。目前国内已普遍开展此项检查，对血尿定位与诊断具有重要意义。

4. **持续性或间断性血尿，无临床症状，是否需要治疗** 首先需明确是否为血尿，而后明确血尿的来源，如是非肾小球性血尿，需根据不同的疾病给予治疗；如是肾小球性血尿，需根据血尿的时间和 / 或尿红细胞数确定：肾小球性血尿患儿离心尿红细胞数每高倍镜视野下持续<10 个，可长期观察；如离心尿红细胞数每高倍镜视野下≥10 个（2 周内查 3 次，至少 2 次≥10 个），同时持续性或间断性 6 个月以上，需行肾活检了解病理情况，并给予 ACEI 或 ARB 治疗或中药等治疗。

5. **明确诊断肾小球性血尿，有家族史，如何诊断及是否需要治疗** 遗传性疾病近年来受到了前所未有的重视，在临床工作中我们常会遇到患儿或患儿的家长提出此类问题，遗传因素导致的血尿有逐渐增多的趋势（也可能以前缺乏相关的基因检测手段，相应的遗传性疾病未被发现），对有血尿家族史的患儿，而且持续性血尿超过 6 个月以上，建议行相应的基因检测，可以是皮肤或血或肾组织标本，如免疫荧光检查显示皮肤基底膜 COL4A5 基因完全或部分不表达，可以考虑为 X 连锁显性遗传的 Alport 综合征（XLAS），治疗上以保护肾功能、延缓肾功能不全的进程为主，而 Alport 综合征的基因治疗用于临床尚需待以时日。

五、热点聚焦

（一）发展动态

1. **动态血压监测（ABPM）对鉴别血尿来源的临床意义** 该研究认为 100% 肾小球性血尿患者 24 小时 ABPM 昼夜血压曲线规律呈非勺型，而 91.3% 非肾小球性血尿患者呈勺型状态。且 ABPM 监测不受时间、地点限制，不受血尿程度及主观因素影响。另有文献认为孤立性血尿患者与正常对照组对比，ABPM 监测结果未见显著性差异，因此 ABPM 监测对于血尿的诊断意义尚需进一步大样本研究。

2. **尿红细胞平均体积（MCV）** 若 MCV<72fl 且呈小细胞分布，则说明血尿来源于肾小球，此法敏感度为 95%，特异度为 96%，且可克服检测者主观的误差（正常血红细胞 MCV 80～94fl）。

3. **尿红细胞容积分布曲线（EDVC）（血细胞自动分析仪）** 肾小球性血尿高峰在低容积区（<70fl），且呈偏态分布；非肾小球性血尿高峰在高容积区（>70fl），多呈正态分布。前者呈不对称分布图形，且尿红细胞平均容积明显低于外周血红细胞平均容积；后者呈对称分布图形，尿红细胞平均容积与外周血红细胞平均容积无明显差异。此方法不受操作者主观因素及尿 pH 值及比重影响，对判断血尿来源确有实用价值，总诊断符合率 93%。

4. **免疫组化法检测尿中红细胞是否被覆 TH 蛋白**　TH 蛋白由远端肾小管排泌，肾小球性血尿经过肾小管时覆盖此蛋白。THP 是肾小管髓袢升支粗段和远曲小管近段上皮细胞分泌的一种大分子糖蛋白。采用临床病理免疫染色中常用的 SP 法检测尿红细胞 THP 免疫染色来确定血尿来源，结果判定时在显微镜下计数观察红细胞不少于 50 个，阳性细胞呈棕黄色，而阴性细胞不着色。着色红细胞>0.70 判定为肾小球性血尿，着色红细胞<0.3 为非肾小球血尿，介于两者间为混合性血尿。此法鉴别肾小球性与非肾小球性血尿的灵敏性和特异性较高，并具有成本低廉特点。

5. **尿蛋白测定对血尿定位诊断**　对于一个血尿患儿来说，如果尿中同时有蛋白，则可推断是肾小球性血尿。取新鲜离心晨尿，肉眼血尿患儿其尿蛋白浓度>0.4g/L，镜下血尿患儿其尿蛋白浓度>0.2g/L，提示为肾小球疾病所致的血尿。如果镜下血尿患儿其蛋白尿等于或超过轻度（+），肉眼血尿患儿其蛋白尿等于或超过中度（++），则为同时伴有蛋白尿，可推断为肾小球性血尿（低渗尿引起溶血者除外）。在肉眼血尿，尤其在重度肉眼血尿时，有时可因尿渗透压低，尿红细胞溶解，血红蛋白（属于 β- 球蛋白）逸出而出现蛋白尿，易被误诊为肾小球性血尿。此时可作尿蛋白电泳检查加以区别。如电泳发现 β- 球蛋白增加，则其蛋白尿可能为尿中红细胞溶解所致。

6. **尿红细胞电泳**　有研究指出测定肾小球性和非肾小球性血尿红细胞电泳时间各有（20.65±1.73）秒和（27.28±1.67）秒，差异非常显著，其诊断符合率分别为 96.5% 和 97.7%，并极少出现重叠现象（占 5.8%）。因此，测定尿红细胞电泳时间以鉴别血尿来源是一种简便而可靠的实验室方法，值得临床推广应用。

7. **棘细胞的辨认**　近年来有学者提出一种被称为棘细胞的异形红细胞，其特征为细胞大小不等，胞膜破裂，结构改变，形成面包圈、口形、花环形等，附有一个或多个芽胞突出。棘细胞几乎只见于肾小球性血尿，以棘细胞>0.05 诊断肾小球性血尿特异性高达 98% 左右。该细胞形态特殊易辨认，能避免检查者对于不典型异形红细的判断误差，可作为肾小球性血尿的特异标志。

（二）争议焦点

1. **镜下血尿的定义需统一**　国外镜下血尿标准为离心沉淀尿每高倍视野下的红细胞个数≥5（≥5/HPF），国内镜下血尿标准为离心沉淀尿每高倍视野下的红细胞个数≥3（≥3/HPF），或非离心尿液每高倍视野下的红细胞个数≥1（≥1/HPF）或尿沉渣计数每毫升超过 8 000 个或 1 小时尿红细胞计数超过 10 万，或 12 小时尿红细胞计数超过 50 万，要求 2 周内检查 3 次，至少有 2 次需达到上述标准。

2. **尿中红细胞形态学检查**　是区分肾小球性与非肾小球性血尿最常用的方法，但在定义均一型红细胞或多形型红细胞数占红细胞总数的比例为多少时是有分歧的，有作者认为小于 20%，与文中提及的小于 30% 是不一致的，有待进一步研究。

3. **血尿何时进行肾活检仍需达成共识**　血尿患儿经过各种检查排除了非肾小球性血尿后，对发病时间短与尿中红细胞数少的单纯肾小球性血尿患儿，不需行肾穿活检检查，只需观察与定期复查；对持续或间断性血尿 6 个月以上与离心沉淀尿每高倍视野下的红细胞数≥10（2 周内检查有 2 次尿检查达到此指标），仍未能明确诊断者、持续镜下血尿>6 个月或持续肉眼血尿>1个月或对于持续性肾小球性血尿伴有蛋白尿、伴高血压及氮质血症或急性肾损伤、伴持续低补体血症者或有家族史可考虑肾活检。

4. 肾小球血尿是否需要治疗及预后观点上有异议 大部分专家认为持续性肾小球血尿，尿中红细胞计数少（离心尿红细胞数每高倍镜视野下<10个），无临床症状是一个良性经过不需要治疗，只需长期随访与观察即可，预后是好的；而少部分专家认为需积极治疗，即使单纯镜下血尿，尿细胞数很少，部分病例仍表现为进行性进展，最终发展至肾衰竭，预后并非均良好，提出对有此危险因素的患儿尽早行肾穿刺活检，有助于发现病理类型偏重的病例，以便早期干预治疗。

（三）疑难问题

1. 首先分清是真性血尿还是假性血尿，查尿中红细胞计数或形态即能明确。

2. 哪些药物易引起血尿？明确的药物有氨基糖苷类抗生素（如庆大霉素、卡那霉素等）、磺胺类药物（如复方新诺明等）、第一代或第二代头孢类药物（如先锋Ⅳ号等）、其他药物如阿司匹林、氯芬黄敏片等及不确定药物，均可引起肾损害出现血尿，对使用此类药物出现血尿的患儿，需查尿常规发现尿上皮细胞或管型或肾小管功能，如尿NAG酶或尿RBP等增高，一旦异常即考虑与药物有关，必要时行肾活检了解病变的程度。

3. 对有小年龄（特别是小于1岁）或有家族史血尿的患儿，是否需要尽早进行基因检测：建议行相对应的基因检测，只有明确诊断才能指导治疗与判定预后。

4. 尿分析仪检查潜血阳性并不等于血尿，目前常用尿液分析仪（试纸法）检测血尿，其原理是利用血红蛋白的氧化性与试纸的呈色反应来进行半定量，但当尿中存在还原物质（如维生素C>50mg/L），可呈假阴性。而尿中存在游离血红蛋白、肌红蛋白和过氧化酶等物质时可呈假阳性。且健康人1.8%～5.8%尿分析潜血阳性，故尿潜血与镜检往往不平行。强调尿潜血试验仅为血尿的过筛检查，不能作为确诊血尿的依据，怀疑血尿时应做尿沉渣镜检。诊断血尿必须依据尿液镜检有红细胞超过正常范围。

5. 红细胞膜分子变化及其在血尿发生过程中的作用值得进一步研究，但目前尚未见相关研究报道。

6. 有时急性肾炎早期肉眼血尿、慢性肾衰竭和用强利尿剂等虽为肾小球性疾病，但尿红细胞可呈均一性。而有时肾结石血尿可呈多形性，IgA肾病可为双相性。另外观察者对红细胞碎片和轻微畸形红细胞的主观判断及识别能力不同、尿红细胞量、尿渗透压、尿pH值、离心过程损伤等均可影响两者鉴别。

（夏正坤 高春林）

参考文献

1. MARKAN S, KOHLI HS, SUD K, et al. Oxidative stress in primary glomerular diseases: a comparative study. Mol Cell Biochem, 2008, 311 (1-2): 105-110.

2. 易著文，张建江. 肾小球疾病血尿的发生机制与诊断. 实用儿科临床杂志, 2006, 21 (05): 318-320.

3. FOGAZZI GB, EDEFONTI A, GARIGALI G, et al. Urine erythrocyte morphology in patients with microscopic haematuria caused by a glomerulopathy. Pediatr Nephrol, 2008, 23 (7): 1093-1100.

4. MEYERS KE. Evaluation of hematuria in children. Urol Clin North Am, 2004, 31 (3): 559-573.

5. 全国儿科肾脏病学组. 儿童泌尿系统疾病流行病学调查-全国21省市尿筛查小结. 中华儿科杂志, 1988, 2 (27): 304-306.

6. 夏正坤. 糖皮质激素的基础及其在儿童肾病综合征中的临床应用. 国际儿科学杂志, 2013, 40 (2): 191-193.

7. 李永玉, 刘尚云, 陈建军, 等. 尿红细胞形态及容积分布曲线在小儿血尿诊断中应用. 临床儿科杂志, 2004, 22 (03): 166-167.

8. 易著文. 儿童血尿的诊断思路. 中国实用儿科杂志, 2014 (04): 252-255.

9. COHEN RA BROWN RS. Microscopic hematuria. N Engl J Med, 2003, 348 (23): 2330-2338.

10. 郑鹬冰, 徐虹, 周利军, 等. 从复旦大学附属儿科医院 31 年肾脏病理及临床资料反思肾活检指征. 中国循证儿科杂志, 2011, 06 (03): 190-198.

第四章

蛋 白 尿

一、概述

正常情况下,尿中含有极微量的蛋白质。蛋白尿是指尿中的蛋白含量超过正常范围的状态,一般是指尿蛋白定性为阳性,24 小时尿蛋白定量>150mg,>4mg/(m^2•h),或尿蛋白/肌酐>0.2(≥2 岁),>0.5(<2 岁)的状态。

【病因及分类】

引起蛋白尿的原因很多,常见的分类有以下几种:

1. **一过性蛋白尿** 往往在其他疾病就诊时或常规检查时发现尿蛋白暂时性阳性,经过短期后复查尿蛋白恢复正常范围。其具体机制目前仍然不清楚,可能与多种因素有关。多发生在发热、抽搐、应激、运动、寒冷等情况下,随着影响因素的解除尿蛋白转为正常。还有部分一过性蛋白尿没有明确的影响因素,尿蛋白定性一般很少超过 +1~+2。

2. **体位性或直立性蛋白尿** 是指在卧位时尿蛋白的排泄在正常范围,直立后尿蛋白排泄明显增加超过正常。其原因不是非常明确。直立性蛋白尿多发生于学龄期儿童,特别是青少年期。24 小时尿蛋白定量很少超过 1g。往往除蛋白尿外无任何症状,无血尿、高血压、低蛋白血症、水肿、肾功能不全等,部分可能与左肾静脉受压综合征相关。但体位性蛋白尿也可能是很多慢性肾脏疾病的早期表现,需定期随访,不可掉以轻心。

3. **肾小球性蛋白尿** 是指各种原因致肾小球滤过膜受损,血浆中蛋白通过受损的滤过膜滤出增加,超过了肾小管的重吸收,导致尿中蛋白含量增多。各种原发性或继发性肾小球疾病都可以有肾小球性蛋白尿,如微小病变、局灶节段性肾小球硬化、系膜增生性肾小球肾炎、膜性肾病、膜增生性肾炎、IgA 肾病、先天性肾病综合征、Alport 综合征、狼疮性肾炎、过敏性紫癜性肾炎、乙肝病毒相关性肾炎等。蛋白尿可以为突出或唯一的症状,也可以伴随其他症状出现。

4. **肾小管性蛋白尿** 是因为肾小管功能受损,对正常滤过的蛋白重吸收障碍所产生的蛋白尿。其多见于原发性或继发性肾小管疾病、代谢性疾病、遗传性疾病、中毒等,如范可尼综合征、Dent 病、肾小管酸中毒、半乳糖血症、糖原累积症、Wilson 病、镉中毒等。24 小时尿液总蛋白量往往不高,并且以小分子量蛋白为主。

5. **溢出性蛋白尿** 又称肾前性蛋白尿,是指血浆中某些可滤过蛋白浓度增高,滤过的蛋白超过了肾小管重吸收能力所致的蛋白尿。主要见于血红蛋白尿、肌红蛋白尿、骨髓瘤时的轻链蛋白尿等。

6. **分泌性蛋白尿与组织性蛋白尿** 是指肾、泌尿道或其他组织分泌或破坏引起的蛋白尿。如 Tamm-Horsfall 蛋白(T-H 蛋白)是由髓袢升支分泌,当肾小管受损时 T-H 蛋白排泄增加。还有分泌型 IgA、纤维蛋白原及其降解产物等。

【发生机制】

肾小球滤过屏障由 3 层构成，毛细血管内皮细胞、基底膜、脏层上皮细胞（足细胞，podocytes）。内皮细胞层具有窗孔结构，为直径 50～100nm 的过滤孔。血浆中很多物质可直接通过该窗孔结构与基底膜接触。基底膜由内疏松层、致密层、外疏松层构成，具有粗筛器作用，成分主要为糖蛋白和 IV 型胶原，可阻止大分子量蛋白（分子量>150kD）的通过。上皮细胞有很多足突，足突间相互交叉，其间有裂隙，裂隙上有隔膜，能阻止蛋白的通过，起细筛器作用。可阻止中分子量蛋白（分子量 50～150kD）的通过。系膜细胞及细胞外基质包绕在肾单位周围，有助于维持肾小球滤过屏障的正常结构及功能。正常情况下血浆中的 IgM、白蛋白等无法通过滤过膜，而小分子量蛋白（如溶菌酶、β_2- 微球蛋白）可自由通过滤过膜。但当各种原因引起滤过膜结构受损，孔隙变大时，中分子量或大分子量蛋白可通过，进入肾小囊。

肾小球基底膜内富含有阴离子，在毛细血管内皮细胞、足细胞表面也富含有多阴离子的表面糖蛋白（如唾液酸蛋白），多糖 - 蛋白复合物是由蛋白多糖及其相关糖胺多糖组成的一层薄层结构，以一种凝胶样隔膜的形式覆盖在内皮细胞层及其窗孔的表面，共同构成了滤过膜的电荷屏障。血液循环中带阴性电荷的物质（如白蛋白等），因同性相斥的原理，在通过滤过膜时受到阻碍。当肾小球疾病影响滤过膜电荷屏障时，其带有的阴离子减少，对带阴性电荷物质的排斥作用减弱，导致白蛋白等容易进入肾小囊。

除了滤过膜结构和电荷屏障外，肾血流动力学改变也影响到蛋白的滤过。如肾小球毛细血管内静水压升高时，对蛋白的通透性改变，滤过增加。还有可能因为有效滤过面积的增加，导致蛋白滤过增加。

在正常情况下，肾小球滤出的蛋白（主要为小分子量蛋白）99% 以上被肾小管重吸收。吸收主要在近曲小管，并且是一主动吸收过程。蛋白进入肾小管上皮细胞后，水解为多肽、氨基酸，再进入血液循环。当疾病影响肾小管功能时，重吸收障碍，正常滤过的小分子量蛋白无法重吸收，形成肾小管性蛋白尿。

和其他蛋白质一样，白蛋白被肾小球滤过后，在近端肾小管刷状缘通过受体 Megalin 及其结合伴侣 Cubilin 介导的胞吞途径实现再摄取，一旦在胞内囊泡中内化之后，白蛋白便脱离 Cubilin-Megalin 复合物，Megalin 被再循环到细胞顶膜再利用，而白蛋白则被转运到溶酶体内发生降解。

但是，有众多研究表明，肾小管过度再摄取白蛋白对肾脏是有害的，如果白蛋白的滤过浓度过高，肾小管重吸收系统就会出现超负荷，会诱发多种细胞毒性信号的激活，这些信号影响间质、成纤维细胞和邻近的血管，可导致肾小管间质功能障碍、纤维化、容量扩张和高血压，从而导致肾脏病变进展恶化。因此，蛋白尿不仅是各类肾脏疾病常见的临床表现，其本身就是肾脏疾病进展为终末期肾病及各类心血管事件的主要危险因素。过去几十年内有众多证据表明，蛋白尿，特别是白蛋白尿，可真正影响肾脏内多种细胞的功能，在促进各类肾脏疾病进展中起到重要作用。

【流行病学】

蛋白尿只是一种症状及临床表现，故蛋白尿的发病率同样与地区、人种、年龄段等有关。尿液样本的不同收集、检测方法会影响蛋白尿的阳性率。随机尿样本与晨尿样本的蛋白阳性率不同，点尿样本与 24 小时尿样本的蛋白阳性率也不同。有研究发现对学龄期儿童用普通尿常规测试，蛋白尿的阳性率可达 10%，但在重复留取标本检测后阳性率降至 0.1%。

随着年龄的增加，蛋白尿的发病率上升，到青少年期达到高峰，并且女性发病率比男性高。新加坡尿液筛查蛋白尿检出率 1.3%，血尿合并尿蛋白的检出率为 0.7%。上海市 46 171 名中小学生晨尿标本筛查发现，单纯尿蛋白阳性检出率为 0.42%~0.58%，血尿合并尿蛋白阳性检出率为 0.06%~0.07%。厦门市 34 455 例儿童尿常规筛查，有蛋白尿者占 0.20%。

二、诊断与鉴别诊断

【实验室检查】

尿蛋白的测定

（1）定性方法：试纸法是通过试纸条上蛋白指示区与尿液接触后颜色的变化来判断尿蛋白浓度的方法，通过与标准色码比色或用机器读出结果。主要对白蛋白敏感。当考虑有白蛋白以外的其他蛋白存在，而试纸法阴性时，可以选用磺基水杨酸法（均能与白蛋白、球蛋白、糖蛋白和本 - 周蛋白等发生反应，敏感度高，但有一定的假阳性）。

（2）定量方法：目前主要为留取 24 小时尿液。测定法包括比浊法、比色法、染料结合法、免疫测定法、红外测定法、电阻法、高效液相色谱法等。每种方法有不同的优缺点，选用试剂的不同也会对结果有影响。对检验结果，应在了解其方法基础上作出判断。结果 $<4mg/(m^2 \cdot h)$ 为正常，$>40mg/(m^2 \cdot h)$ 为肾病综合征水平蛋白尿。

（3）尿蛋白 / 肌酐：指尿蛋白（mg/dl）除以尿肌酐（mg/dl）。比值<0.2（≥2 岁），<0.5（<2 岁）提示尿蛋白排泄正常。比值>2.0 提示肾病综合征水平的蛋白尿。晨尿的尿蛋白 / 肌酐更为可靠。尿蛋白 / 肌酐结果与 24 小时尿蛋白定量结果有较高的相关性。因其标本留取方便，在很多方面逐渐替代 24 小时尿蛋白定量。

【诊断与鉴别诊断】

引起蛋白尿的原因很多，需要详细的询问病史，仔细的体格检查，相关的实验室检验与检查，部分病例需要病理明确。有些需要长期的随访才能明确病因。

对蛋白尿首先应该明确是一过性、体位性还是持续性。随机尿蛋白阳性，可以检查晨尿尿蛋白、尿蛋白 / 肌酐、24 小时尿蛋白定量等。一过性、体位性蛋白尿往往缺乏相应的症状与体征，24 小时尿蛋白定量很少超过 1g。考虑体位性蛋白尿时，还可以进行直立试验，B超检查。

对持续性蛋白尿应明确是肾小球性还是肾小管性等类型。对尿蛋白成分的分析有助于明确病因，但有时为多种因素共同引起蛋白尿，无法完全区分小球性、小管性蛋白尿。临床上大量小球性蛋白尿的患儿往往也伴有小管性蛋白尿，这可能是由于进入小管的大分子蛋白影响了小管对小分子蛋白的重吸收，从而导致患儿出现小球性蛋白尿及小管性蛋白尿混杂的真正原因，并非每个小球性蛋白尿患儿都伴有小管功能的受损，但有时这种情况会对临床鉴别诊断带来极大的困难。

对明确具体病因需要进一步的检查，根据相关疾病特点作出判断。观察有无水肿、少尿、血尿、高血压、生长发育迟缓等，有无听力、眼部异常，有无皮疹等其他系统受累表现，有无肾脏疾病的家族史。实验室检验可以进行：全血细胞计数、肾功能、血清蛋白、血沉、血电解质、抗链球菌溶血素 O 滴度、免疫球蛋白与补体、抗核抗体系列、抗中性粒细胞胞质抗体、乙肝和丙肝血清学检查等。全面的尿液分析，显微镜检查是必需的。肾影像学检查主要为超声波检查，必要时磁共振、CT、核素扫描等。肾活检并不是蛋白尿的常规选项，但对以下情况可考虑肾活检：持续伴有血尿、高血压、低补体血症、肾小球滤过率下降等，系统性疾病,尿蛋白逐步升高等。

三、治疗决策

蛋白尿的治疗主要是针对原发病的治疗。对一过性、体位性蛋白尿无须特异的治疗,但应定期地随访。对无症状持续性蛋白尿也应规律随访、评估。

很多研究表明,某些目前无法根治病因的疾病,如糖尿病肾病,应用肾素-血管紧张素-醛固酮系统(renin angiotensin aldosterone system,RAAS)抑制剂可以有效减少蛋白尿包括微量白蛋白尿,延缓肾小球滤过率降低及肾脏病变的进展,并降低心血管事件(cardiovascular event)的发生率和死亡率,尽管不能从根本上逆转病情的进展。传统的 RAAS 抑制剂包括血管紧张素转化酶抑制剂(angiotensin-converting enzyme inhibitors,ACEI)、血管紧张素受体阻滞剂(angiotensin receptor blockers,ARBs)等。

近年来有很多大型的临床研究证实,应用 ACEI 和/或 ARBs 制剂可以有效减少蛋白尿,延缓肾脏病变的进展,改善患儿预后。尽管如此,仍有 30%～40% 的患儿在使用传统 RAAS 抑制剂后血浆醛固酮的水平没有降低,甚至有所上升(醛固酮逃逸现象,aldosterone breakthrough),影响了 RAAS 阻断剂的疗效,因此,近年来国际上还出现了肾素抑制疗法(inhibition of renin)以抑制所有血管紧张素的产生。据文献报道,作为一种直接的肾素抑制剂,阿利吉仑(aliskiren)等药物在抑制血管紧张素生成的同时,还可以更好地抑制醛固酮的活性,达到更好的临床疗效。

四、常见问题和误区防范

试纸法检查尿蛋白根据结果可分为:阴性,±(100～200mg/L),1+(300mg/L),2+(1 000mg/L),3+(3 000mg/L),4+(≥10 000mg/L)。假阳性情况:尿 pH 值>8,浓缩尿(比重>1.030),肉眼血尿,脓尿/菌尿,试纸在尿中放置时间过久,尿中有季铵化合物或非那吡啶等。假阴性情况:尿 pH 值<4.5,稀释尿(比重<1.010),尿中蛋白为非白蛋白等。

尿蛋白成分的分析有助于了解蛋白来源。小分子量蛋白:β_2- 微球蛋白(分子量 11.8kD)、溶菌酶(分子量 15kD)、视黄醇结合蛋白(分子量 21kD)、游离轻链(分子量 25kD)、α_1- 微球蛋白(分子量 33kD)等。中分子量蛋白:白蛋白(分子量 69kD)、转铁蛋白(分子量 77kD)等。大分子量蛋白:免疫球蛋白 IgG(分子量 160kD)、免疫球蛋白 IgM(分子量 900kD)等。选择性蛋白尿是指尿中仅含有白蛋白与小分子量蛋白,非选择性蛋白尿是指大分子量蛋白(分子量>150kD)也出现在尿中。

但是,正如前所述,某些小管性疾病的患儿(如 Dent 病)可能出现白蛋白尿,甚至出现大量白蛋白尿,部分患儿肾活检发现肾小球硬化等病理改变,这个机制尚未明确。与此同时,很多肾小球病变的患儿,在出现大量肾小球性蛋白尿的同时,尿液中同样可能出现 β_2- 微球蛋白、α_1- 微球蛋白、视黄醇结合蛋白等小管性蛋白明显升高,肾小球病变的患儿为何会出现小管性蛋白尿?这个现象同样没有定论,有人认为,这个可能是因为小球性蛋白如白蛋白在小管上皮细胞的重吸收竞争抑制了其他小管性蛋白的重吸收,导致这些患儿同时出现小管性蛋白尿;但也有人认为,大量小球性蛋白在肾小管上皮细胞的重吸收,可以导致小管上皮细胞变性、坏死及功能受损,所以会同时出现小管性蛋白尿,是小管上皮细胞病理改变的临床表现。无论如何,不管是肾小管上皮细胞轻度的功能异常,还是显著的病理损害,这种小球性蛋白尿与小管性蛋白尿混杂出现的现象可能会对临床鉴别诊断带来很大困难。

按要求留取标本对检测结果有重要意义。晨尿标本要求入睡前排空膀胱,第二天晨起马上排尿接取样本。标本建议尽快处理。如需冻存,标本留取至冻存不能超过 4 小时,否则需加入防腐剂以防止被微生物污染,应避免标本反复冻融,应在 37℃ 下解冻。24 小时尿液的留取也应在第一次留尿时加入防腐剂。

直立性蛋白尿的诊断主要依据晨尿与直立后尿蛋白变化来明确。晨尿蛋白定性为阴性,尿蛋白 / 肌酐 <0.2。在直立 4～6 小时后接取尿液,尿蛋白定性为阳性,尿蛋白 / 肌酐 > 0.2。连续 3 天的测试对直立性蛋白尿诊断更为准确。也可行腰椎前突试验协助,晨起尿蛋白阴性,其后靠墙站立,脚跟离墙头靠墙,腰椎前突 15 分钟左右,1 小时后再排尿,蛋白 ≥2+。其原因不明,可能与直立时肾血流动力学改变及左肾静脉受压有关。在儿童比较常见,是学龄期与青少年期蛋白尿的主要原因之一。预后良好,但需要长期随访,注意观察有无血尿、高血压、水肿、肾功能下降、24 小时尿蛋白定量超过 1g 等情况的发生。

无症状持续性蛋白尿是指尿中蛋白超过正常,而无其他异常。不伴有血尿、高血压、水肿、肾小球滤过率、血沉、血生化、肾功能等相关检查均正常。对其诊断应慎重,它可能为某种疾病的早期表现。应尽可能查找病因,密切随访。当出现新变化时应及时评估,重新判断,必要时肾活检协助诊断。

五、热点聚焦

1. 蛋白尿、白蛋白尿和微量白蛋白尿 蛋白尿不仅是各类肾脏疾病的常见的临床表现,其本身就是肾脏疾病进展为终末期肾病及各类心血管事件的主要危险因素,因此精细测定临床有意义的蛋白尿对诊断和管理肾脏疾病十分重要。现广泛使用点尿样(晨尿或随机尿)进行测定,包括尿蛋白 / 肌酐值(urine protein / creatinine ratio,uPCR)和尿白蛋白 / 肌酐值(urine albumin / creatinine ratio,uACR)。目前许多研究和指南指出,在预测慢性肾脏病(chronic kidney disease,CKD)的风险时,uACR 比 uPCR 要好。但也有人发现,在预测 24 小时尿总蛋白上 uPCR 比 uACR 要好;尽管理论上 uACR 在技术上优胜,但它存在某些不足,如检测费用较贵,在预测患儿相关结果时并不更为有效,并且无法检测非白蛋白尿等。对糖尿病肾病,评估尿白蛋白比尿蛋白更有意义。对非糖尿病肾脏疾病和对普通人群筛查上,尿白蛋白与尿蛋白的评估各有其作用。

微量白蛋白尿是指尿中白蛋白超过正常水平,而常规的试纸法检测却为阴性。通常可以用尿白蛋白排泄率(albumin excretion rate,AER)或 uACR 来表示。在成人尿微量白蛋白是指 20～200μg/min 或 30～300mg/g 肌酐。目前研究发现,尿微量白蛋白可以用于监测多种肾损害(如高血压肾损害、糖尿病肾损害)与心血管疾病等。

Erin 等分析了多项研究,平均 AER 值为 2～6μg/min,随年龄增加而上升,第 95 百分位 AER 值变化大,4.5～28μg/min;>6 岁儿童,uACR 平均值为 8～10mg/g 肌酐。尿白蛋白分泌在人种上有不同,非裔美国青少年比白种人的白天尿 AER 值高。有研究对原发性高血压青少年,uACR 与左心室体积指数有相关;在用氢氯噻嗪与 ACEI 药物治疗 1 年后,uACR 下降,并且 uACR 改变可预测左心室体积指数的改变。肥胖儿童 uACR 比正常儿童高,而在肥胖儿童中空腹血胰岛素增高、糖耐量降低或高胆固醇血症者 uACR 较高。肥胖儿童有微量白蛋白尿者,在糖耐量试验中有更高的葡萄糖及胰岛素水平。对糖尿病儿童,尿微量白蛋白可作为预测糖尿病肾病的指标。糖尿病肾病的发生与晚期糖基化终末产物有关,它们的堆积导致靶器官的损害,还可能与遗传倾向有关。一项 10 年的随访研究,26%(135 例)

的 1 型糖尿病儿童有微量白蛋白尿(持续性微量白蛋白尿 65 例,间断性 17 例,短暂性 53 例);糖尿病持续时间、平均糖化血红蛋白水平在持续性微量白蛋白尿组最高。

总之,尽管还存在争议,目前已有越来越多的证据支持将微量白蛋白尿作为肾脏替代标志物的有效性。很多大规模的临床研究表明,白蛋白尿与肾脏终点相关,白蛋白尿水平的降低(与使用的药物类别无关)可降低肾脏事件的风险,白蛋白尿的下降还可降低炎性分子和促纤维化分子的暴露水平,从而延缓肾单位结构的恶化,更好地保护肾功能。

2. 肾小球滤过膜、足细胞与蛋白尿 肾小球滤过屏障由两种细胞-内皮细胞与足细胞及两者之间的基底膜(一种特殊的细胞外基质)组成。基底膜主要由层粘连蛋白、Ⅳ型胶原蛋白、巢蛋白、硫酸类肝素蛋白多糖等组成。层粘连蛋白和Ⅳ型胶原蛋白对基底膜结构和功能的维持非常重要。在基底膜合成初期层粘连蛋白为同型体 LM-111,在合成后期为 LM-521(α5β2γ1),它们都共同来源于内皮细胞与足细胞;在早期Ⅳ胶原 α1α2α1 同样来源于内皮细胞与足细胞,而成熟基底膜中的 α3α4α5 是足细胞单独产生的。

过去几十年间,随着分子、细胞、动物等方面新技术的应用,足细胞的研究得到很大的发展。足细胞是高度分化的上皮细胞,覆盖在肾小球基底膜的外侧。足细胞由细胞体、初级突起、足突构成。足突与足突间的裂隙中有隔膜。足细胞功能与其特殊结构体系有关,如支撑肾小球毛细血管、维持滤过屏障、调节肾小球滤过、免疫功能等。它们构成阻止蛋白滤过的最后屏障。足细胞通过跨膜细胞受体(包括整合素)锚定在基底膜。α3β1 整合素是足细胞中最丰富的类型,也是 LM-521 中 α5 链的主要受体。不管缺乏 α3 或 β1 整合素或α3β1 的配体层粘连蛋白均可导致肾病综合征;大量的细胞骨架蛋白 talin1 不仅使整合素激活,也是整合素直接链接于细胞骨架的关键;足细胞缺乏 talin1 可表现严重蛋白尿,足突消失,肾衰竭。跨膜四蛋白 CD151 侧向与 α3β1 整合素相互作用,对足细胞黏附于基底膜非常重要。ILK(integrin-linked kinase)可在足细胞的底面(基底膜侧)和侧面(裂孔隔膜面)传递信号,其缺乏可致在两个方向信号传递受影响。

在病理状态下,足细胞可出现各种改变,其中足突消失是足细胞形态变化的典型特点。足突的分子骨架由肌动蛋白细丝和肌动蛋白相关蛋白(如 α-actinin-4、synaptopodin、肌球蛋白、Myo1e 等)组成。足细胞内肌动蛋白骨架网络的破坏可能导致足突融合并消失。足突间的裂孔隔膜(slit diaphragm, SD)是一种跨度相对恒定(20~50nm),由多种蛋白复合体组成,桥接相邻的超级结构,近年来,人们已先后发现数十种相关分子,如 nephrin、podocin、NEPH1-3、Fat1、VE-cadherin、P-cadherin 等表达在 SD 结构上。裂孔隔膜通过连接蛋白CD2AP、NCK 等与肌动蛋白骨架连接,裂孔隔膜分子的表达及功能异常导致肾小球滤过膜完整性受损,并引起蛋白尿。

迄今为止,人们发现,足细胞内与蛋白尿及肾小球滤过膜功能、结构完整性相关的分子共有五类:SD 分子(Nephrin、Podocin、FAT、ZO-1、P-Cadherin、Neph1、Neph2、β-catenin等),足细胞骨架及骨架相关蛋白(α-actinin-4、synaptopodin、Myo1e 等),以 α3β1 整合素(α3β1-Integrin)、Dystroglycan、Megalin 为代表的足细胞-基底膜连接蛋白,以 Podocalyxin、Podoplanin 为代表的足细胞顶端膜蛋白,以及位于足细胞胞质内的某些功能蛋白(如TRPC6)等。足细胞结构及功能的异常不仅仅是遗传性肾小球疾病的基础,也是众多后天性肾小球疾病的关键事件及重要表现。目前临床上已经发现很多病理类型为局灶节段性肾小球硬化(FSGS)及弥漫性系膜硬化的肾病综合征患儿,包括先天性肾病综合征及较迟发的原发激素耐药型肾病综合征患儿,存在这些基因的突变。同时,动物模型也证实,这些基因的表达缺失往往可以导致动物出现蛋白尿及肾小球结构病变。

但是，在那些已经发现具有某一个基因突变的肾病综合征患儿，如何确立一个突变基因与蛋白尿及肾病综合征发病的因果关系，还是一个巨大的难题和挑战，现有的条件及方法并不能使每一个患儿都得以明确。有些患儿可以确立两者之间的因果关系，有些则不能明确，有些目前已经确立了因果关系，将来还可能被认为是错误的，这样的困境也给遗传咨询带来很多难题。

总之，蛋白尿是各类肾脏疾病常见的临床症状，其出现往往提示着肾小球和／或肾小管结构及功能的受损，与此同时，蛋白尿也是肾脏疾病进展为终末期肾病及多种心血管不良事件发生的危险因素及重要指标，因此，明确蛋白尿的发生机制，积极治疗蛋白尿本身及相应的病因，对缓解病情症状，延缓疾病进展，改善患儿预后具有十分重要的临床价值。蛋白尿的发生机制及其治疗策略也是近年来肾脏疾病领域的研究热点及今后可能出现重大突破的主要方向之一。

（毛建华　傅海东）

参考文献

1. STORM T, TRANEBJAERG L, FRYKHOLM C, et al. Renal phenotypic investigations of megalin-deficient patients: novel insights into tubular proteinuria and albumin filtration. Nephrol Dial Transplant, 2013, 28(3): 585-591.

2. KOMERS R. Renin inhibition in the treatment of diabetic kidney disease. Clin Sci(Lond), 2013, 124(9): 553-566.

3. SOJI K, DOI S, NAKASHIMA A, et al. Efficacy of add-on therapy of aliskiren to an angiotensin II receptor blocker on renal outcomes in advanced-stage chronic kidney disease: a prospective, randomized, open-label study. Clin Exp Nephrol, 2015, 19(4): 631-638.

4. METHVEN S, MACGREGOR MS. Empiricism or rationalism: how should we measure proteinuria? Ann Clin Biochem, 2013, 50(Pt 4): 296-300.

5. ROSCIONI SS, LAMBERS HEERSPINK HJ, DE ZEEUW D. Microalbuminuria: target for renoprotective therapy PRO. Kidney Int, 2014, 86(1): 40-49.

6. TIAN XF, KIM JJ, MONKLEY SM, et al. Podocyte-associated talin1 is critical for glomerular filtration barrier maintenance. J Clin Invest, 2014, 124(3): 1098-1113.

7. MAO J, WANG D, MATALEENA P, et al: Myo1e impairment results in actin reorganization, podocyte dysfunction, and proteinuria in zebrafish and cultured podocytes. PLoS One, 2013, 8(8): e72750.

8. SCHLÖNDORFF JS, POLLAK MR. TRPC6 in glomerular health and disease: what we know and what we believe. Semin Cell Dev Biol, 2006, 17(6): 667-674.

第五章

急性链球菌感染后肾小球肾炎

培训目标

1. 掌握急性链球菌感染后肾小球肾炎的病理、诊断与鉴别诊断、治疗决策、常见问题和误区防范。
2. 熟悉急性链球菌感染后肾小球肾炎的病因、流行病学和发病机制。
3. 了解急性链球菌感染后肾小球肾炎的发展动态、争议焦点和疑难问题。

一、概述

急性感染后肾小球肾炎（acute post-infectious glomerulonephritis，APIGN）包括了一组由于各种病原体感染所致的肾小球肾炎。在小儿时期，绝大多数 APIGN 属急性链球菌感染后肾小球肾炎（acute poststreptococcal glomerulonephritis，APSGN）。APIGN 临床上可表现为急性肾炎综合征、肾病综合征或急进性肾小球肾炎。临床上急性起病，以血尿、高血压、水肿并常伴有少尿、肾小球滤过率减低为特点的肾小球肾炎称急性肾炎综合征。APSGN 是已知预后最好的 APIGN，其最常见的临床表现为急性肾炎综合征。APSGN 在儿童期虽大多表现典型，常呈自限性，预后良好，95% 的病例能完全恢复，仅少数部分可存在持续尿异常。但也有部分非典型病例易被漏诊、误诊，应加以鉴别，指导治疗。

【病因】

根据流行病学、临床表现与免疫病理方面的研究，本症是由 A 组 β 溶血性链球菌感染，通过免疫机制引起的肾小球免疫性炎症。其依据如下：①起病前有链球菌前驱感染；②没有链球菌直接侵犯肾脏的证据；③自链球菌感染至肾炎发病有一间歇期，相当于抗体形成所需的时间；④患儿的血清学检测抗链球菌抗体的滴度增高；⑤常伴有低补体血症；⑥在肾小球基底膜上有含 IgG 和补体成分的免疫复合物呈颗粒状沉积。

在 A 组 β 溶血性链球菌中，按 M- 蛋白分型的 1、2、3、4、6、12、18、25、49、55、57、60 及 61 菌株是致肾炎的。由呼吸道感染所致肾炎的菌株以 12 型为主，少数为 1、3、4、6、25、49 型。由皮肤感染所致肾炎的菌株以 49 型为主，少数为 2、55、57 及 60 型。

人类白细胞抗原、内皮一氧化氮合酶基因内含子 4（eNOS4）多态性串联重复数目被认为与 APSGN 易感性相关。

【发病机制】

一般认为炎症过程发生在肾小球的抗原抗体反应，导致补体系统的局部活化和凝血级联反应的触发。链球菌抗原或变性的 IgG 和抗体结合后，即以免疫复合物形式沉积于肾小球基底膜上皮侧，也可以先"植入"毛细血管壁，再与抗体形成免疫复合物（原位肾炎）。免疫复合物在局部激活补体系统，产生的各种免疫、炎症介质，氧自由基以及局部浸润的中性粒细胞释出的溶酶体酶等使基底膜断裂，血液成分漏出毛细血管，尿中出现蛋白、红细胞、白细胞和各种管型。与此同时，细胞因子等又能刺激肾小球内皮和系膜细胞增生，严重时可有新月体形成。

增生性病变降低了肾小球血流量和超滤系数，使滤过率降低，严重者尿量显著减少，发生急性肾衰竭。因滤过率降低、水钠潴留、细胞外液和血流量增多，临床上出现不同程度的水肿、高血压和循环充血。

【流行病学】

每年全世界有超过 47 万例 APSGN 患者，97% 在发展中国家，约 5 000 例死亡。APSGN 往往发生在人口密集、卫生条件差、营养不良、贫血和寄生虫常见的地区。所有年龄段均可发病，但以儿童和青少年最常见。男性多于女性，比例接近 2:1。

二、诊断与鉴别诊断

【临床表现】

APSGN 的临床表现轻重不一，轻型可为亚临床型，临床症状不明显，重者可为急性肾衰竭，严重程度差别很大。病人大多有前驱感染史，上呼吸道链球菌感染后潜伏期为 1～2 周，皮肤链球菌感染者潜伏期为 3～4 周。轻者可无明显感染史，仅抗链球菌溶血素"O"（ASO）滴度升高，而肾炎的程度也不取决于前驱感染的严重程度。典型症状为前驱感染后经 1～3 周无症状潜伏期而急性起病，常表现为急性肾炎综合征，主要有血尿、蛋白尿、水肿、少尿、高血压及肾功能减退。患儿全身表现常有疲乏、厌食、恶心、呕吐、头晕、头痛等。

最轻的亚临床型患儿，仅出现镜下血尿，甚或尿检也正常，仅血 C3 呈规律性改变，急性期明显下降，6～8 周恢复。严重者可发生：

1. **严重循环充血或心力衰竭**　主要表现为呼吸短促，不能平卧，胸闷及咳嗽，肺底湿啰音，心界扩大，肝大，心率加快，奔马律等。早期出现的循环充血征象，一般于 1～2 周内随利尿作用得到相应的缓解。

2. **高血压脑病**　血压升高，同时伴有视力障碍、惊厥、昏迷三项症状之一者即可诊断。临床表现为剧烈头昏、呕吐、嗜睡、神志不清、黑矇，严重者有阵发性惊厥及昏迷。眼底检查常见视网膜小动脉痉挛、出血、渗出和视神经乳头水肿。

3. **急性肾衰竭**　临床表现为少尿或无尿，血 BUN 增高，不同程度的高钾血症及代谢性酸中毒等尿毒症改变。

肾脏病理以肾小球的病理改变为主。属弥漫性毛细血管内增生性肾小球肾炎（endocapillary proliferative glomerulonephritis）。肾小球内皮细胞、系膜细胞及其基质增生，急期并有多形核白细胞浸润。电镜下可见电子致密物沉着，特别是上皮细胞下的结节状沉积（称"驼峰"）为本症的特征性改变。

【实验室检查】

1. **血常规检查**　示白细胞计数正常或增加，常见正色素、正细胞性贫血，主要与水钠潴留、血液稀释有关。血沉在急性期常增快。肾功能检查可见急性期肾小球滤过率下降，部分患儿可有明显的氮质血症，血中 BUN、Scr 增高，还可出现高血钾、稀释性低钠血症、高氯性酸血症，血浆蛋白降低。少尿、无尿或呈急性肾功能不全的患儿常见显著氮质血症，同时有代谢性酸中毒和电解质紊乱；而肾小管功能改变轻微。

2. **尿常规检查** 示红细胞明显增多,尿沉渣检查红细胞达 10 个满视野 / 高倍镜。还可见红细胞管型、颗粒管型、肾小管上皮细胞及白细胞;尿蛋白 +～4+。

3. **细菌学及血清学检查** 示未经抗生素治疗的患儿,约半数咽拭子或皮肤脓痂分泌物培养出 A 组溶血性链球菌。约 70% 的患者,患儿血清 ASO 的滴度升高,可作为近期链球菌感染的证据,已广泛应用于临床。ASO 于链球菌感染后 3 周滴度上升,3～5 周达高峰,以后逐渐下降,6 个月内约有半数恢复正常。此外,抗链球菌溶血素"S"(ASS)、抗链球菌链激酶、玻璃酸酶等滴度升高也可作为近期链球菌感染的证据。补体水平测定可见大多数患者补体 C3 下降,病后 6～8 周多能恢复正常。

4. **血液生化检查** 对存在重度水肿和大量蛋白尿的患儿,应进行血浆总蛋白、白蛋白 / 球蛋白比率、胆固醇、甘油三酯及脂蛋白的测定,以确定是否存在低蛋白血症和高脂血症。

5. **自身抗体检查** 检测抗核抗体、抗双链 DNA 抗体、抗 Sm 抗体、抗 RNP 抗体及抗组蛋白抗体等,以除外系统性红斑狼疮。

6. **乙肝病毒、丙肝病毒 DNA 检测及其血清免疫学检测** 以除外乙肝相关性肾炎、丙肝相关性肾炎。

【诊断】

典型 APSGN 诊断,在链球菌感染后 1～3 周无症状的间歇期出现水肿、血尿(可伴有不同程度蛋白尿)、高血压,再加上血补体 C3 的动态变化即可明确诊断。

【鉴别诊断】

因症状轻重不一,且不同病因的肾脏疾患均可表现为急性肾炎综合征,需同下列疾患鉴别。

1. **其他病原体所致的 APIGN** 已知可引起增生性肾炎的病原体有细菌(绿链球菌、金黄色葡萄球菌、肺炎球菌、伤寒杆菌、流感杆菌等)、病毒(流感病毒、EB 病毒、水痘病毒、柯萨奇病毒、腮腺炎病毒、ECHO 病毒、巨细胞病毒及乙型肝炎病毒等)、肺炎支原体及原虫等。

2. **其他原发性肾小球疾病**

(1)膜增生性肾炎:起病似急性肾炎,但常有显著蛋白尿、血补体 C3 持续低下,病程呈慢性过程可鉴别,必要时行肾活检。

(2)急进性肾炎:起病与急性肾炎相同,在 3 个月内病情持续进展恶化,血尿、高血压、急性肾衰竭伴少尿或无尿持续不缓解,病死率高。

(3)IgA 肾病:多于上呼吸道感染后 1～3 天内即以血尿起病,通常不伴水肿和高血压。无补体下降,有时有既往多次血尿发作史。鉴别时需行肾活检。

(4)肾炎型肾病综合征:APSGN 偶有蛋白尿达肾病水平者,与肾炎型肾病综合征易于混淆。经分析病史,补体检测,一段时间随访观察,可以区别,困难时须做肾活检。

3. **全身性系统性疾病或某些遗传性疾病** 也可以急性肾炎综合征起病,如系统性红斑狼疮、过敏性紫癜、溶血尿毒综合征、结节性多动脉炎等。据各病的临床其他表现可以鉴别。

4. **急性泌尿系感染或肾盂肾炎** 在小儿也可表现有血尿,但多有发热、尿路刺激症状,尿中白细胞增多为主,尿细菌培养阳性可以区别。

5. **慢性肾炎急性发作** 易误诊为 APSGN,因两者预后不同,需予鉴别。此类患儿既往常有肾脏疾病病史,发作常于感染后 1～2 天诱发,常有较重贫血、持续高血压、肾功能不全。有时伴心脏、眼底变化、尿比重固定,B 超检查时见两肾体积偏小。

三、治疗决策

治疗原则：通过对症治疗纠正其病理过程，防治急性期并发症、保护肾功能，以利其自然恢复。

1. 急性期绝对卧床休息通常需 2～3 周，待肉眼血尿消失、血压恢复、水肿减退即可逐步增加室内活动量，2 个月后如无临床症状，尿常规基本正常，血沉正常，即可开始半日上学，逐步到参加全日学习。3 个月内宜避免剧烈体力活动，尿检完全正常后方可恢复体力活动。

2. 急性期宜限制盐、水、蛋白质摄入。对有水肿、高血压者用免盐或低盐饮食。水肿重且尿少者限水。对有氮质血症者限制蛋白质摄入。

3. 感染灶的治疗 有咽部、皮肤感染灶者应给予青霉素或其他敏感药物治疗 7～10 天。

4. 利尿剂的应用 经控制水、盐而仍尿少、水肿、高血压者均应给予利尿剂。噻嗪类利尿剂无效时可用袢利尿剂如呋塞米。

5. 降压药的应用 经休息、限水盐、利尿而仍高血压者应给予降压药。临厂上常用钙通道阻滞剂，如硝苯地平，口服或舌下含服。儿童急性期的血压增高经上述治疗多可控制，持续性高血压并不多见。但发生高血压脑病需紧急降压可选用硝普钠静脉用药，对伴肺水肿者尤宜。硝普钠滴注后数 10 秒钟即见效，但维持时间短，停用后 3～5 分钟作用消失，儿童以 $1\mu g/(kg\cdot min)$ 起始速度开始，根据血压调整硝普钠静滴速度。硝普钠应注意新鲜配制，输液瓶应黑纸包裹避光。

6. 急性期并发症的治疗

（1）急性循环充血的治疗：主因水钠潴留、血容量扩大而致，治疗重点在纠正水钠潴留、恢复血容量。除应用利尿剂外，必要时加用酚妥拉明或硝普钠以减轻心脏前后负荷，经上述治疗仍未能控制者可行血液透析或腹膜透析，及时迅速缓解循环的过度负荷。

（2）高血压脑病的治疗：见治疗决策"5. 降压药的应用"部分。

（3）急性肾衰竭的治疗：①呋塞米 24 小时持续使用方法：$0.1～0.3mg/(kg\cdot h)$ 持续输注；②按急性肾衰竭少尿期、多尿期治疗，有透析治疗指征者根据具体情况选择血液透析或腹膜透析。

急性肾衰竭透析指征：①少尿或无尿 2 天；②严重的水潴留，有肺水肿、脑水肿的倾向；③尿毒症症状；④血钾≥6.5mmol/L；⑤严重酸中毒，血浆 HCO_3^-<12mmol/L 或动脉血 pH 值 <7.2；⑥严重氮质血症，血浆尿素氮>28.6mmol/L，或血浆肌酐>707.2μmol/L。

7. 其他治疗 一般不用肾上腺糖皮质激素。

四、常见问题和误区防范

【常见问题】

1. **非典型 APSGN 的诊断** 需注意病史收集、血清链球菌抗体和补体 C3 的检测以及补体 C3 的动态变化。

典型 APSGN 诊断不困难，但非典型病例临床表现各异，常有如下几种表现。

（1）无症状性 APSGN：患儿有尿液改变而无水肿、高血压等临床症状，血清链球菌抗体可增高，补体 C3 降低。

（2）肾外症状性 APSGN：以水肿、高血压起病，严重者以循环充血或高血压脑病起病，但尿中改变轻微或常规检查正常。此类患儿血补体 C3 呈急性期下降，6～8 周恢复的典型规律性变化，有助于诊断。

（3）以肾病综合征表现的 APSGN：以大量的蛋白尿、严重的水肿起病，部分患儿还可有血浆白蛋白下降及高脂血症，与肾病综合征不易区别。

2. 肾活检指征

（1）起病表现为急性肾衰竭或肾功能进行性下降。

（2）蛋白尿严重，达肾病水平且持续。

（3）急性期血清补体 C3 不下降或持续低补体超过 3 个月。

（4）血清学检查缺乏链球菌感染的依据。

（5）起病后肉眼血尿>3～4 周，镜下血尿>1 年，持续蛋白尿>3～6 个月无好转。

【误区防范】

1. 慢性肾炎急性发作误诊为急性肾炎　慢性肾炎患儿肾脏疾病病史常是隐匿表现，发作常于感染后 1～2 天诱发，起病时常表现持续、顽固、无症状的高血压及难以纠正的肾功能不全，同时伴有较重贫血、心脏及眼底变化，B 超检查时见两肾体积正常或偏小。

2. 可逆性后部白质脑病综合征（reversible posterior leukoencephalopathy syndrome，RPLS）误诊为高血压脑病或颅内感染。APSGN 所致中枢神经系统血管炎可以引发 RPLS，表现为顶枕区磁共振（MRI）成像 T_2 超高信号，出现视力下降，局部神经病学症状等。

五、热点聚焦

【发展动态】

在发展中国家，APSGN 仍然是一个主要的健康问题。目前发病机制方面取得了一些进步，其中 SPEB 和 NAPlr 被认为是主要作用因素。对于宿主易感性因素的研究也提出人类白细胞抗原 DRB1 03011 起一定作用。

【争议焦点】

对临床表现为肾病综合征的 APSGN 患儿是否应用糖皮质激素治疗存在争议。一部分学者认为 APSGN 为自限性疾病，此类患儿不应使用糖皮质激素治疗。但是，另一部分学者认为对蛋白尿严重，达肾病水平且持续的 APSGN 患儿可加用糖皮质激素治疗。国内学者对临床表现为肾病综合征的 APSGN 患儿应用糖皮质激素治疗的疗效进行了观察，当患儿发病 1～2 周后尿蛋白无明显下降，且肾脏病理为毛细血管内增生性肾小球肾炎、不伴新月体形成时，按儿童原发性肾病综合征使用糖皮质激素治疗，发现患儿对糖皮质激素治疗有效应；结果提示对临床表现为肾病综合征的 APSGN 患儿应用糖皮质激素治疗可缩短尿蛋白转阴时间。

【疑难问题】

APSGN 的一级预防主要以减少呼吸道及皮肤等感染为根本。对扁桃体炎、猩红热及脓疱疮患儿应尽早、彻底地用青霉素或其他敏感抗生素治疗来发挥预防作用。A 组 β 溶血性链球菌是一种可以引起多种疾病的普遍致病菌。在发展中国家迫切需要一种安全、有效的疫苗。目前，A 组 β 溶血性链球菌疫苗处于不同研发阶段。将来 A 组 β 溶血性链球菌疫苗的应用或许能大大减少 A 组 β 溶血性链球菌的感染和 APSGN。

（余自华　黄　隽）

参考文献

1. YU MC，YU MS，YU MK，et al. Acute reversible changes of brachial-ankle pulse wave velocity in children with acute poststreptococcal glomerulonephritis. Pediatr Nephrol，2011，26（2）：233-239.

2. NADASDY T，HEBERT LA. Infection-related glomerulonephritis：understanding mechanisms. Semin Nephrol，2011，31（4）：369-375.

3. ENDO A，FUCHIGAMI T，HASEGAWA M，et al. Posterior reversible encephalopathy syndrome in childhood：report of four cases and review of the literature. Pediatr Emerg Care，2012，28（2）：153-157.

4. MARTIN J，KAUL A，SCHACHT R. Acute poststreptococcal glomerulonephritis：a manifestation of immune reconstitution inflammatory syndrome. Pediatrics，2012，130（3）：e710-713.

5. ANDO F，SOHARA E，ITO E，et al. Acute poststreptococcal glomerulonephritis with acute interstitial nephritis related to streptococcal pyrogenic exotoxin B. Clin Kidney J，2013，6（3）：347-348.

6. SEN ES，RAMANAN AV. How to use antistreptolysin O titre. Arch Dis Child Educ Pract Ed，2014，99（6）：231-238.

7. VAN DE VOORDE RG. Acute poststreptococcal glomerulonephritis：the most common acute glomerulonephritis. Pediatr Rev，2015，36（1）：3-12.

8. 王天有，申昆玲，沈颖. 诸福棠实用儿科学. 9版. 北京：人民卫生出版社，2022.

9. 杜悦，侯玲，王秀丽，等. 儿童急性链球菌感染后肾小球肾炎回顾性分析. 中国医科大学学报，2013，10：878-881.

第六章

急进性肾小球肾炎

培训目标

1. 掌握急进性肾小球肾炎临床表现、诊断及治疗。
2. 熟悉急进性肾小球肾炎鉴别诊断。
3. 了解其病因和发病机制。

一、概述

急进性肾小球肾炎(rapidly progressive glomerulonephritis,RPGN)简称急进性肾炎,是以急性起病、病情急剧发展、肾功能进行性恶化为特点的综合征。其主要病理改变是在肾小球囊内有广泛新月体形成。因此,有的作者称为新月体肾炎或毛细血管外肾炎。

【病因与发病机制】

急进性肾炎是由多种不同病因引起,有共同临床表现和病理变化的综合征。目前将发病原因不明,而其他组织无特异病理变化者称为原发性。病因明确或全身性疾病的局部表现者称为继发性。

原发性者病因不明,分类方法较多,目前多沿用根据免疫病理分为三型:抗肾抗体型或抗肾小球基底膜型(Ⅰ型);免疫复合物型(Ⅱ型);寡免疫复合物型(Ⅲ型)。

1. **抗肾抗体型** 外周血中或肾脏洗脱液中可检出抗肾小球基底膜(GBM)抗体,并与基膜结合,直接使其损伤、断裂。免疫荧光检查发现沿基膜内皮细胞侧有线状沉积。该抗体主要是 IgG,有时也有 IgM、IgA 及备解素沉积。1/2~2/3 患儿可有补体 C3 沉积,并可使移植肾再次发生肾炎。

关于抗肾抗体产生机制不明,可能有以下几种:①与自身抗肾抗体形成有关。正常人或动物尿内存在基膜样物质,如提取浓缩注射给动物,可引起抗基膜肾炎。这种基膜样物质,可能在某些条件下暴露了其抗原性,机体对其产生抗体,引起自身免疫。②与某些内源性非肾性抗原有关。如肺泡基膜与肾基膜有交叉抗原性,当肺泡基膜受某些因素影响,抗原性发生改变时,刺激机体产生抗肺泡基膜抗体。由于交叉抗原性,此抗体也可损伤肾基膜。③某些微生物(如链球菌)与肾基膜有交叉抗原性。④某些因素使正常基膜化学结构改变产生抗原性。临床上分为伴肺出血抗基膜肾炎即 Goodpasture 综合征及不伴肺出血抗基膜肾炎两种。

2. **免疫复合物型** 外周血中可测出循环免疫复合物和冷球蛋白。免疫荧光检查沿肾小球基膜上皮细胞侧呈颗粒状沉积,抗体多为 IgG、IgM,亦可见 C3 沉积。

3. **寡免疫复合物型或少免疫沉积型** 荧光抗体阴性或仅有微弱沉积,患儿血中查不出抗 GBM 抗体及免疫复合物,C3 不低。肾组织免疫荧光检查阴性。此型 50%～80% 患儿血清抗中性粒细胞胞质抗体(anti-neutrophil cytoplasmic antibody, ANCA)阳性,通常认为是系统性小血管炎肾损害所致,其主要类型为显微镜下多血管炎(MPA)、韦格纳肉芽肿(WG)和变应性肉芽肿性血管炎(CSS)。

ANCA 是对中性粒细胞胞质构成成分的自身抗体,根据间接免疫荧光染色其形态可分为 2 种:

(1)细胞质染色均匀呈弥漫颗粒状分布者称为 c-ANCA。

(2)细胞质中可溶性亲核蛋白呈环核性分布称为 p-ANCA。

常见于以下三种疾病:①结节性多动脉炎:其 ANCA 多为 p-ANCA;②Wegener 肉芽肿:其 ANCA 多为 c-ANCA;③原发性急进性肾炎(坏死性新月体形成):其 ANCA 与结节性多动脉炎相同,多为 p-ANCA,且认为其可能为结节性多动脉炎的肾限局性改变。

近年三种类型肾炎的发生频度有所变化,据报道,免疫复合物型占 45%,寡免疫复合物型占 42%。

二、诊断与鉴别诊断

【临床表现】

本病常见于较大儿童,男多于女。病前 2～3 周内可有疲乏、无力、发热、关节痛等症状。约 1/3～1/2 患儿可有上呼吸道前驱感染。起病多与急性肾小球肾炎相似,一般多在起病数天至 2～3 个月内发生少尿或无尿及肾功能不全表现。少尿多发生在疾病早期,有时亦可较晚才出现。但病初少尿不一定和预后有肯定关系。持续少尿、无尿或反复加重,多表明肾实质损害严重,病情进展,预后不好。多数患儿均有血尿,约 1/3 患儿表现为肉眼血尿。血尿持续为本病特点。蛋白尿多中度,少数患儿表现为大量蛋白尿,甚至达肾病水平,或肾病综合征表现。除以上症状外,还可出现各种水电解质紊乱、酸中毒、氮质血症以及由于水钠潴留引起的严重高血压和心功能不全。少数患儿病初即有明显高血压。水肿从病初就多较明显,并逐渐加重。多数患儿早期就有明显贫血,且与肾衰竭程度不平行。血沉多较快,血小板可减少。部分患儿如能度过少尿期则进入多尿期,持续时间不等。

对继发性者,除肾脏症状外,应注意全身性疾病所特有的症状,如系统性红斑狼疮、紫癜性肾炎、肺出血肾炎综合征等。可出现相应的其他症状,应引起注意。

【实验室检查】

1. 尿常规检查 血尿、中度蛋白尿常见,可见肉眼血尿,少数患儿可有大量蛋白尿,甚至达肾病水平。尿沉渣检查可见大量红细胞、白细胞、各种管型和 / 或肾小管上皮细胞。

2. 肾功能检查 多伴肾功能损害,呈进行性加重。血尿素氮及血肌酐明显升高,肌酐清除率明显降低,尿比重恒定。病程中应注意肾功能动态监测。

3. 其他检查 大部分患儿可有不同程度贫血。部分患儿血抗基膜抗体或 ANCA 阳性。补体 C3 可正常或降低。同时注意完善其他病因学检查如抗核抗体、抗 ds-DNA、血冷球蛋白等。尿纤维蛋白裂解产物可持续阳性。

4. B 超检查 双肾大小正常或轻度肿大,病变弥散,皮髓质界限不清,显示肾实质病变。

5. **肾活检** 对临床考虑 RPGN 患儿应争取早期肾活检确诊。

【诊断】

目前较公认的诊断标准是：①发病 3 个月内肾功能急剧恶化；②少尿或无尿；③肾实质受累，表现为蛋白尿和血尿；④既往无肾脏病史；⑤肾脏大小正常或轻度肿大；⑥肾活检显示 50% 以上肾小球有新月体形成。有的作者认为 20% 肾小球呈新月体病变即可考虑诊断。临床考虑 RPGN 者应争取尽早做肾活检，同时完善检查，以作出病因诊断，估计病情及指导治疗。

【鉴别诊断】

1. **急性链球菌感染后肾炎** 起病和临床表现与急进性肾炎相似，不易鉴别。但前者病初多有链球菌感染史，抗"O"升高，少尿持续时间短，很少超过两周，肾功能不全多较轻，预后多良好，有助于鉴别。此外，急性链球菌感染后肾炎极期补体 C3 多下降，且随病情好转逐渐恢复，而急进性肾炎补体 C3 多不降低。病理改变前者主要为内皮和系膜细胞的增生，多形核白细胞渗出，而急进性肾炎主要为毛细血管外上皮细胞增生，新月体形成。

2. **溶血尿毒综合征** 主要表现为溶血性贫血，急速进展的肾功能不全，伴有少尿、无尿（或血红蛋白尿）需与本病鉴别。但贫血多较严重，网织红细胞升高，可见较大量的破碎红细胞、盔状红细胞等异常红细胞。血小板及凝血因子减少，出血倾向明显，肾脏病理改变不同，可予以鉴别。

3. **系统性红斑狼疮** 常有发热、皮疹、关节痛、多脏器损害、血清补体 C3 浓度下降、抗核抗体阳性。典型病例鉴别不难。少数病例以肾脏症状起病，病情进展迅速，肾功能急剧恶化，而全身其他系统受累症状不明显时，应注意鉴别。

4. **肺出血肾炎综合征（Goodpasture 综合征）** 多见于青年人。临床特点是咯血、呼吸困难、血尿及蛋白尿，有时可出现水肿及高血压，迅速出现肾衰竭。多数患儿先出现咳嗽、咯血及呼吸困难等肺部症状，数天到数周后出现肾炎症状。部分患儿肺部症状和肾炎症状同时出现。少数患儿先有肾炎症状，继之出现肺部症状。胸片可见散在斑片状阴影。痰内有含铁血黄素细胞，有助鉴别。

三、治疗决策

本病无特异治疗。近年由于皮质激素及细胞毒药物的广泛应用，疗效已明显提高，更由于早期透析治疗，预后已大为改善。

1. **一般治疗** 绝对卧床休息，低盐、低蛋白饮食。保护残存肾功能。注意维持和调节水、电解质紊乱，纠正代谢性酸中毒。少尿早期可考虑使用利尿剂及血管扩张剂。有高血压者应积极控制高血压。避免应用对肾脏有害药物。积极防治感染。

2. **甲泼尼龙冲击疗法** 对无禁忌证者均建议此疗法。剂量为 15～30mg/（kg•d）（最大剂量不超过 1g/d）溶于 5% 葡萄糖 100～200ml 内 1～2 小时静脉点滴。每天或隔天 1 次，3 次为一疗程。可用 1～3 个疗程，以后改为口服泼尼松维持。部分病例取得较满意效果。在冲击治疗前后，须积极治疗感染及控制并发症。

3. **环磷酰胺冲击疗法** 与甲泼尼龙冲击联合应用是目前推荐的基础治疗。环磷酰胺剂量为 0.5～0.6g/m²，每月 1 次，最大量不超过 1g/ 次，连用 6 次或直至病情缓解。也有应用口服环磷酰胺，起始剂量为 2mg/(kg·d)。前瞻性对照研究发现：间断静脉冲击和口服用药相比，患儿的存活率、缓解率、缓解的时间、复发率和肾功能无显著性差异。但相同时期内静脉冲击用药仅为口服环磷酰服用量的 43%，同时应用静脉冲击者的白细胞减少和严重感染发生率显著减少。

4. 肾上腺皮质激素　可在以上两种冲击治疗后，继续口服泼尼松 1～2mg/(kg·d) 维持，待病情稳定后，再缓慢减量。

5. 抗凝治疗　在动物实验中，抗凝和去血浆纤维蛋白治疗，能预防新月体形成。可加双嘧达莫及抗凝剂如尿激酶、肝素、华法林作为辅助治疗，与泼尼松及免疫抑制剂联合，称之为四联疗法。

6. 血浆置换疗法　目前认为在疾病早期（如出现少尿之前，或肾功能下降到依赖透析之前）应用强化血浆置换并联合糖皮质激素及细胞毒药物对 I 型 RPGN 患者有一定疗效。强化血浆置换指每天或隔天应用新鲜血浆或 5% 白蛋白进行血浆置换，成人建议每次 2～4L，儿童常用剂量为 40～50ml/kg，直到患儿血清中的抗 GBM 抗体浓度很低或转为阴性为止。但停止治疗后，病情可能再次恶化。血浆置换治疗 ANCA 相关性 RPGN 效果评价不一。

7. 透析和肾移植　近年多主张早期透析，有利于病变肾脏的休息和病情的改善。如肾功能不恢复者则予长期血液透析。本病可于数月至数年内复发，因此随访免疫学指标尤为重要，可待病情稳定后进行肾移植，但抗肾抗体阳性者，须等待其阴转后再进行，否则可使移植肾再次发生病变。

四、常见问题与误区防范

1. 急进性肾炎和新月体肾炎是一个病吗？

多种原发性或继发性肾小球疾病均可临床表现为 RPGN，肾脏病理多伴有广泛新月体形成，又称新月体肾炎（crescentic glomerulonephritis，CGN）。因此我们通常将 RPGN 和 CGN 这两个概念等同起来，两者并非在任何时候都完全一致。RPGN 是临床诊断，CGN 是病理诊断，两个定义不能混为一谈。临床表现为 RPGN 的病例，肾脏病理不一定是 CGN；肾脏病理为 CGN 的病例，临床表现不一定为 RPGN。肾穿刺活检有助于我们明确病理诊断、发现不典型病例，以期作出正确诊断、及时治疗、改善预后。

2. 急进性肾炎和新月体肾炎常见疾病见表 6-1、表 6-2。

表 6-1　表现为急进性肾炎综合征的疾病

原发性肾小球肾炎
（1）特发性新月体形成性肾炎
（2）抗 GBM 抗体肾炎
（3）IgA 肾病
（4）膜性增殖性肾炎
（5）膜性肾病
伴感染疾病肾小球肾炎
（1）链球菌感染后肾炎
（2）细菌性心内膜炎
（3）其他（HBV、HCV 肝炎）

续表

伴系统性疾病肾炎

（1）SLE

（2）Goodpasture 综合征

（3）过敏性紫癜

（4）Wegener 肉芽肿

（5）结节性多动脉炎

（6）冷球蛋白血症

（伊藤服部，1997）

表 6-2　新月体肾炎分类

免疫病理学分类	荧光抗体所见	肾炎
抗 GBM 抗体肾炎	线状沉积	抗 GBM 抗体肾炎
		Goodpasture 综合征（伴肺出血抗 GBM 抗体肾炎）
免疫复合物肾炎	颗粒状沉积	狼疮肾炎
		紫癜性肾炎
		冷球蛋白血症性肾炎
		链球菌感染后肾炎
		IgA 肾病
		膜增殖性肾炎
		膜性肾病
寡免疫肾炎	免疫沉积不明显	特发性坏死性新月体肾炎
		ANCA 相关肾炎

五、热点聚焦

【热点】

1. **新 5 型分类**　有研究发现Ⅰ型 RPGN 患者中约有 30% 血清 ANCA 阳性，而Ⅲ型 RPGN 患者中约有 20% 血清 ANCA 阴性，据此将 RPGN 分为五种类型：Ⅰ型：抗肾小球基底膜型，抗 GBM 抗体阳性，ANCA 阴性；Ⅱ型：免疫复合物型；Ⅲ型：抗中性粒细胞抗体型，ANCA 阳性，抗 GBM 抗体阴性；Ⅳ型：混合抗体型，ANCA 阳性，抗 GBM 抗体阳性；Ⅴ型：特发型，ANCA 阴性，抗 GBM 抗体阴性。但已有报道在部分Ⅱ型 RPGN 患者中血清 ANCA 亦呈阳性。且抗 GBM 抗体可出现假阳性和假阴性，导致部分Ⅰ型 RPGN 误诊或漏诊，因此此种分型方法是否适用值得思考。

2. **免疫吸附治疗**　采用膜血浆滤器分离患儿血浆，再将血浆经过免疫吸附柱（常用 GBM 吸附柱或蛋白 A 吸附柱等）以清除致病抗体或免疫复合物，此法可回输吸附后的自身血浆，且疗效肯定。

3. **白细胞分离疗法**　选择性白细胞分离法是一种新的 RPGN 治疗方法。现主要应用于Ⅲ型新月体肾炎。白细胞，尤其是粒细胞和巨噬细胞在血管炎的发生发展中起着关键性作用。因此，选择性白细胞分离法清除了这些细胞，可以减轻肾脏血管炎的炎症反应。

【争议焦点】

1. **甲泼尼龙（methylprednisone，MP）**　冲击剂量、疗程。早期应用 MP 冲击 30mg/（kg•次），连用 3 天，可获得最好的疗效；但必须在有效预防感染等严重并发症前提下。

2. **CTX** 口服与静脉应用之间疗效的比较，不同研究结论不同，哪一种方案更可取，尚存在争议。在病变局限于肾脏，同时肾脏病变无望恢复病例中，不提倡应用免疫抑制剂。

3. **血浆置换** 在 I 型 CGN 中疗效是肯定的，但在无尿患儿中，若不伴肺出血，不提倡进行血浆置换，因为有观察表明这些患儿的血抗 GBM 抗体水平，随病程的进展可自行下降。血浆置换对于 II、III 型 CGN 患儿是否有效，尚无一致意见。

4. **其他** 静脉免疫球蛋白已应用于对常规免疫抑制治疗反应较差的系统性小血管炎患儿，但仍无证据表明在治疗原发性坏死性 CGN 时，具有同样疗效；国外学者研究表明，预防性应用甲氧苄啶 - 磺胺甲噁唑可预防卡氏肺囊虫病发生；霉酚酸酯在系统性小血管炎的缓解期及复发后的治疗均有一定效果，但缺乏大规模的临床证据。

【疑难问题】

急进性肾炎是小儿肾小球疾病的急危重症，延误治疗易发展为慢性肾衰竭甚至危及生命。如何早期诊断、早期治疗是决定预后的关键。建议尽早肾活检以诊断，早期治疗是关键，不要等到肾功能损害逐渐加重，才考虑肾病理检查，这样将失去治疗机会。因此在有效预防感染等严重合并症前提下应尽量早期应用 MP 冲击。预后不良的主要因素有非链球菌感染后类型；少尿持续 3～4 周以上；肾功能严重受损，尿素氮>56.3mmol/L（157.6mg/dl）；肾组织早期有明显栓塞和坏死病变；肾小球新月体形成数超过 70% 以上。

【经验总结】

急进性肾炎的主要临床表现：本病见于年长儿，5 岁以下儿童发病者少。男多于女，病前 2～3 周内有发热、疲乏、无力、关节痛等。半数患儿有上呼吸道感染前驱病史，起病与急性肾小球肾炎相似，继而病后数天至 2～3 个月内病情进行性加重，少尿，无尿（每天尿量少于 50ml），少尿出现早晚与预后无关。持续少尿、无尿，反复加重提示肾实质损害严重。多数患儿有血尿，约半数患儿为肉眼血尿，持续血尿为其特征。均见中度蛋白尿，有大量蛋白尿，类似肾病，水肿也明显，可伴浆膜腔积液。高血压病初或病程中出现，由于水钠潴留可发生心功能不全。氮质血症、酸中毒为常见。有上述表现时及时肾活检，早期治疗是改善预后的关键。

（沈　颖）

参考文献

1. 王海燕. 肾脏病学. 3 版 北京：人民卫生出版社，2008：979-993.

2. KAMBHAM N. Crescentic Glomerulonephritis：an update on Pauci-immune and Anti-GBM diseases. Adv Anat Pathol, 2012, 19（2）：111-124.

3. 杨霁云. 小儿肾脏病基础与临床. 北京：人民卫生出版社，2000：150-154.

4. BECK L, BOMBACK AS, CHOI MJ, et al. KDOQI US commentary on the 2012 KDIGO clinical practice guideline for glomerulonephritis. Am J Kidney Dis, 2013, 62（3）：403-441.

5. RADHAKRISHNAN J, CATTRAN DC.The KDIGO practice guideline on glomerulonephritis：reading between the（guide）lines-application to the individual patient.Kidney International, 2012, 82（8）：840-856.

6. HAUBITZ M, SCHELLONG S, GÖBEL U, et al. Intravenous pulse administration of cyclophosphamide versus daily oral treatment in patients with antineutrophil cytoplasmic antibody-associated vasculitis and renal involvement：a prospective, randomized study.Arthritis Rheum, 1998, 41（10）：1835-1844.

7. GROOT KD，HARPER L，JAYNE DRW，et al. Pulse versus daily oral cyclophosphamide for induction of remission in antineutrophil cytoplasmic antibody-associated vasculitis：a randomized trial.Ann Intern Med，2009，150（10）：670-680.

8. WALSH M，CATAPANO F，SZPIRT W，et al. Plasma exchange for renal vasculitis and idiopathic rapidly progressive glomerulonephritis：a meta-analysis.Am J Kidney Dis，2011，57（4）：566-574.

第七章

IgA 肾病

培训目标

1. 掌握 IgA 肾病的临床特点、分型、诊断、治疗。
2. 掌握 IgA 肾病的病理特点、分型。
3. 熟悉国际和国内 IgA 肾病的指南要点。

一、概述

IgA 肾病是最为常见的一种原发性肾小球疾病，特指肾小球系膜细胞增生，基质增多，伴广泛 IgA 沉积或以 IgA 沉积为主，伴或不伴有其他免疫球蛋白在肾小球系膜区沉积的原发性肾小球病。1968 年，Berger 首先描述本病，故又称 Berger 病。IgA 肾病也可解释为肾活检免疫荧光检查肾小球系膜区有大量颗粒状 IgA 沉积为特征的原发性肾小球疾病。临床表现为反复发作性肉眼血尿或镜下血尿，可伴有不同程度蛋白尿，部分患者可以出现严重高血压或者肾功能不全。

【病因】

IgA 肾病病因不明，可分为原发性 IgA 肾病和继发性 IgA 肾病，前者由肾脏本身疾病引起，后者由肾脏以外的疾病引起，如紫癜性肾炎、HIV 感染、血清阴性脊柱关节炎、肿瘤、麻风病、肝脏疾病等。此外，也有家族性 IgA 的报道。

【流行病学】

世界各地报道的发病率有很大差别，似以西太平洋地区为最高。日本报道占活检证实的肾小球疾病的 50%，而欧洲约为 10%～30%，美国则不到 2%。我国各地报道也不尽相同，约在 20%～30% 左右。这种差别显然也受到各地肾活检指征和尿液普查的影响，例如英国一般报道在 5% 左右，然而苏格兰地区，一组无症状血尿活检中则达到 37%。本病以男性为多见，男女比例约为 2∶1。种族间存在着差别，例如美国新墨西哥地区印第安人中占 35%，黑种人中却十分罕见。虽然发现黑种人中 IgA 明显低于白种人，但未能证明这与发病率低有肯定关系。自 1978 年以来，有一些报道提示本病有家族中高发倾向，提示至少在某些 IgA 肾病病人中存在着基因的易感性。HLA 分析发现与 *Bw35* 和 *DR4* 有关。最近的一组因 IgA 引起的终末期肾衰中的分析提示 *B27* 和 *DR1* 频度增高而 *DR2* 频度下降。

【发病机制】

本病发病机制并未阐明，目前认为 IgA 是一种血管炎性疾病之一，抗原的沉积，伴或不伴细胞介导的免疫应答，IgA 复合物形成速度和具有 IgAFc 受体的系膜细胞或中性粒细胞的清除效率参与了整个发病机制，而细胞因子和生长因子则主要参与了系膜增生和硬化的机制。

二、诊断与鉴别诊断

【临床表现】

1. **症状**　典型病例常在上呼吸道感染后数小时～3 天内出现肉眼血尿，通常持续数小时至数天，个别可达 1 周。这类病人约占总数的 40%～50%，儿童中略高。个别可有严重的腰痛和腹痛，可能与肠道 IgA 血管炎有关。本病另一常见表现为无症状血尿和／或蛋白尿，约占总数的 30%～40%。其中 20%～25% 病例在病程中可发生 1 次或数次肉眼血尿。肾病综合征可见于 5%～20% 的病人中，以儿童和青年病例为多，常属弥漫性增生型伴或不伴肾小球硬化。此外，有时系膜 IgA 沉积为主的现象也可以出现在以足突融合为特征的微小病变肾病中。约不到 10% 患者可呈急性肾衰竭表现，通常能自行缓解。其中 20%～25% 则可能需要透析，病理多为新月体肾炎。在病程活动期有氮质潴留者并不少见，约占 25%。起病时即有高血压约占 10%，然而在 30 岁以后起病者中显著增多；随病程延长，伴高血压者超过 40%。

2. **临床分型**　国际上没有明确的临床分型建议。鉴于本症临床表现的多样性，为便于临床实践中结合临床特点进行治疗和随访，参照中华医学会儿科学分会肾脏病学组 2000 年修订的小儿原发性肾小球疾病临床分类标准和 2007 年全国小儿原发性 IgA 肾病调查报告，目前建议将我国儿童原发性 IgA 肾病临床表现分为以下 7 种类型：

（1）孤立性血尿型（包括复发性肉眼血尿型和孤立性镜下血尿型）。

（2）孤立性蛋白尿型（24 小时尿蛋白定量<50mg/kg）。

（3）血尿和蛋白尿型（24 小时尿蛋白定量<50mg/kg）。

（4）急性肾炎型。

（5）肾病综合征型。

（6）急进性肾炎型。

（7）慢性肾炎型。

【实验室检查】

1. **尿液检查**　蛋白尿定量和分型对 IgA 肾病病情判断、估计预后很重要。蛋白尿<1g/24h 者常为轻微及病灶性系膜增生为主。中～重度蛋白尿多为弥漫性系膜增生，常伴新月体及肾小球硬化。血尿：尿 RBC 形态呈多形性，提示血尿来源是肾小球源性。

镜下血尿者，尿红细胞以畸形者为主。尿免疫球蛋白测定无特殊意义。

2. **免疫学检查**　50% 的患儿血清 IgA 水平升高，但与病情活动无关。37%～75% 患儿测到含有 IgA 的特异性循环免疫复合物。血补体成分大多正常。某些补体成分或因子可能减少，主要见于有家族高发倾向患儿中，但不具有诊断价值。约半数患儿 IgA- 纤维连接蛋白聚集物测定值可有一过性增高，虽然有助于与其他肾病鉴别，但其与本病活动无关，故并无诊断价值。10%～15% 患儿可有 IgA 循环免疫复合物增高，32% 病人有 IgA 类风湿因子水平增高。多项免疫学指标，包括病毒和食物抗原、抗体、T 细胞亚群、HLA 位点抗原等测定结果可有改变，但均无诊断价值。50% 患儿前臂掌侧皮肤活检中可见毛细血管内有 IgA 和 C3 等沉积。

【诊断】

1. **诊断标准**　IgA 肾病是基于免疫病理的临床、病理和病因诊断名称，诊断必须要有肾活检病理,但也要结合临床表现和病程进展情况。其诊断特点是:光镜下常见弥漫性系膜增生或局灶节段增生性肾小球肾炎;免疫荧光可见系膜区 IgA 或以 IgA 为主的免疫复合物沉积,并排除过敏性紫癜、系统性红斑狼疮、慢性肝病等疾病所致 IgA 在肾组织沉积者。

2. **病理分型**　目前国际上有多种版本的 IgA 肾病病理分级的标准:1982 年,Lee 等倡导的五型分级,1997 年 Haas 提出病理学分级以及 1997 年 WHO 公布的病理分级标准,其中以 1982 年 Lee 分级系统采用最为普遍。1982 年,Lee 分级标准具有着重肾小球急性损伤程度、有利于选择治疗方法的特点,现阶段我国儿童原发性 IgA 肾病病理分级参照次标准。

Ⅰ级:绝大多数肾小球正常,偶见轻度系膜增宽(节段)伴 / 不伴细胞增殖。

Ⅱ级:半数以下肾小球局灶节段性系膜增殖或硬化,罕见小的新月体。

Ⅲ级:轻~中度弥漫性系膜细胞增殖和系膜基质增宽,偶见小新月体和球囊粘连。

Ⅳ级:重度弥漫性系膜细胞增殖和基质硬化,部分或全部肾小球硬化,可见新月体(<45%)。

Ⅴ级:病变性质类似Ⅳ级,但更严重,>45% 肾小球伴新月体形成。

3. **牛津病理分型**　牛津分型内容包括 5 项独立影响预后的病理指标(表 7-1):

系膜细胞增生(M0/1)

内皮细胞增生(E0/1)

节段性硬化或粘连(S0/1)

肾小管萎缩或肾间质纤维化(T_0/1/2)

新月体(C01112)

表 7-1　IgA 肾病牛津病例分型

病理指标	定义	积分
系膜增殖积分(M)	<4 个系膜细胞 / 系膜区 =0 4~5 个系膜细胞 / 系膜区 =1 6~7 个系膜细胞 / 系膜区 =2 >8 个系膜细胞 / 系膜区 =3	M0: ≤0.5 M1: >0.5 系膜细胞增殖积分取所有肾小球的平均值
毛细血管内增生性病变(E)	肾小球毛细血管内细胞增殖致袢腔狭小	E0: 无 E1: 有
节段硬化与粘连(S)	任何不同程度的袢受累	S0: 无 S1: 有
间质纤维化或小管萎缩(T)	肾皮质小管萎缩或间质纤维化	T0: 0~25% T1: 26%~50% T2: >50%
新月体(C)	细胞或细胞纤维性	C0: 无 C1: <25% C2: ≥25%

【鉴别诊断】

1. **紫癜性肾炎**　肾病理及免疫病理与 IgA 肾病相同,但发病前常有典型的肾外表现,如皮肤紫癜、关节肿痛、腹痛和黑便等,可资鉴别。

2. **急性链球菌感染后肾小球肾炎**　也可以表现为感染后发作生肉眼血尿,但其潜伏期长,自愈倾向,实验室检查(如 C3 下降、ASO 升高)以及肾脏病理(毛细血管内增生性肾小球肾炎），可资鉴别。

3. 薄基底膜肾病 常为持续性镜下血尿，常有阳性血尿家族史，肾免疫病理表示 IgA 阴性，电镜下弥漫性肾小球基底膜变薄，基因突变分析可有 *COL4A3* 或 *COL4A4* 致病性突变可资鉴别。

4. 慢性酒精性肝硬化 50%～90% 的酒精性肝硬化患者肾组织可表示以 IgA 为主免疫球蛋白沉淀，但仅很少数患者有肾受累的临床表现，且依据肝硬化存在病史等，可资区别。

三、治疗决策

目前，原发性 IgA 肾病发病机制尚未完全清楚，尚无特异性治疗。目前主要针对临床主要表现以及肾脏病变程度，采用多药联合（即"鸡尾酒式治疗"）、低毒性、长疗程（一般 1～2 年以上）的治疗原则。主要药物包括：肾上腺糖皮质激素和多种免疫抑制剂、血管紧张素转化酶抑制剂（ACEI）和血管紧张素受体拮抗剂（ARB）、鱼油以及抗凝药物等，旨在抑制异常的免疫反应、清除免疫复合物、修复肾脏损伤、延缓慢性进展以及对症处理（降压、利尿）。

1. 以血尿为主要表现的原发性 IgA 肾病的治疗

（1）持续性镜下血尿：目前多数观点认为孤立性镜下血尿、肾脏病理Ⅰ级或Ⅱ级无需特殊治疗，但需定期随访，如随访中出现病情变化（如合并蛋白尿、持续性肉眼血尿、高血压等）应重新评价。针对此症国内临床见有中（成）药的实际应用，但有效性尚缺乏循证证据支持。

（2）肉眼血尿：对与扁桃体感染密切相关的反复发作性肉眼血尿，可酌情行扁桃体摘除术，但是否确能减少肉眼血尿的发生还有待于多中心、大样本的前瞻性研究证实。对临床持续 2～4 周以上的肉眼血尿者，专家建议可试用甲泼尼龙（MP）冲击治疗 1～2 疗程。

2. 合并蛋白尿时原发性 IgA 肾病的治疗

（1）轻度蛋白尿：指 24 小时蛋白尿定量 <25mg/kg，以及肾脏病理Ⅰ级、Ⅱ级是否需要药物治疗并未达成一致看法。可以考虑应用 ACEI 如依那普利 0.2mg/（kg·d），每天一次，最大剂量 <20mg/d 治疗。抗氧化剂维生素 E 有降尿蛋白的作用，尚缺少来自多中心的大样本临床试验的证实。

（2）中度蛋白尿：指 24 小时尿蛋白定量 25～50mg/（kg·d），或肾脏病理仅显示中度以下系膜增生，建议应用 ACEI 类药物降低尿蛋白，也可以联合应用 ACEI 和 ARB 以增加降低蛋白尿的疗效。注意当内生肌酐清除率 <30ml/（min·1.73m²）时慎用。对于应用鱼油控制 IgA 肾病中度蛋白尿、延缓疾病进展的临床研究结果不一，但新近来自多中心、随机、对照临床试验的结果，每天 ω3 脂肪酸（03FA）组和隔日泼尼松治疗组并没有显示出优于安慰剂组的疗效，因此专家并不推荐在临床治疗中为了控制蛋白尿、延缓肾脏病进展而单独应用 03FA。

（3）肾病综合征型或伴肾病水平蛋白尿：指 24 小时尿蛋白定量 >50mg/kg 体重，或肾脏病理显示中度以上系膜增生，在应用 ACEI 和 / 或 ARB 基础上，采用长程激素联合免疫抑制剂治疗。关于免疫抑制剂的应用问题，首选环磷酰胺（CTX）；也可以采用多种药物联合治疗：硫唑嘌呤（AZA）或联合糖皮质激素、肝素、华法林、双嘧达莫，其疗效显著优于单独应用糖皮质激素的疗效。激素为泼尼松口服 1.5～2mg/（kg·d）4 周后可改为隔日给药并渐减量，总疗程 1～2 年。此外，关于吗替麦考酚酯（MMF）、来氟米特、雷公藤多苷等药物的应用尚缺少多中心大样本的随机对照临床试验的证据,需结合临床实际酌情应用。

3. 伴新月体形成的原发性 IgA 肾病的治疗　这类 IgA 肾病并不少见,尤其是伴新月体形成者,但目前尚无来自大宗的临床随机对照试验的研究结果。专家认为当新月体肾炎或肾病理中新月体形成累及肾小球数>25%～30% 时,可以考虑首选大剂量甲泼尼龙冲击治疗,15～30mg/(kg·d)连续 3 天,继之口服泼尼松(用法同上),并每月予以 $0.5g/m^2$ CTX 冲击共 6 个月;也可试用 CTX(冲击治疗或每天口服 1.5mg/kg)联合小剂量泼尼松龙(0.8mg/kg)治疗。

此外,目前还关注到其他一些肾脏病理表现的治疗问题,如以弥漫性毛细血管内增生为主的 IgA 肾病等,但目前尚没有来自随机对照临床试验的结果,因此如何治疗此类 IgA 肾病有待于进一步探索;未见有关针对慢性肾小球肾炎/病理改变类型治疗的循证证据。

四、常见问题和误区防范

1. IgA 肾病的诊断　IgA 肾病是基于免疫病理的临床、病理和病因诊断名称,诊断必须要有肾活检病理,如果仅有临床呼吸道感染后发作性肉眼血尿,随后持续性镜下血尿伴蛋白尿,临床只能诊断肾小球肾炎,在没有肾脏病理尤其是免疫病理时,临床不能诊断 IgA 肾病。

2. IgA 肾病和紫癜性肾炎　单纯从肾脏病理发病机制上来看,两者属于同一种病,但临床过程并不相同。首先,紫癜性肾炎通常发病前有过敏性紫癜病史,因此可以临床诊断。其次,两者的预后可能有所差异,通常认为紫癜性肾炎预后相对 IgA 肾病较好。

3. IgA 肾病研究进展及其优缺点　在过去的近二三十年里,病理学家提出了一些 IgA 肾病的病理分级标准,有些是半定量的分级方法,有些是单一的分级评价系统,这些分级标准是根据专家意见提出来的,都有一定的优点,但同时又存在各自的局限性,故一直没有被全世界广泛接受和推广。为改变上述现状,2009 年,IgA 肾病国际协作组织与肾脏病理协会制定了一个统一的具有良好重复性和预测预后作用的新型 IgA 肾病病理分型,即牛津分型(the oxford classification of IgA nephropathy),目前在全世界多个国家进行验证。

在制定牛津分型的过程中,全球共 10 个国家的肾科医师和病理医师参与,平均随访时间超过 5 年,共 265 例原发性 IgA 肾病患者(其中 59 例为儿童),每个肾病理标本肾小球数必须不少于 8 个,中位数为 18 个。工作组通过回顾性分析,确定了可用于预测 IgA 肾病预后的 6 个病理学变量,即系膜细胞增生(M)、肾小球硬化(S)、毛细血管内增生(E)、毛细血管外增生(C)、间质纤维化/肾小管萎缩(T)、动脉硬化(A),经统计学分析后未发现 C 和 A 对肾脏预后有不良影响,因此最后确定组成牛津分型的为 M、E、S、T 4 个病理指标,后又增加了新月体(C)。

牛津分型的优点在于它的可重复性,在既往的研究中一直被肾病科医师所忽略,因此,牛津分型最大的贡献可能不在于找到了可能能预测 IgA 肾病肾脏预后的几个病理指标,而在于提出了病理指标的可重复性概念,并首先做出了初步的研究。这种可重复性研究为将来制定国际通用的 IgA 肾病病理分级奠定了基础,有必要开展广泛的验证性研究(包括回顾性和前瞻性研究)界定牛津分型中的 5 个病理指标对肾脏长期预后的独立预测价值。

牛津分型的局限性在于入选患者的选择及种族、地域的差异,入选病例除去了极轻及极重的两类患者,另一方面亚洲入选人群仅占不到 1/5,但是从 IgA 肾病发病率来看,亚洲所占比例最大,因此,能否将这一病理分型广泛应用于亚洲国家所有 IgA 肾病患者,有待进一步研究证实。牛津分型的研究均是回顾性研究，目前尚没有根据牛津分型设计或选定不同的治疗方案的前瞻性研究。

五、热点聚焦

（一）IgA 肾病的发病机制

本病发病机制并未阐明。由于本病病人皮肤和肝脏中都能检测到 IgA 沉积，提示为系统性疾病。由于在肾小球系膜区和毛细血管均可有颗粒状 IgA 和 C3 沉积，提示其免疫复合物性发病机制。现在的研究围绕着抗原通过黏膜的能力、黏膜屏障是否存在缺陷；IgA 结构是否有缺陷和免疫调节功能是否有缺陷等方面展开。早年的研究曾提示本病所沉积的 IgA 可能是黏膜源性的。然而近年的研究使用了高度专一性的技术，证实本病所沉积的是 IgA1，主要是系统源性的，主要由骨髓和淋巴系统所产生；黏膜源性的 IgA2 则主要见于肝源性肾小球硬化症中的 IgA 沉积中。在本病患儿循环中也可见到总 IgA1 和含 IgA1 的免疫复合物增高，骨髓中产生 IgA1 的浆细胞增多并形成多聚体为主。在本病的肾组织中可发现存在 J 链，故提示沉积的 IgA 是多聚体；而分泌块则十分罕见。尽管如此，现有资料尚不能最终确定本病的 IgA 沉积物的来源。

众多的抗原，包括多种病毒和多种食物的抗原可在本病病人的系膜区中被检出，并常常伴有 IgA1 沉积。这些抗原的抗体也属 IgA1。由于这些抗体也可存在于正常人的循环中，上述抗原并无专一性或特征性。

有证据提示本病存在免疫调节异常。本病的含 IgA1 循环免疫复合物中，发现有多聚的 IgA1 类风湿因子；抗 α 重链 Fab 片段的 IgG 抗体增多而 IgM 抗体减少。有趣的是 HIV 感染者也存在类似的抗免疫球蛋白模式，却不发生肾脏 IgA 沉积。这证明单单这些循环的自身抗体存在，并不是系膜 IgA 沉积的原因。此外，目前还发现了 2 种抗内皮细胞的自身抗体（属 IgG）。本病肾组织中常有 C3 沉积，提示激活了补体旁路途径。然而 IgA 本身无激活补体的能力，IgA 免疫复合物虽可激活补体旁路途径，但它结合补体和 C3b 的能力很弱。通常认为在肾脏发生补体激活和形成膜攻击复合物，需有 IgG-IgA 复合物，但是本病肾组织中有 IgA 和 C3 沉积而没有 IgG 或 IgM 沉积却很常见。因此，本病补体激活的机制尚不清楚。细胞免疫也参与了发病机制。已发现本病可有 T 辅助细胞（CD4）增加和 T 抑制细胞（CD8）减少；具有转换 IgM 合成为 IgA 合成的 Ta4 细胞增加，与之有关的 Sa1 等位基因的频度也增加；引起 IgA 同型转换的 TGFβ、促进产生 IgA 的 B 淋巴细胞分化的 IL-5 和介导 IgA 产生的 IL-4 形成均有增加。虽然 T 细胞和 B 细胞均参与了增加 IgA 合成的过程，但 IgA 合成增多并不是系膜区 IgA 沉积的原因，因为在 IgA 多发性骨髓瘤病人中罕见有组织 IgA 沉积。因此，结构 - 免疫学 / 理化异常才可能是系膜 IgA 沉积的原因。

本病病人血清和系膜中可检出抗牛血清白蛋白多克隆基因型抗体，其滴度与血尿相关。最近，有人用从病人肾皮质和肾小球中获得的 IgA 得到了 5 种单克隆抗基因抗体，它们与病人血清或浆细胞反应差，而与其肾脏组织有很高的反应率，提示肾脏的沉积是与这些多克隆 IgA 抗体的异常性质有关。此外，在本病病人中发现有 β1, 3- 半乳糖转移酶缺陷，改变了 IgA1 或含 IgA1 的复合物清除率，导致 IgA1 在系膜区沉积。

（二）IgA 肾病的治疗进展

迄今为止，本病尚无满意的治疗方案。对本病伴有进行性肾功能减退者使用肾上腺皮质激素伴或不伴免疫抑制剂的结果并不一致。最近的资料提示对蛋白尿超过 1g/d 者，施以隔日用药的肾上腺皮质激素对蛋白尿的改善有益。对有 IgA 沉积的微小病变肾病则有可能缓解蛋白尿。合并使用环磷酰胺、双嘧达莫和华福林可减轻蛋白尿而对肾小球滤过率无影响；合并使用环孢素 A 也可减少蛋白尿，然也降低肌酐清除率。苯妥英钠、抗血小板药物、色甘酸二钠、二苯基海因等药物的疗效不肯定。虽有报道尿激酶可有保护肾小球滤过率的作用，但远不能定论。反复发作扁桃体炎者，扁桃体切除可能是有益的；抗生素预防和治疗感染对一些以急性肾炎综合征和急性肾衰为表现者可能有帮助。一个较小系列观察发现使用鱼油制剂具有减少蛋白尿和增加肾小球滤过率的作用。严重 IgA 肾病（肾小球滤过率每月下降 2～4ml/min）使用大剂量免疫球蛋白静脉滴入期间，可停止肾小球滤过率下降，改善血尿和蛋白尿，可是停药后常复发。对有高血压和重度蛋白尿的病例，使用转换酶抑制剂可减慢肾小球滤过率下降速率和减少蛋白尿，所以在重症 IgA 肾病中，转换酶抑制剂是首选降压药。对血压正常者转换抑制剂能否有效尚不清楚。

终末期 IgA 肾病者接受肾移植后，移植肾很快发生系膜区 IgA 沉积；若供肾者有亚临床 IgA 肾病，植入非 IgA 肾病尿毒症者后，供肾系膜区 IgA 沉积物常迅速消失。移植肾伴复发性 IgA 肾病并不必然发生进行性肾衰，然而肾移植后所施免疫抑制治疗，包括环孢素 A 也并不能阻止其发展。对尸体肾移植而言，1 年和 3 年移植肾存活率可达 87% 和 77%，然而个别有抗 HLA 抗原的 IgA 抗体的 IgA 肾移植者，2 年移植肾存活率可达 100%，有理由认为这些抗 HLA 抗原的抗体对增加移植肾存活率起了有益的作用。

（三）家族性 IgA 肾病

IgA 肾病有明显的家族聚集性倾向，Werra 于 1973 年报道了首个 IgA 肾病家系，随后家族性 IgAN 在全球范围内被广泛报道，所有 IgAN 患者的 10%～15%，提示 IgAN 有明显的遗传易感性。以往研究提示，家族性 IgA 肾病和散发性 IgA 肾病具有不同的致病机制，但较少研究对比家族性 IgA 肾病的临床和预后特征。有研究发现与散发性 IgA 肾病患者相比，家族性 IgA 肾病患者有高血压发生率较低、尿蛋白较少等特点，多因素回归分析提示，控制其他变量后，家族性 IgA 肾病患者肾脏存活情况优于散发性 IgA 肾病患者。

IgA 肾病是一种临床及预后异质性很大的疾病，临床医师的挑战之一是如何及时发现那些易进展至 ESRD 的高危 IgA 肾病患者，对这部分患者早期积极治疗可能使其受益。Schena 等研究首次报道合并肾脏病家族史 IgA 肾病预后可能更差，该小样本量研究仅纳入 39 例家族性 IgA 肾病患者（来自 19 个家系）和 25 例散发性 IgA 肾病患者。家族性 IgA 肾病患者 20 年肾脏存活率为 41%，而散发性 IgA 肾病患者却达到 94%（P =0.003）。该研究入选的 25 例散发性 IgA 肾病患者是从 768 例患者中挑选随访时间长的患者纳入研究，这可能会导致入选偏倚。另一项小样本量研究发现家族性 IgA 肾病（11 例）和散发性 IgA 肾病（17 例）患者肾脏预后差异无统计学意义，两组患者起病及肾活检年龄、镜下血尿严重程度、肉眼血尿、蛋白尿、肾组织免疫球蛋白和 C3 沉积严重程度类似。Izzi 等对 589 例散发性 IgA 肾病患者和 96 例家族性 IgA 肾病患者（来自于 40 个家系）平均随访 77 个月。该研究发现，散发性 IgA 肾病患者肾活检时血肌酐较高、病理损伤较重、蛋白尿较多、高血压发生率较高。多因素分析显示，男性、基线 GFR 较低、蛋白尿较多和较严重病理评分为疾病进展的独立危险因素。国内有学者报道了 18 例（9 个家系）汉族人家族性 IgA 肾病患者（定义为每个家系有 2 个或以上肾活检确诊的 Ig 肾病患者）的临床及预后特点，结果提示，与家族史阴性的患者相比，家族性 IgA 病患者的临床病理表现不具有特征性。另有学者研究发现，与散发性患者比较，家族性 IgA 肾病患者肾活检时高血压的发生率较低、尿蛋白较少、白蛋白较高,提示患者处于疾病较早期;家族性 IgA 肾病患者服用激素治疗的比例低于散发性患者可能和这部分患者尿蛋白较少有关。家族性 IgA 肾病患者肾活检时年龄较轻、GFR 较高,但差异无统计学意义。生存分析提示家族性 IgA 肾病患者的平均肾脏存活时间要高于散发性患者,更为重要的是,当校正其他变量后,家族性 IgA 肾病患者肾脏存活情况要优于散发性 IgA 肾病患者。家族性 IgA 肾病患者肾脏预后较好的原因可能与如下因素有关:①家族性 IgA 肾病在致病机制以及疾病转归上可能和散发性 IgA 肾病有所不同;②家族性 IgA 肾病患者诊断时年龄较小;③家族性 IgA 肾病患者肾活检时处于疾病较早期,家族性 IgA 肾病患者肾活检时高血压的发生率和严重程度较低、蛋白尿较少、人血白蛋白较高、GFR 较高均提示本组家族性 IgA 肾病临床表现较轻。家族性 IgA 肾病患者相对早期诊断可能和家族性疾病患者对肾脏病警惕性较高有关。

（张宏文　丁　洁）

参考文献

1. BAGCHI S, SINGH G, YADAV R, et al. Clinical and histopathologic profile of patients with primary IgA nephropathy seen in a tertiary hospital in India. Renal Failure, 2016, 38(3): 431-436.

2. DICIOLLA M, BINETTI G, DI NOIA T, et al. Patient classification and outcome prediction in IgA nephropathy. Comput Biol Med, 2015, 66(1): 278-286.

3. FLOEGE J. Prognostic assessment of IgA nephropathy: how much does histology add? Kidney international, 2016, 89(1): 19-21.

4. 中华医学会儿科学分会肾脏病学组. 儿童常见肾脏疾病循证指南(试行)四:原发性 IgA 肾病诊断治疗指南. 中华儿科杂志, 2010, 48(5): 355-357.

第八章

肾病综合征

培训目标

1. 掌握并能独立开展原发性肾病综合征的诊断、治疗、管理。
2. 掌握肾病综合征肾活检的指征及常见病理类型。
3. 熟悉国际和国内肾病综合征指南要点。

一、概述

肾病综合征（nephrotic syndrome，NS）是由多种原因引起的肾小球滤过膜对血浆蛋白的通透性增高、大量血浆蛋白自尿中丢失而导致一系列病理生理改变的临床综合征，具有以下四大特点：①大量蛋白尿；②低蛋白血症；③高脂血症；④不同程度的水肿。NS 可分为原发性、继发性和先天性三种类型，而原发性肾病综合征（primary nephrotic syndrome，PNS）约占小儿时期 NS 总数的 90%。

【流行病学】

研究显示，PNS 的年发病率为（1～7）/10 万儿童，患病率为 16/10 万儿童，是儿童常见的慢性肾脏疾病之一。1982 年和 1992 年中华医学会儿科学分会肾脏学组两次大规模的调查显示，儿童 PNS 分别占泌尿系内科疾病住院患儿的 21% 和 31%。2012 年我国 19 个省、27 个市、2 个自治区和 4 个直辖市 37 所医院的调研显示：儿童 PNS 占泌尿系统疾病住院患儿的 20.0%，提示我国近 30 年儿童 PNS 在泌尿系统疾病住院患儿中的比例较为稳定，与国外研究一致。该病发病年龄多为学龄前儿童，中位年龄为 4.1 岁，3～5 岁为发病高峰年龄，男孩多见，男女比例为（3.2～3.7）∶1。

【病因】

迄今为止，PNS 的病因仍未阐明。有关病因可能与这几方面有关：①感染：患儿起病或复发前常有前驱期感染，尤其是呼吸道感染。2012 年学组的调查显示：上呼吸道感染占复发诱因的 88.1%。对复发患儿的研究显示：在 60 次上呼吸道感染中，33 次分离到 7 种不同的病毒，提示复发是机体对感染的非特异性反应诱发的免疫紊乱所致，而非特异性抗原抗体反应的结果。②特应性体质：有作者观察到吸入牧草、豕草花粉或真菌等可引起大量蛋白尿。患儿蚊虫叮咬、荨麻疹后可引起 NS 复发。38% 的激素敏感型肾病综合征（SSNS）患儿伴有哮喘、湿疹或花粉症史。虽观察到患儿起病与复发时血清 IgE 升高，但在肾小球并未发现 IgE 的沉积，因此尚不能肯定 IgE 在发病中所起的作用。③遗传因素：PNS 患儿某些 HLA 抗原频率较高，如 SSNS 患儿常见 HLA-DR_7、-A_1、-D_8、-DR_3 等；而激素耐药（SRNS）患儿 HLA-DR_3、-DR_4、DR_1 等抗原频率较高。不同国家、地区抗原频率可有所不同。国内报道

SSNS 患儿以 HLA-DR$_7$ 抗原频率较高（38%），频复发儿多与 HLA-DR$_9$ 相关，这些患儿即使使用环磷酰胺后仍有较高的复发率。约 1%～3% 的患儿有肾脏病家族史，也提示了遗传因素的作用；④人种和环境：黑种人患儿 PNS 发病率高于其他人种，病情较重，病理表现为局灶节段性肾小球硬化（FSGS）的发生率也较高，更易进展至终末期肾脏病（ESRD），提示人种和环境参与了 PNS 的发病。

【发病机制】

有关 PNS 的发病机制涉及了免疫、环境和遗传等因素。体液免疫、细胞免疫功能紊乱和肾脏固有细胞参与的免疫机制在发病中起重要作用。在环境、遗传的基础上，在免疫因素的参与下，免疫复合物、细胞因子等炎性介质引起肾小球结构屏障的改变和 / 或电荷屏障的丢失，使肾小球滤过膜通透性增加、足细胞损伤，大量血浆蛋白自尿中丢失而导致一系列病理生理的改变。

二、诊断和鉴别诊断

【临床表现】

1. **起病情况**　一般起病缓慢、隐匿，常无明显诱因。约 1/3 病例有病毒或细菌感染病史。

2. **主要临床表现**　多有不同程度的水肿，病初仅表现为晨起眼睑水肿，渐波及四肢、全身，严重者可出现腹水和胸腔积液，男孩常有阴囊水肿。水肿严重时有尿量减少，尿中有较多泡沫，少数可见肉眼血尿。患儿常有疲倦、厌食，大量腹水形成时可伴腹痛。少数患儿可有高血压症状。病程久和长期应用皮质激素者常有生长迟缓。可发生感染、低血容量性休克、电解质紊乱、血管栓塞和急性肾损伤等并发症。

【实验室检查】

1. **血常规**　因血容量降低可有红细胞数、血红蛋白和血细胞比容的增加。白细胞计数可正常或增高，此与感染灶是否存在和是否用激素有关。血小板常增加。

2. **尿常规**　尿蛋白 3+～4+，约 15% 患儿有红细胞，部分可有透明和颗粒管型。

3. **尿蛋白定量**　24 小时尿蛋白定量>50mg/（kg•24h）或尿蛋白>40mg/（h•m^2）。

4. **尿蛋白 / 尿肌酐（uPCR）**　婴幼儿不易留 24 小时尿时可测 uPCR，肾病表现时 uPCR >3 500mg/g。

5. **血清蛋白、胆固醇测定**　血清总蛋白及白蛋白降低，白蛋白<25g/L。血清胆固醇>5.7mmol/L，甘油三酯、LDL 和 VLDL 升高，HDL 正常。

6. **血生化检查**　可有低钠血症、低钾血症和低钙血症。

7. **肾功能检查**　部分病例可有暂时性 CCr 降低，血 BUN 和 SCr 升高。

8. **血沉**　增快。

9. **血免疫学检查**　血 IgG 常降低，部分病例血清补体 C3 降低。

10. **高凝状态和血栓形成的检查**　血小板计数增多，黏附性和聚集率增高；血纤维蛋白原增高；凝血因子Ⅱ、Ⅴ、Ⅶ、Ⅹ增加；血浆抗凝血酶Ⅲ减少；D-二聚体增高。

11. **5uPPD 皮试**　排除结核菌感染的可能。

12. **胸正侧位照片**　了解心肺情况，排除肺部感染，尤其是结核感染的可能。

13. **B 超**　了解双肾、膀胱及输尿管情况，了解肾静脉有无血栓形成。

14. **排除系统性疾病的血清学检查**　对新诊断的年长儿童应查抗核抗体、抗 dsDNA 抗体、抗 Sm 抗体、抗中性粒细胞胞质抗体（ANCA）等检查。

15. 经皮肾穿刺活检术

（1）肾活检指征：多数 PNS 患儿不需要肾活检。有下列指征时行肾活检穿刺：①发病年龄<1 岁；②临床分型为肾炎型；③原发或继发激素耐药；④钙调蛋白磷酸酶抑制剂（CNI）治疗中出现进行性肾功能减退者；⑤FR 或 SDNS 者，非必需指征，但对治疗方案的选择有帮助。

（2）病理类型：儿童 PNS 常见的病理类型有微小病变（minimal change glomerulopathy，MCD）、系膜增生性肾小球肾炎（mesangial proliferative glomerulonephritis，MsPGN）、局灶节段性肾小球硬化（focal segmental glomerulosclerosis，FSGS）、膜性肾病（membranous nephropathy，MN）、膜增生性肾小球肾炎（membranoproliferative glomerulonephritis，MPGN）等。近 20 年来 FSGS 的病例数增加，MsPGN 的病例数减少。

1）微小病变（MCD）

A. 光镜：无明显病变或仅有轻微病变。肾小球毛细血管基底膜正常，有时伴有系膜细胞和系膜基质极轻度的节段性增生。肾小管上皮细胞，特别是近端肾小管因受累于长期大量蛋白尿，呈现脂肪变性及滴状变性。病程较长的患儿，可见灶状肾小管萎缩及灶状肾间质纤维化。

B. 免疫荧光：多数为阴性。有时在系膜区和肾小球血管极处有少量 IgM 沉积。肾小球上皮细胞和肾小管上皮细胞内，可因吸收一些非特异性蛋白，使一些免疫球蛋白和补体呈微弱阳性。

C. 电镜：上皮细胞足突广泛融合消失以及假绒毛变性，并可呈现空泡变性及脂肪变性。足突融合究竟是大量蛋白尿的继发变化还是本病的原发性病变，尚有争论。肾小球毛细血管基底膜正常，偶见不规则增厚，但无电子致密物沉积。

2）系膜增生性肾炎（MsPGN）

A. 光镜：肾小球弥漫、轻重不等的系膜组织增生。早期以系膜细胞增生为主，后期则伴有系膜基质增多，甚至以系膜基质为主。根据系膜增生的程度可分为轻、中、重三级。轻度系膜增生：增生的系膜宽度不超过毛细血管的直径，毛细血管腔呈开放状，无挤压现象，增宽的系膜多呈弥漫、节段性分布。中度系膜增生：增生的系膜宽度超过毛细血管的直径，毛细血管腔呈现轻重不等的挤压现象，增宽的系膜区多呈弥漫性分布。重度系膜增生：增生的系膜在弥漫性指状分布的基础上，呈团块状聚集，系膜基质增多，在团块状增生聚集的部位，毛细血管结构破坏，管腔消失。毛细血管壁及毛细血管基底膜无明显病变，但中度和重度系膜增生的状态下，常有节段性系膜插入现象。肾小管和肾间质的改变与肾小球病变平行，中度和重度系膜增生性肾小球肾炎常伴有灶状肾小管萎缩和灶状间质纤维化。

B. 免疫荧光：在系膜区常见以 IgG 或 IgM 为主的免疫球蛋白和 C3 呈颗粒或团块状沉积，弥漫分布，但有时也呈灶状节段性分布，强度不一致，有的很强，有的则较弱，可能与病程有关。除系膜区沉积外，尚可伴有毛细血管壁的沉积。

C. 电镜：系膜细胞增生，系膜基质增多，有时可见云雾状和细颗粒状电子致密物在系膜区沉积。毛细血管基底膜基本正常，有时可见不规则增厚，上皮细胞肿胀，并可见节段性足突融合。

3）局灶节段性肾小球硬化（FSGS）

A. 光镜：多数肾小球病变轻微或基本正常，病变肾小球一般不超过 5%，病变肾小球最先出现于深部肾皮质或皮髓质交界处，呈局灶性和节段性分布，一般累及 1～3 个血管袢，可累及肾小球任何节段，但最常见于血管极附近。在病变的肾小球节段里，系膜基质增多，毛细血管塌陷，基底膜皱缩，并与肾小囊粘连，随着病程进展，受累的肾小球节段可见嗜伊红的玻璃样蛋白沉积，但无细胞增生反应，可有泡沫细胞形成。有的肾小球尿极部位表现为细胞增生和球囊粘连，称为尖端病变。此处肾小球上皮细胞易见空泡变性。近端肾小管上皮细胞常呈现扁平样改变，表现为局灶状萎缩、间质纤维化。疾病后期，受累的肾小球逐渐增多，可表现为球性硬化、肾小管萎缩、变性和肾间质纤维化也随之由灶状分布进展为多灶状、弥漫性分布。

B. 免疫荧光：IgM 和 C3 呈粗颗粒和团块状的局灶节段性沉积，与光镜下所见的节段性玻璃样变性一致，而多数肾小球均为阴性或是极轻度的阳性表现。

C. 电镜：肾小球上皮细胞呈广泛的足突融合，病变的肾小球可见系膜基质增多，硬化的节段可见毛细血管腔萎陷，大块的细颗粒状电子致密物沉积于硬化区及毛细血管基底膜内侧，有时可见泡沫细胞、基底膜断片及胶原纤维。病变节段与肾小囊粘连。

FSGS 可分 5 个亚型：非特异型、门部型、细胞型、顶端型及塌陷型。

非特异型 FSGS（NOS，FSGS）：肾小球呈现局灶和节段性硬化。硬化部位可以是肾小球的血管极或门部，常合并其他部位的硬化，如血管祥周边部硬化乃至球性硬化。受累肾小球常有系膜细胞和系膜基质增生。其他肾小球可以无明显病变。合并轻重不等的肾小管萎缩和肾间质增生。

门部型 FSGS（perihilar FSGS）：硬化部位主要位于肾小球的血管极附近，可合并少数其他类型的硬化，但血管极部位硬化应超过受累肾小球的 50%，常有玻璃样变性，并与玻璃样变性的入球小动脉相连。肾小球肥大、球囊粘连很常见。

细胞型 FSGS（cellular FSGS）：病变肾小球以局灶性系膜细胞和内皮细胞增生同时有足细胞增生、肿胀和空泡变性为特点。

顶端型 FSGS（tip FSGS）：病变肾小球特异性病变出现于尿极。该部位的足细胞增生肥大或出现该部位的节段性硬化。病变部位常见泡沫细胞，有时可见玻璃样变性。

塌陷型 FSGS（collapsing FSGS）：病变肾小球以毛细血管塌陷和足细胞增生肥大为特点。塌陷的毛细血管可以是节段性或球性分布。塌陷部位有增生肥大的足细胞单层或多层被覆，细胞质内可见蛋白滴和空泡。球囊粘连和玻璃样变性不常见。

4）膜性肾病（MN）

A. 光镜：肾小球毛细血管基底膜弥漫性增厚。病变可分为三期。早期或Ⅰ期，基底膜轻度增厚，上皮下少数嗜复红蛋白（免疫复合物）沉积；Ⅱ期，基底膜弥漫性显著增厚，上皮下多数嗜复红蛋白沉积，基底膜弥漫性钉突形成（免疫复合物的间隙内有增生的基底膜）；Ⅲ期，增生的基底膜将免疫复合物包绕于其中，使增厚的基底膜呈链环状。晚期 MN 毛细血管基底膜高度增厚，系膜基质增生，毛细血管腔狭窄乃至闭塞，导致肾小球硬化。部分MN 可出现停止增生并恢复，可见免疫复合物吸收，增厚的基底膜逐渐恢复正常。

B. 免疫荧光：IgM 和 C3 呈细颗粒沿肾小球毛细血管基底膜沉积。

C. 电镜：电子致密物沉积于基底膜的上皮下区（Ⅰ期），或上皮下区多数电子致密物沉积伴基底膜钉突状增生（Ⅱ期），或基底膜增厚伴基底膜内多数电子致密物沉积（Ⅲ期），或电子致密物吸收，使基底膜呈虫蚀状（吸收期）。

5）膜增生性肾炎（MPGN）

A. 光镜：可见系膜细胞和系膜基质重度弥漫性增生，并广泛地向毛细血管基底膜的内皮下区长入（系膜插入），使基底膜增厚及双轨和多轨形成。

B．免疫荧光：IgG 和 C3 沿基底膜和系膜区沉积，使之呈花瓣状。

C．电镜：电子致密物沉积于系膜区和基底膜的内皮下区（Ⅰ期），或上皮下区（Ⅲ期）。

【诊断】

（一）诊断标准

1. **大量蛋白尿**　1 周内 3 次尿蛋白定性 3+～4+，或晨尿尿蛋白 / 肌酐（uPCR）≥2 000mg/g；24 小时尿蛋白定量≥50mg/kg。

2. **低蛋白血症**　血清白蛋白低于 25g/L。

3. **高脂血症**　血清胆固醇高于 5.7mmol/L。

4. **不同程度的水肿**。

以上 4 项中以 1 和 2 为诊断的必要条件。

（二）临床分型标准

1. **依据临床表现可分为以下两型**

（1）单纯型肾病综合征（simple type NS）：只有上述表现者。

（2）肾炎型肾病综合征（nephritic type NS）：除以上表现外，尚具有以下 4 项之 1 或多项者：①2 周内分别 3 次以上离心尿检查 RBC≥10 个 / 高倍镜视野（HPF），并证实为肾小球源性血尿者；②反复或持续高血压（学龄儿童≥130/90mmHg，学龄前儿童≥120/80mmHg），并除外使用糖皮质激素（GC）等原因所致；③肾功能异常，并排除由于血容量不足等所致；④持续低补体血症。

2. **依据糖皮质激素（简称激素）治疗反应可分以下三型**

（1）激素敏感型肾病综合征（steroid-sensitive NS，SSNS）：以泼尼松足量[2mg/（kg•d）或 60mg/（m^2•d）]（最大剂量不超过 60mg）治疗≤4 周尿蛋白转阴者。

（2）激素耐药型肾病综合征（steroid-resistant NS，SRNS）：以泼尼松足量[2mg/（kg•d）或 60mg/（m^2•d）]（最大剂量不超过 60mg）治疗>4 周尿蛋白仍阳性者。在判断时需注意泼尼松的用量是否足量，有无感染、血栓形成等合并症，有无使用干扰 GC 药代动力学的药物，如苯妥英钠可增加激素廓清率的 77%，使其半衰期减短 41%；利福平可增加激素廓清率的 45%，减少 66% 的组织利用率。

SRNS 又可分为：①初发耐药：初发激素足量治疗，尿蛋白持续 4 周以上；②迟发耐药：1 次或多次治疗完全缓解后复发，激素足量治疗，尿蛋白持续 4 周以上。

（3）激素依赖型肾病综合征（steroid-dependent NS，SDNS）：指对激素敏感，但连续两次减量或停药 2 周内复发者。

（三）复发的诊断标准

1. **复发**（relapse）　连续 3 天，晨尿蛋白由阴性转为 3+ 或 4+，或 24 小时尿蛋白定量≥50mg/kg 或尿蛋白 / 肌酐（mg/mg）≥2.0。

2. **非频复发**（（non-frequently relaps，nFR）　指肾病病程中 6 个月内复发<2 次，或 1 年内复发<3 次。

3. **频复发**（frequent relapsing，FR）　指肾病病程中 6 个月内复发≥2 次，或 1 年内复发≥3 次。

（四）临床转归判定标准

1. **临床治愈**　完全缓解，停止治疗>3 年无复发。

2. **完全缓解**（CR） 血生化正常，uPCR≤200mg/g 或晨尿尿蛋白阴性或微量持续 3 天。

3. **部分缓解**（PR） uPCR 在 200～2 000mg/g 之间或 24 小时尿蛋白量下降至基线的 50% 或以上，或晨尿尿蛋白阳性<3+。

4. **未缓解** uPCR≥2 000mg/g 或 24 小时尿蛋白下降低于基线的 50%，或晨尿蛋白阳性 ≥3+。

【鉴别诊断】

PNS 需与伴有肾病综合征表现的先天性、继发性或某些原发性肾小球疾病相鉴别。

1. **先天性 NS** 起病时间早，在出生时或生后 3 个月内发病，肾活检病理特征性的改变为弥漫性近曲小管囊性扩张，激素和免疫抑制剂治疗无效，预后差。

2. **急性肾小球肾炎** 约 2%～5% 的急性肾炎患儿可表现为肾病综合征，但这些患儿常急性起病，有前驱感染史，血尿明显，ASO 升高，血补体下降，为自限性过程，必要时肾活检病理表现为毛细血管内增生性肾炎。

3. **急进性肾炎** 约 25%～40% 的急进性肾炎患儿有大量蛋白尿而临床出现 NS 的特征。但该病在短期内肾功能进行性恶化，出现少尿、无尿和尿毒症症状。原发性 NS 在起病或复发时也可出现肾功能不全，但多为肾前性肾衰，程度轻，经利尿扩容后肾功能很快恢复。必要时肾活检病理检查可见到>50% 的肾小球有新月体形成有助鉴别。

4. **紫癜性肾炎** 常伴有出血性皮疹、关节痛、腹痛、呕血、便血等可有助鉴别。

5. **狼疮性肾炎** 学龄期女孩好发，有多器官系统受损的表现，血清狼疮抗体检查阳性。必要时肾活检病理检查有助鉴别。

6. **乙型肝炎病毒相关性肾炎** 患儿血清 HBV 标志物阳性，肾组织切片中找到 HBV 抗原或 HBV-DNA，肾组织病理主要表现为膜性肾病。

7. **IgA 肾病** 常有反复发作的肉眼血尿，血 IgA 可升高，肾活检免疫荧光检查见系膜区有 IgA 为主的免疫球蛋白沉积。

三、治疗决策

2009 年和 2010 年，中华医学会儿科分会肾脏病学组分别制定了《激素敏感、复发 / 依赖肾病综合征诊治循证指南》（试行）和《激素耐药型肾病综合征诊治循证指南》（试行），2012 年，改善全球肾脏病预后（Kidney Disease：Improving Global Outcomes，KDIGO）组织也发布了 SRNS、FRNS、SDNS 和 SRNS 治疗指南，这些指南为临床诊治 PNS 起到了重要的指导作用。

儿童 PNS 的治疗原则：①采取以皮质激素为主的综合治疗措施，尽快诱导缓解，防止复发，尽可能减轻药物副作用；②根据不同病理类型及病变程度制订治疗方案；③重视一般治疗、对症治疗和辅助治疗，减少并发症，保护肾功能；④规范化治疗和个体化治疗相结合。

（一）一般治疗

1. **休息** 除高度水肿、低血容量和并发感染外，一般不需卧床休息。需卧床者应在床上转动体位，以避免血管栓塞合并症。病情缓解后可逐渐增加活动量，但不可过累。学龄儿童肾病活动期应休学，缓解 3～6 个月后可逐渐参加学习。

2. **饮食**

（1）多数患儿不必限制水盐的摄入，但水肿、高血压患儿予少盐（2g/d）饮食，严重水肿和严重高血压病例给予戒盐,但须按血钠水平加以调整,不宜长期戒盐。在高度水肿和 / 或尿少者适当限制入水量。

(2)给予同龄儿正常需要量的热量和蛋白质,不宜高蛋白饮食。蛋白质摄入以 1.5～2g/(kg·d)为宜,所供蛋白质应为高生物学效价的动物蛋白(如乳、鱼、蛋、禽、牛肉等)。

(3)低脂饮食有利于减轻高脂血症。目前推荐的饮食中,脂肪含量<总热量的 30%,胆固醇含量<200mg/d,饱和脂肪酸的含量<总热量的 7%,单体及多聚不饱和脂肪酸含量分别为总热量的 10%～15% 和 10%,故宜多食富含亚油酸、亚麻酸的食物和富含植物纤维的食物。

(4)在应用激素过程中应予补充维生素 D 400IU/d,同时加服适量钙剂。服药期间须监测血钙,以免血钙过高。

(5)持续大量蛋白尿患儿应予补充维生素 B_6。

3. 防治感染

(1)加强护理:注意皮肤、口腔的清洁,避免交叉感染。

(2)一旦发生感染应及时治疗,避免使用肾毒性药物。不宜常规预防性使用抗生素。对 PPD 皮试阳性(++)而临床无结核证据时,需预防性抗结核治疗。异烟肼(INH)10mg/(kg·d),晨一次顿服,疗程 6 个月;或同时用利福平(RFP)10mg/(kg·d),疗程 3 个月。注意监测药物副作用及 RFP 对激素疗效的影响。

(3)疫苗的接种:活疫苗的接种应在病情完全缓解且停用激素 6 周后进行。推荐所有 2 岁以上的缓解期患儿及非每天用激素的患儿接种肺炎球菌疫苗。对于未接种过水痘疫苗的患儿,建议在缓解期及停用激素后接种 2 次水痘疫苗,间隔 4 周。对接触水痘的患儿,应在接触后 96 小时内给予水痘带状疱疹病毒免疫球蛋白注射,也可静脉用丙种球蛋白(IVIG)2.5～5g/d。患水痘的 PNS 患儿,应激素减量、使用 IVIG、口服或静脉用阿昔洛韦 40～60mg/(kg·d),分四次用。对于未接种过麻疹疫苗的 PNS 患儿接触麻疹病人后应预防性使用 IVIG。

4. 疾病宣教　应使父母及患儿很好地了解肾病的有关知识,增强治病信心,积极配合治疗,提高治疗的依从性。教会家人试纸检验尿蛋白的方法。

(二)对症和辅助治疗

1. 水肿的治疗

(1)限制钠盐的摄入。

(2)利尿剂的应用:轻度水肿病例在限盐和激素治疗 7～10 天后可出现利尿,一般不必应用利尿剂,但严重水肿和高血压者可予利尿治疗。

1)双氢氯噻嗪(HCT):2～5mg/(kg·d),分 2～3 次口服,当肾小球滤过率低于 30% 无效。

2)螺内酯(spironolactone):1～3mg/(kg·d),分 2～3 次口服。NS 患儿常有醛固酮分泌增多,故加用螺内酯可增强利尿效果。因此药属保钾利尿剂,肾功能不全、高血钾时忌用。

3)呋塞米:1～2mg/(kg·次)口服。在口服无效可予静注,先用 1mg/kg 静脉推注,然后以 1mg/kg 持续静脉滴注,可起到良好利尿效果。如仍无效,可增加 2～3 倍剂量,但严密监测,防治大量利尿而加重血容量不足,出现低血容量性休克或诱发血栓形成和电解质紊乱。

4)布美他尼:剂量为 0.01～0.05mg/(kg·次),每天用 2～3 次。

5）低分子（MW<40kD）右旋糖酐：6% 制剂按 10ml/（kg·次）1 小时内静脉滴入，每天 1～2 次，同时加用呋塞米 2mg/kg 有显著利尿效果。年长儿应注意发生体位性低血压；也不宜用于婴幼儿和心血管功能不稳定患儿。

6）人血清蛋白：25% 人血清蛋白 1g/（kg·次）静脉滴入，然后予呋塞米 1～2mg/kg 静注。用于严重低白蛋白血症（血清白蛋白<15g/L）、重度水肿、一般利尿剂无效的患儿。一般应在 2～4 小时缓慢输入，并监测心率、血压和呼吸。有高血容量、高血压、心功能不全患儿禁用。

（3）积极促进肾病缓解：上述利尿效果不佳要考虑患儿是否有严重增生性肾小球病变（如重度 MsPGN、MPGN）或 MCD 严重 Kf 降低，此时不应片面强求利尿，应积极治疗肾小球病变，以促使疾病尽快缓解。

（4）顽固性腹水伴血液高凝状态者，予抗凝治疗。

（5）顽固性水肿并有 GFR 降低可采用连续性肾替代治疗（CRRT）如 CVVH 或 CAVH 等，需在严密监测下进行。

2. 抗凝治疗

（1）抗凝的指征：ALB<15g/L、Chol>15mmol/L、Hct>0.5、PLT>600×10⁹/L、Fib>6g/L 或 AT-Ⅲ<70%。病理为膜性肾病或膜增生性肾小球肾炎者常规抗凝。

（2）抗凝药物：①肝素钠：0.5～1mg/（kg·次），静滴，每天 2～3 次，目标使 APTT 延长一倍；②小分子肝素钠/低分子肝素钙：0.01ml（100U/mg）/（kg·次），皮下注射，每天 1～2 次；③华法林：<1 岁 0.1～0.75mg/（kg·d），1～5 岁 0.05～0.6mg/（kg·d），>5 岁 0.04～0.2mg/（kg·d），须根据 PT 和 APTT 调整剂量；④肠溶阿司匹林：3～5mg/（kg·d），每天 1 次。

3. 控制高血脂　SSNS 患儿肾病缓解后高脂血症可自然缓解，仅需低脂饮食、控制体重增长而不需降脂药物治疗。对于难治性肾病，尤其是 SRNS 患儿，肾病活动状态长期不缓解、持续血脂异常时，可考虑用他汀类降脂药，成人靶目标为控制低密度脂蛋白胆固醇（LDL-C）<2.58mmol/L。儿童用降脂药需慎重，并密切观察药物不良反应。>4 岁患儿可用阿托伐他汀，起始剂量 10mg/d，最大剂量 40mg/d，每天 1 次口服。>10 岁患儿可用辛伐他汀，起始剂量 10mg/d，最大剂量 40mg/d，晚上 1 次服用。与环孢素（CsA）同用时，起始剂量 5mg/d，不应超过 10mg/d。轻、中度肾功能不全者，起始剂量 5mg/d，重度肾功能不全者慎用。

4. 控制高血压　伴高血压的患儿，应积极控制高血压。儿童目标血压为随机血压小于相应年龄、性别和身高的第 90 百分位。使用 24 小时动态血压监测（ABPM）可发现夜间高血压和血压负荷过重。除限制饮食中钠盐外，应加强降压。伴蛋白尿患儿首选 ACEI 或 ARB，其他患儿可首选钙离子拮抗剂，使用糖皮质激素（GC）伴心率增快时可酌情加用 β 受体阻滞剂。儿童常用：硝苯地平，0.5～2.0mg/（kg·d），每隔 6～8 小时 1 次；长效制剂氨氯地平，起始剂量 0.1mg/（kg·d），最大剂量 0.3mg/（kg·d），每天 1 次；美托洛尔，起始剂量 1mg/（kg·d），最大剂量 5mg/（kg·d），每 12 小时 1 次。已用 ACEI 或 ARB 患儿如需加利尿药时，应避免保钾利尿剂且剂量要减少，并监测肾功能和血钾。

（三）治疗方案

1. 初发 NS 的治疗　可分诱导缓解和巩固维持两个阶段。

（1）诱导缓解阶段：足量泼尼松（泼尼松龙）60mg/（m²·d）或 2mg/（kg·d）（按身高的标准体重计算），最大剂量 60mg/d，先分次口服，尿蛋白转阴后改为每晨顿服，疗程 4～6 周。

（2）巩固维持阶段：隔日晨顿服 1.5mg/kg 或 40mg/m² （最大剂量 40mg/d），共 4～6 周，然后逐渐减量，疗程 9～12 个月。

2. 非频复发 NS 的治疗

（1）积极寻找复发诱因，积极控制感染，尤其是隐匿性感染，如慢性扁桃腺炎、鼻窦炎、龋齿等。少数患儿控制感染后可缓解。

（2）激素治疗

1）重新诱导缓解：泼尼松（泼尼松龙）每天 60mg/m² 或 2mg/（kg•d）（按身高的标准体重计算），最大剂量 60mg/d，分次或晨顿服，直至尿蛋白连续转阴 3 天后改 40mg/m² 或 1.5mg/（kg•d）隔日晨顿服 4 周，然后逐渐减量。

2）在感染时增加激素维持量：患儿在巩固维持阶段患上呼吸道感染时改隔日口服激素治疗为同剂量每天口服。连用 7 天，然后视病情调节激素的剂量。

3. FRNS/SDNS 的治疗

（1）激素的使用

1）拖尾疗法：同上诱导缓解后泼尼松每 4 周减量 0.25mg/kg，给予能维持缓解且不产生激素主要不良反应的最小有效激素量（0.1～0.25mg/kg），隔日口服，连用 9～18 个月或更长时间维持。如 SDNS 患儿使用隔日泼尼松方案不能维持缓解，给予每天泼尼松治疗方案，以不产生激素主要不良反应的最小有效剂量长期维持。

2）在感染时增加激素维持量：患儿在隔日口服泼尼松 0.5mg/kg 时出现上呼吸道感染时改隔日口服激素治疗为同剂量每天口服，连用 7 天以减少复发风险。

3）改善肾上腺皮质功能：因肾上腺皮质功能减退患儿复发率显著增高，对这部分患儿可用氢化可的松 7.5～15mg/d 口服或促肾上腺皮质激素（ACTH）静滴来预防复发。对 SDNS 患儿可予 ACTH 0.4U/（kg•d）（不大于 25U）静滴 3～5 天，然后激素减量，再用 1 次 ACTH 以防复发。每次激素减量均按上述处理，直至停激素。

4）更换激素种类：如用泼尼松者可换为等剂量甲泼尼松。

（2）免疫抑制剂的使用：FRNS/SDNS 患儿及不能耐受长期激素治疗的患儿，需加用免疫抑制剂治疗。应用时应考虑免疫抑制剂的不良反应、治疗的时间和费用、结合患儿的个体差异和对药物的耐受情况，由医师和患儿（或家属）共同选择，同时要避免过度和不恰当的使用，以避免药物的滥用和不良反应。常用的免疫抑制剂有以下几种。

1）环磷酰胺（CTX）：2～3mg/（kg•d）分次口服 8 周，或 8～12mg/（kg•d）静脉冲击疗法，每 2 周连用 2 天，总剂量≤168mg/kg，或每月 1 次静注，500mg/（m²•次），共 6 次。

用药时注意：治疗时患儿的年龄大于 5.5 岁时效果较好，但避免在青春期用药；FRNS 治疗效果好于 SDNS；注意近期毒副作用（如胃肠道反应、骨髓抑制、肝功能损害、出血性膀胱炎等），并严格掌握总累积量，以防止远期对性腺的损伤；冲击时注意水化，嘱多饮水及适当补液（增加补液>20ml/kg，用 1/4～1/3 张液体），必要时可用美司钠（mesna）预防出血性膀胱炎；每次冲击前复查血常规和肝肾功能。WBC<4×10⁹/L 时，CTX 用量减半；WBC <3×10⁹/L、转氨酶 3 倍以上升高时，暂停使用；近 2 周内有过严重感染或用过其他细胞毒药物者慎用。

2）环孢素 A（cyclosporin A，CsA）：①诱导缓解阶段：初始剂量 4～6mg/（kg•d），每 12 小时 1 次，餐前 1 小时或餐后 2～3 小时服用。于服药后 1～2 周查 CsA 血药浓度，维持谷浓度 100～200μg/L。如血药浓度<100μg/L，肾病未缓解，可增加 CsA 剂量 1mg/（kg•d）；

如>200μg/L，则减少 CsA 剂量 0.5～1mg/(kg·d)。连续使用 CsA 3 个月蛋白尿减少不足 50%，即认为 CsA 耐药，应停用 CsA 改用其他治疗；有效则建议诱导 6 个月后逐渐减量维持。②巩固维持阶段：CsA 应缓慢减量，每月减少 0.5mg/(kg·d)，减至 1mg/(kg·d)时维持，总疗程 1～2 年。

注意事项：因药物的肝肾毒性，用药期间需定期监测肝肾功能和血药浓度。诱导期建议每月监测肝肾功能和血药浓度，如血肌酐较基础值增高>30%（即便这种增加在正常范围内）或伴有肾小管功能异常时，CsA 应减量 25%～50% 或停药；当肾功能迅速下降、血肌酐增加与尿蛋白减少相分离、CsA 治疗 2 年以上时应考虑肾活检以及时发现肾毒性的组织学依据。除肾毒性外尚可致多毛、齿龈增生、肝功能异常、震颤、碱性磷酸酶增高、低血镁等。可以联合应用地尔硫草 1.5～2mg/(kg·d)、或五酯片 1～2 片 / 次，每天 1～3 次，口服，可以提高环孢素 A 的血药浓度，减少环孢素 A 的用量，可以减轻肾损害的发生率，降低治疗费用。

3）霉酚酸酯（MMF）：20～30mg/(kg·d)或 800～1 200mg/m²，分两次口服（最大剂量 1g，每天 2 次），疗程 12～24 个月。大部分患儿停药后会复发。连续使用 MMF 4 个月无效者可列为 MMF 耐药。

注意事项：MMF 副作用主要有胃肠道反应和感染；少数患儿出现肝脏损害或潜在的血液系统骨髓抑制，如：贫血、白细胞减少。治疗初期有严重消化道症状者剂量可减半，待症状减轻后逐渐加至治疗剂量。治疗过程定期复查血常规，如白细胞<3×10⁹/L，剂量减半；如白细胞<2×10⁹/L，暂停使用 MMF。并发感染如肺炎时，MMF 减至半量或暂停，待感染完全控制后 1 周加至原剂量。

4）他克莫司（TAC）：0.10～0.15mg/(kg·d)，每 12 小时 1 次，餐前 1 小时或餐后 2～3 小时服用，维持血药谷浓度 5～10μg/L。

连续使用 TAC 3 个月蛋白尿仍较基线值减少<50%，即认为 TAC 耐药，应停用 TAC 改用其他治疗；有效则建议诱导 6 个月后逐渐减量维持，每 3 个月减 25%，总疗程 12～24 个月。注意事项同 CsA。

5）长春新碱（VCR）：1mg/m²，每周 1 次，连用 4 周，然后 1.5mg/m²，每月 1 次，连用 4 个月。

能诱导 80%SDNS 缓解，对部分使用 CTX 后仍 FR 的患儿能减少复发次数。不良反应较轻，主要有骨髓抑制、肢端麻木、感觉异常、腱反射减弱、外周神经炎等。

6）利妥昔单抗（rituximab，RTX）：375mg/(m²·次)，每周 1 次，用 1～4 次。利妥昔单抗可用于泼尼松和免疫抑制剂联合治疗仍然频繁复发或出现严重的与治疗有关副作用的 FRNS 或 SDNS 患儿，能有效地诱导完全缓解，减少复发次数。在 RTX 治疗后给予 MMF 维持治疗，可以巩固 RTX 的疗效，减少复发。用药期间注意感染、过敏等副作用。

7）咪唑立宾（mizoribine，MZR）：4mg/kg（3～5mg/kg）qd，饭后 1 小时。

MZR 能减少 FRNS 患儿的尿蛋白、减少激素用量，但疗效与剂量和血药浓度相关，并与年龄相关，<10 岁患儿应用效果较好。

该药不良反应少，主要表现为尿酸升高和骨髓抑制，与剂量有关，用药头 3～6 个月最常见，减量或停药可恢复正常。对本品过敏、WBC<3.0×10⁹/L 时禁用。

（3）免疫调节剂：左旋咪唑一般作为激素辅助治疗，适用于常伴感染的 FRNS 和 SDNS。剂量：2.5mg/kg，隔日服用，至少维持 12 个月。该药副作用轻微，可表现为胃肠不适，流感样症状、皮疹、中性粒细胞下降，停药即可恢复。

4. SRNS 患儿的治疗

（1）治疗原则：①去除可能存在的病因如隐匿性感染、高凝状态、血栓形成等；②肾活检明确病理类型；③评估患儿的肾功能（GFR 或 eGFR）；④激素逐步改为隔日顿服，加用或换用免疫抑制剂；⑤对可致肾病缓慢进展的因素如蛋白尿、高血压、高血脂等进行治疗。

（2）治疗目的：继续采用各种方法以诱导完全缓解；若经多种治疗或已经肾活检证实目前尚难达到完全缓解的病理类型，治疗的目的应为尽可能减少蛋白尿，预防肾小球硬化，维持肾功能，延缓进展至终末期肾脏病。

（3）激素和免疫抑制剂治疗：需结合患儿肾脏病理改变、药物治疗反应、药物毒副作用、患儿个体差异以及经济状况等多方面因素选择免疫抑制剂，严格掌握适应证，避免过度用药以及因药物治疗带来的毒副作用。

1）我国 2010 年 SRNS 诊治循证指南推荐：在缺乏肾脏病理检查时，可采用激素序贯疗法与 CTX 冲击治疗（即激素口服 - 冲击 -CTX 冲击）。激素序贯疗法：泼尼松 2mg/（kg•d）治疗 4 周后尿蛋白仍阳性时，可考虑以大剂量甲泼尼龙［MP，15～30mg/（kg•d）］，隔天 1 次，连用 3 次为 1 疗程，最大剂量不超过 1g。冲击治疗 1 疗程后如果尿蛋白转阴，泼尼松按激素敏感方案减量；如尿蛋白仍阳性者，应加用免疫抑制剂，同时隔日晨顿服泼尼松 2mg/kg，随后每 2～4 周减 5～10mg，随后以一较小剂量长期隔日顿服维持，少数可停用。

注意事项：MP 冲击治疗时可引起高血压、电解质紊乱和心律失常，注意冲击前后血压监测和心电监护。下列情况慎用 MP 治疗：①伴活动性感染；②高血压；③有胃肠道溃疡或活动性出血者。

SRNS 由于病理类型不同，对各种免疫抑制剂的治疗反应不同，其预后及自然病程有很大差别；因此，明确 SRNS 患儿的病理类型非常必要。一旦临床明确诊断 SRNS，有条件的单位应尽早进行肾组织活检以明确病理类型。

在需要联合免疫抑制剂治疗时，应考虑不同的药物机制，采用多靶点用药理念，力求增加疗效和避免副作用。推荐方案如下：病理类型为 MCD 可选择 CTX 冲击、CsA；病理类型为 FSGS 可选择他克莫司、CsA、甲泼尼松龙联合 CTX 冲击、长春新碱、利妥昔单抗或 MMF；病理类型为 MsPGN 可选择 CTX 冲击、CsA 或他克莫司；病理类型为 MPGN：可选择甲泼尼龙联合 CTX 冲击，CsA 或他克莫司或 MMF；病理类型为 MN：可选 CsA、他克莫司或咪唑立宾。

2）2012 年，KDIGO 对 1～18 岁 SRNS 患儿的治疗推荐：推荐钙调蛋白磷酸酶抑制剂（CNI）作为初始治疗，建议 CNI 治疗至少 6 个月，如尿蛋白未缓解，则停用。如 CNI 治疗 6 个月，蛋白尿部分缓解，建议继续用至少 12 个月。建议 CNI 联合低剂量激素治疗。推荐 ACEI/ARB 用于治疗 SRNS 患儿。对于 CNI 治疗未达到蛋白尿缓解的患儿，建议用 MMF（2D）、大剂量激素（2D）或两者联合使用；不建议 SRNS 患儿用 CTX。如患儿完全缓解后复发，建议用以下方案之一重新治疗：口服激素；重新用原有效的免疫抑制剂；换用累积毒性最小的另一免疫抑制剂。

（4）辅助治疗

1）抗凝治疗：可用双嘧达莫、肝素、华法林等，适应证及用量见前所述。

2）降蛋白治疗：常用血管紧张素转换酶抑制剂（ACEI）和 / 或血管紧张素受体阻滞剂（ARB），此类药物能改善肾小球局部血流动力学、减少尿蛋白、延缓肾小球的硬化，显著延缓肌酐倍增时间及 ESRD 进展,具有肾脏保护作用,尤其适用于伴有高血压的 NS 患儿。患儿常选用以下药物:依那普利:起始剂量 0.1mg/(kg•d),最大剂量 0.75mg/(kg•d),每天 1 次或分 2 次;贝那普利:起始剂量 0.1mg/(kg•d),最大剂量 0.3mg/(kg•d),每天 1 次或分 2 次服用;福辛普利(蒙诺):起始剂量 0.3mg/(kg•d),最大剂量 1.0mg/(kg•d),每天 1 次;氯沙坦:起始剂量 1mg/(kg•d),最大剂量 2mg/(kg•d),每天 1 次。

应用此类药物时要注意肾功能损伤和高血钾,为避免首剂低血压,应从小剂量起始,早期每 2 周检测 1 次肾功能和血钾。如出现 SCr 上升<30%,可继续使用;如 SCr 上升>50%,应停用;如 SCr 上升 30%～50%,应减量,并注意寻找排除诱因,如低血容量、低血压及同时使用利尿剂等。发生高钾血症时应停药,并按高钾血症处理。SCr>256mmol/L 不建议使用。双侧肾动脉狭窄者禁用。

3)控制高血压:伴高血压的患儿,应积极控制高血压,见前所述。

4)降脂治疗:予低脂饮食,控制体重增加过快。对持续血脂异常者,可考虑用他汀类降脂药,见前所述。

四、常见问题和误区防范

1. 低蛋白血症的界定标准 有关低蛋白血症标准的界定国内始终未统一标准。国外教科书及相关指南中均指 ALB<25g/L,2012 年 KDIGO 肾小球疾病指南中低蛋白血症的定义为 ALB<2.5g/dl(25g/L);而以往国内儿科使用的标准是 ALB<30g/L,人民卫生出版社《儿科学》(第 7 版)及 2000 年珠海会议学组制定的《小儿肾小球疾病的临床分类、诊断及治疗》中使用的标准均为 ALB<30g/L,人民卫生出版社《儿科学》(第 8 版)使用的标准为<30g/L(或≤25g/L)。根据新的研究证据并与国际接轨,2009 年学组制定的《指南》将低蛋白血症标准修订为 ALB<25g/L。国外有研究显示初发 NS 血 ALB 水平在(14±3)g/L～(14±4)g/L;2012 年我国 37 所医院儿童激素敏感、复发/依赖肾病综合征诊疗现状多中心调查显示初发 NS 患儿血 ALB 平均水平为(17.9±6.4)g/L,低于 25g/L,而 ALB 低于 25g/L 时,液体将在间质区滞留,临床出现水肿。没有证据显示不同人种或地域血 ALB 水平有差异,因此为与国际接轨、便于用相同的诊断标准与国外同行交流,也使我国的教科书中有统一的一个标准,将我国 PNS 患儿低蛋白血症的标准界定为 ALB<25g/L 更为合适。

2. 激素敏感(SSNS)和激素耐药(SRNS)的界定标准 国内外有关激素耐药(SRNS)的界定标准目前也尚未统一。2009 年中华医学会儿科学分会肾脏病学组制定的《儿童激素敏感、复发/依赖肾病综合征诊治循证指南》(试行)将 SRNS 定义为泼尼松足量治疗>4 周尿蛋白仍阳性者;人民卫生出版社《儿科学》(第 8 版)将 SRNS 定义为泼尼松足量治疗>8 周尿蛋白仍阳性者。2012 年改善全球肾脏病预后组织(KDIGO)建议将判定 SRNS 的时间定义为 8 周。如何根据患儿具体情况,判定激素的疗效,选择加用免疫抑制剂的时机,尚缺乏统一的建议。

有研究提示初发 NS 在激素治疗的 1 周内部分患儿可出现缓解,2 周内有 75% 的患儿、4 周内有 90% 的患儿可达到完全缓解。2012 年我国 37 所医院儿童激素敏感、复发/依赖肾病综合征诊疗现状多中心调查显示:2 825 例初发 NS 患儿 35.4% 在 1 周内转阴,2 周内共有 81.9%,4 周内共有 96.1% 患儿转阴,4～8 周内转阴仅占 3.6%,而超过 8 周后转阴的仅 8 例(占 0.3%)。ISKDC 的研究资料也显示有 95% SSNS 患儿可在 4 周内缓解。有研究显示:对激素反应好,可在 8 天内缓解的患儿预后较好,而初次缓解时间超过 14 天出现 FR/

SDNS 的风险增加。由于初次缓解时间与患儿的预后关系密切，且绝大多数患儿在足量激素治疗 4 周内达到完全缓解，以足量激素 8 周的标准耗时长，激素不良反应大，不利于对激素耐药患儿的病情的及时控制，因而，建议足量激素治疗 4 周完全缓解者定义为 SSNS，未缓解者定义为 SRNS，部分缓解者继续足量激素用至 8 周，如完全缓解仍定义为 SSNS，否则为 SRNS。足量激素治疗 4 周，如为部分缓解或未缓解者，可用大剂量甲泼尼龙（MP）15～30mg/（kg•d）冲击治疗，每天或隔天 1 次，每次最大剂量不超过 1g，连用 3 次为 1 疗程。冲击治疗 1 疗程后如 2 周内尿蛋白转阴，可按 SSNS 治疗。

3. PNS 初治时激素使用多大的剂量、多长的疗程，能使患儿缓解并最大程度减少复发，同时减少激素的副作用。

激素用量和疗程影响复发率，而足量和足够的疗程是初治的关键，可降低病后 1～2 年的复发率。足量指泼尼松（或泼尼松龙）60mg/（m²•d）或 2mg/（kg•d）（按身高的标准体重计算），足够的疗程指初治患儿诱导缓解的时间为 6 周。

患儿在巩固维持阶段患上呼吸道感染时，改隔日口服激素为同剂量每天口服，疗程 1 周，可降低复发率。

4. PNS 患儿激素治疗的眼部并发症　PNS 患儿长期激素治疗可出现眼赘皮伴倒睫、后囊下白内障、高眼压或青光眼、结膜炎、浅表点状角膜炎、睑腺炎等眼部并发症，而白内障和青光眼严重影响患儿的生活质量，应引起临床医师的重视。白内障和青光眼的发生率与剂量和用药时间相关，并与个体易感性与遗传背景有关。

激素不仅可直接攻击晶状体蛋白质，而且可通过受体、细胞调控、黏附调节等间接发挥作用。有关激素性白内障的发病机制较复杂，主要涉及了氧化损伤学说、蛋白加合物学说、受体学说、离子转运障碍学说、晶状体结构蛋白和酶功能损害学说、细胞黏附分子异常学说等。治疗方面，在保证 PNS 治疗的前提下，尽量减少激素的用量及用药时间，并尽可能使用激素替代药物治疗，可酌情使用抗氧化剂和自由基清除剂，如谷胱甘肽、卡他灵、维生素 C 和 E 等。但目前没有一种药物能有效地预防和治疗激素性白内障。对已发生视功能损害的患儿，可行人工晶状体植入术。

激素性青光眼的病理基础是异常敏感的房水流出通道阻力增加。有关其发病机制有以下 3 种学说：①黏多糖学说：糖皮质激素可稳定酶体膜，抑制溶酶体酶的释放，致使过多的黏多糖堆积于房角，导致小梁网的水肿，房水流出受阻障碍；②细胞吞噬学说：糖皮质激素抑制了小梁网的吞噬功能，导致房水中碎屑沉积于小梁，阻碍房水流出；③遗传学说：个体对糖皮质激素的眼压反应由遗传基因所决定，眼压的升高与调节房水流出量的前列腺素合成减少有关。在治疗上，包括①减停激素；②用抗青光眼药物控制眼压；③眼压控制不好伴明显视神经损害者，可行小梁切除术或非穿透性小梁手术。

5. PNS 患儿的免疫接种　感染是 PNS 患儿最常见的并发症，但迄今为止对于这些患儿的免疫接种缺乏公认的指导意见，有必要重视 PNS 患儿的免疫接种问题。由于肾综本身和治疗方法对免疫接种的影响，须考虑以下问题：①疫苗的致病性—灭活疫苗、减毒疫苗；②疫苗的抗原性—诱导复发；③患儿产生抗体能力—体内存在免疫抑制因子、抗体免疫球蛋白生成能力低下；④激素和免疫抑制剂干扰—激素大剂量和小剂量；⑤不同病期—活动期、完全缓解期、部分缓解期；⑥疾病流行状况。

美国免疫实施咨询委员会（ACIP）关于肾脏病患儿免疫接种有如下建议：①灭活病毒疫苗对肾脏病患儿没有特殊危害，可按照标准免疫接种程序接种，但要根据患儿自身免疫状态,适当加大疫苗的剂量,增加接种次数;②减毒活病毒疫苗禁用于服用大量激素、免疫抑制剂、细胞毒药物以及移植后使用免疫抑制剂等处于免疫抑制状态的儿童;③大剂量激素治疗超过 2 周时至少应停用激素 3 个月才能进行活病毒疫苗接种(表 8-1)。

表 8-1　美国 ACIP 建议肾病综合征患儿接种的疫苗

疫苗类别	疫苗的性质	GC 大剂量	GC 小剂量
乙肝疫苗	重组	推荐	推荐
百白破疫苗	类毒素无细胞	推荐	推荐
灰髓炎疫苗	灭活病毒	推荐	推荐
麻疹流腮风疹	减毒活疫苗	不推荐	不推荐
水痘带状疱疹	减毒活疫苗	不推荐	不推荐
流感疫苗	灭活病毒	推荐	推荐
流脑疫苗	细菌多糖	推荐	推荐
甲肝疫苗	灭活病毒	推荐	推荐
流感杆菌 B	细菌多糖	推荐	推荐
肺炎球菌	细菌多糖	推荐	推荐

五、热点聚焦

1. 儿童肾病综合征复发的原因和对策　PNS 初发后不复发仅为 15%~20%,非频复发占 25%~30%,其余 45%~50% 为 FR 或激素依赖(SD)。FR 和 SD 两者均是肾病未稳定的表现,需反复使用较大剂量 GC、持续使用 GC 或加用免疫抑制剂;部分患儿经历多次复发后可转为激素耐药(SR),最终可发展为慢性肾功能不全。因此,寻求预测复发的临床参考指标,早期发现有 FR 高危因素的 NS 患儿,尽早、及时对其治疗方案进行调整,对于改善 PNS 患儿的预后具有重要意义。

(1)PNS 复发的原因和诱因

1)感染:特别注意隐匿性感染、注意感染和复发的好发季节。

2)肾上腺皮质功能低下:降低的肾上腺皮质功能在缓解期不能恢复至正常水平。

3)不规范治疗:GC 起始剂量不足、疗程短、自行减量或停药、反复使用白蛋白、滥用中草药等。

4)不健康饮食习惯:复发者有不健康饮食习惯者占 63%。符合以下三条属于有不健康饮食习惯:吃大量高蛋白食物(动物蛋白及大豆类植物蛋白),蛋白质总摄入量>1.5g/(kg·d);偶然或少量吃蔬菜,各种蔬菜≤10g/(kg·d);少吃水果,各类水果≤10g/(kg·d);少喝水,或以饮料代替喝水;经常吃高脂肪食物:油炸、加工包装食品;炒菜时加大量油类;食物偏咸、摄钠盐过多;进食过饱。

5)遗传因素:HLA、特应性体质均与复发有关。HLA.DRBl*09 抗原与 FR 相关。同时具有 *ACE* 基因 D/D 型和血小板活化因子分解酶(*PAFAH*)基因 GT 型:SSNS 患儿第 1 年复发率高。哮喘、过敏性鼻炎、过敏性皮肤病等特应性症状的发作与 NS 复发有因果关系,有些患儿发作时 GC 治疗并未停止或减量,NS 合并喘息性疾病 89.4% 发生于足量激素治疗时。

6）其他：认知水平、依从性、精神心理因素、劳累、剧烈运动、蚊虫叮咬、疫苗接种等。

（2）预测患儿 FR 的指标

1）起病年龄：起病年龄小于 4 岁者，FR 的可能性增加，获得长期缓解所需的时间延长。

2）性别：男性易复发。

3）初发时的血、尿指标：Tp<40～44g/L、ALB<20g/L、Chol>10mmol/L、IgE 明显升高、伴血尿者易复发。

4）治疗的效应：初治尿蛋白缓解的时间>9 天者。

5）首次复发的诱因和时间：复发的诱因为感染者、复发距缓解的时间在 6 个月内者。

6）缓解期血指标：持续高胆固醇血症、高脂蛋白 a、低 IgG 血症、高 IgE 水平、免疫学指标持续异常者。

7）病理指标：病理为 MCD、MsPGN 者。

8）遗传指标：伴 *ACE* 和 *PAFAH* 基因多态性的患儿。

（3）治疗对策

1）家长和患儿的宣教：全程强化健康教育，提供依从性、坚持正规治疗、健康的饮食习惯、合理的休息。

2）积极控制和预防感染，尤其是隐匿性感染灶的清除。

3）正规合理的使用激素：足量、足疗程、掌握激素减量的时间和时机。

4）促进肾上腺皮质功能的恢复。

5）免疫抑制剂的个体化选择和治疗。

6）免疫调节剂的使用：左旋咪唑。

7）必要时肾活检和基因检测：判断预后、指导治疗。

2. PNS 糖皮质激素耐药的机制 糖皮质激素（GC）作为原发性肾病综合征（PNS）最重要和首选的治疗药物在临床上使用已逾半个多世纪。尽管 80%～90% 儿童 PNS 对 GC 敏感而预后较好；但仍约有 10%～20% 的患儿表现为 SRNS，预后较差，是引起儿童终末期肾脏疾病（ESRD）的主要原因之一（占儿童 ESRD 的 15%）。其治疗一直是肾脏科医师所面对的棘手问题，所以阐明激素耐药机制也一直是研究的热门课题。

SRNS 激素耐药机制非常复杂，至今尚未完全阐明。研究发现，激素耐药的发生与糖皮质激素受体（GR）的数量、结构异常、GR 亚型比例失衡、GR 信号转录调控异常、P- 糖蛋白170、多药耐药基因、11β- 羟基类固醇脱氢酶、免疫因素、单基因突变、遗传因素、NS 临床并发症和病理特征等方面有关。

（1）GR：①R 数量减少和 / 或亲和力下降与 GC 耐药密切相关；②GR 亚型比例失衡也可能导致 GC 耐药：GRα 的表达水平降低，GRβ 的表达水平升高，导致 GRα 与 GRβ 比例降低，从而降低组织细胞对激素的敏感性；③GC 伴侣分子 HSP90 的数量、结构和功能等的改变影响 GC 疗效。

（2）GC 的代谢：GC 在靶细胞内的代谢、转运与 GC 的治疗效应明显相关。P- 糖蛋白170（P-gp170）可阻止药物进入细胞内，并将进入细胞内尚未发挥作用的疏水性药物排出细胞外，减少细胞内治疗药物的质量浓度，最终导致耐药的发生。11β- 羟基类固醇脱氢酶（11β-HSD）为 GC 代谢酶，分 11β-HSD1 和 11β-HSD 2 两类，前者为还原酶，催化无活性的 GC 转化为有活性的 GC；后者为氧化酶，使 GC 氧化为无活性的代谢产物而矢活。研究表明 11β-HSD 2 表达水平及酶活性增加，能够使 GC 失活，引发 GC 耐药现象。

（3）基因突变：GR 基因 *NR3CL* 突变可致 GR 功能缺陷出现 GC 耐药。近年来，随着对肾小球足细胞功能及分子结构的认识，发现足细胞骨架分子的单基因突变也可致 SRNS。目前已经证实 *NPHS1*、*NPHS2*、*LAMB2*、*WT1*、*ACTN4*、*CD2AP*、*TRPC6*、*PLCE1* 和 *LMX1B* 等 9 个足细胞蛋白分子单基因突变能够导致人类 SRNS，其中 *NPHS2* 和 *WT1* 基因突变与 SRNS 的关系最为密切。

（4）免疫因素：Th1/Th2 比例失衡可导致 GC 耐药。炎性细胞因子是肾脏疾病的重要介质，可直接作用于组织细胞，并诱发其他炎性介质发挥作用，使淋巴细胞 GR 含量下降，可降低细胞对 GC 的敏感性，从而导致激素抵抗。

（5）NS 临床并发症和病理特征：水肿、低蛋白血症、高脂血症、血栓形成等可通过影响 GC 吸收、分布及体内转运过程而使 GC 的代谢动力学发生改变而出现 GC 抵抗。感染等炎性反应也可影响 GR 生物学效应而致 GC 耐药。

PNS 病理类型与 GC 疗效的关系已被广为认同。国际儿童肾脏病研究组（ISKDC）资料表明绝大多数 MCD 对 GC 敏感，2%～7% 的 MCD 表现为 SRNS；相反，绝大多数非 MCD 对 GC 耐药（72%～90%）。在非 MCD 中，几乎所有膜性肾病（MN）、83% 的 FSGS、25% 的局灶性球性病变表现为 SRNS；而 80%～100% 的膜性增生性肾小球肾炎（MPGN）、50% 系膜增生性肾小球肾炎（MsPGN）、所有纤维样肾小球肾炎均表现为 SRNS。另外，肾小管间质损伤也是 GC 耐药的重要指标；肾组织免疫荧光有明显 IgM 沉积者可能预示对 GC 疗效欠佳。

3. 不同病理类型肾病综合征的临床特点和长期预后 研究显示儿童 PNS 的病理类型以 MCD 最常见，占 46.3%，其次为 FSGS 占 21.2%，MsPGN 占 20.9%，MPGN 和 MN 分别占 3.9% 和 3.3%。不同的病理类型有不同的临床特点和预后。

（1）MCD：多数对激素敏感，预后好。研究显示，90% 的患儿经激素治疗可获得缓解，5 年、10 年存活率分别为 98% 和 97%。激素敏感者仅 10%～20% 的患儿不出现复发，80%～90% 的患儿出现复发，其中 40%～50% 表现为频复发。激素耐药者预后差。除激素效应外，并发症也影响预后。在儿童中，影响预后最主要的并发症是感染，其次为心血管并发症和血栓栓塞并发症。

（2）FSGS：预后差，5 年、10 年时分别有 25%～30% 和 30%～40% 进入肾衰竭。影响预后的因素包括：①蛋白尿：蛋白尿转阴者 10 年肾存活率约为 90%，持续蛋白尿阳性者 10 年肾存活率低于 40%；②病理亚型：塌陷型预后差、伴有间质纤维化者预后差；③其他：有家族史者预后差，成人预后较儿童差。FSGS 肾移植后复发率可高达 50%。

（3）MsPGN：预后首先取决于肾脏病理改变的轻重，肾小球有硬化性改变、系膜细胞重度增生者预后差。少数治疗无效者可进展至 ESRD。

（4）特发性 MN：5 年肾脏存活率为 85%，10 年肾存活率为 65%，15 年肾存活率为 59%，即最终大约有 40% 患儿进入 ESRD。大量蛋白尿及持续时间是影响预后最重要的因素。该型约有 25% 的患儿可完全自发缓解，蛋白尿程度轻者自发缓解率高。非肾病水平蛋白尿患儿 15 年肾脏存活率大于 90%。

（5）MPGN：预后差。有研究显示持续肾病状态的 I 型 MPGN 患儿 10 年肾存活率仅为 40%。与预后相关的因素包括高血压、肾功能受损、肾病范围蛋白尿和肾脏病理有细胞新月体的形成。II 型 MPGN 预后较 I 型更差，通常起病 8～12 年后进入肾衰竭。

（蒋小云）

参考文献

1. 中华医学会儿科学分会肾脏病学组. 儿童常见肾脏疾病诊治循证指南（试行）（一）：激素敏感、复发 / 依赖肾病综合征诊治循证指南. 中华儿科杂志, 2009, 47（3）: 167-171.

2. 中华医学会儿科学分会肾脏病学组. 儿童常见肾脏疾病诊治循证指南（试行）（三）：激素耐药型肾病综合征诊治指南. 中华儿科杂志, 2010, 48（1）: 72-75.

3. 全国儿童常见肾脏病诊治现状调研工作组. 我国儿童激素敏感、复发 / 依赖肾病综合征诊疗现状的多中心研究. 中华儿科杂志, 2014, 52（3）: 194-200.

4. 中华医学会儿科学分会肾脏病学组. 激素耐药型肾病综合征患儿诊治现状多中心调研报告. 中华儿科杂志, 2014, 52（7）: 483-487.

5. KLIEGMAN RM, STANTON BF, ST GEME JW, et al.Nelson Textbook of Pediatrics.19th ed.California: Elsevier, 2011.

6. Kidney Disease: Improving Global Outcomes（KDIGO）Glomerulonephritis Work Group. KDIGO Clinical Practice Guideline for Glomerulonephritis. Kidney Int, 2012, Suppl 2: 139-274.

7. SAMUEL S, BITZAN M, ZAPPITELLI M, et al.Canadian Society of Nephrology Commentary on the 2012 KDIGO Clinical Practice Guideline for Glomerulonephritis: Management of Nephrotic Syndrome in Children.Am J Kidney Dis, 2014, 63（3）: 354-362.

8. ISHIKURA K, MATSUMOTO S, SAKO M, et al.Clinical practice guideline for pediatric idiopathic nephrotic syndrome 2013: medical therapy.Clin Exp Nephrol, 2015, 19（1）: 6-33.

9. BARNES PJ.Glucocorticosteroids: current and future directions.Br J Pharmacol, 2011, 163（1）: 29-43.

第九章

紫癜性肾炎

培训目标

1. 掌握紫癜性肾炎的诊断、临床分型、肾活检指征、治疗。
2. 熟悉紫癜性肾炎发病规律和病理分级。
3. 了解过敏性紫癜的发病诱因及机制。

一、概述

过敏性紫癜（Henoch-Schönlein purpura，HSP）是儿童时期最常见的小血管炎，过敏性紫癜常累及皮肤、关节、胃肠道和肾脏，近50%的患儿可出现血尿和/或蛋白尿等肾脏损害，称之为紫癜性肾炎（Henoch-Schönlein purpura nephritis，HSPN），紫癜性肾炎为儿童时期常见的继发性肾脏疾病之一。

【病因】

研究发现临床上22%～30%的过敏性紫癜患者发病前有过敏史，但缺乏确切证据；而在感染后诱发的病例更常见，有证据显示，30%～50%的患者有前驱上呼吸道感染史，如微小病毒、链球菌感染等，提示本病可能与感染关系密切。有证据显示 A 组溶血性链球菌感染是诱发过敏性紫癜的重要原因。

【发病机制】

过敏性紫癜是以坏死性小血管炎为主要病理改变的全身性疾病。该病的病因及机制至今仍未完全明确。紫癜性肾炎发病机制主要为体液免疫异常，同时也涉及细胞免疫紊乱，近年遗传免疫因素也受到重视。

紫癜性肾炎作为免疫相关性疾病，常见免疫球蛋白及补体的异常。目前研究显示，IgA 在 HSPN 发病中起重要作用，HSPN 患者存在 B 细胞 β-1,3 半乳糖转移酶缺陷，导致血液循环的 IgA1 结构 O- 连接糖末端的半乳糖减少，改变了 IgA1 的结构，影响了其与基质蛋白、IgA 受体和补体的相互作用，造成在肾小球系膜区沉积，导致肾脏受损。临床可表现为患者血清 IgA 水平升高，外周血中与分泌 IgA 相关的细胞数增多，可测得以 IgA 为主的循环免疫复合物，肾组织病理可见肾小球系膜区或伴毛细血管壁 IgA 沉积。此外，补体可通过补体旁路途径及血凝集素途径激活。HSPN 患儿可伴 C3 或 C4 缺陷，肾组织毛细血管壁和系膜区可有补体沉积，部分学者认为补体活性增高，使得 C5b-9 膜攻击复合物对组织造成直接损伤。但补体在 HSPN 中的作用仍有待进一步研究。

【流行病学】

过敏性紫癜的年发生率为（14～20）/10 万，其中90%的病例见于儿童，好发年龄3～10

岁。国外多中心、大样本回顾性研究报道显示 97% 过敏性紫癜患儿肾损害发生在起病的 6 个月内,其中 85% 发生在起病后 4 周内。我国 40 所医院调查资料显示患儿 73.93% 的肾损害在过敏性紫癜起病 1 个月内出现,96.73% 患儿的肾损害在起病 6 个月内出现。紫癜性肾炎临床表现不一,我国以血尿和蛋白尿型为最常见,其他类型依次为孤立性血尿型、肾病综合征型、孤立性蛋白尿型、急性肾炎型,急进性肾炎型和慢性肾炎型在儿童中发生率显著低于成人。紫癜性肾炎大多数都能完全恢复,少数发展为慢性肾炎,2%～5% 可进展至慢性肾功能不全。

二、诊断与鉴别诊断

紫癜性肾炎是儿科常见的继发性肾小球疾病之一,由于诊断标准不统一、观察随访时间差异,因而过敏性紫癜患儿中发生肾损害的报告率差别较大,依据临床表现诊断,紫癜性肾炎发生率为 40%～50%。中华医学会儿科学分会肾脏病学组于 2000 年 11 月在珠海制定了我国紫癜性肾炎的诊断和治疗方案(草案),2009 年、2016 年学组在该方案基础上,按照循证医学的原则制订儿童紫癜性肾炎的诊治循证指南。本章节主要参考中华医学会儿科学分会肾脏病学组制定的儿童紫癜性肾炎的诊治循证指南。

【诊断标准】

97% 病人的肾损害发生在起病的 6 个月以内,为进一步规范临床诊断,现将诊断标准修改为:在过敏性紫癜病程 6 个月内,出现血尿和 / 或蛋白尿。其中血尿和蛋白尿的诊断标准分别为:

1. **血尿** 肉眼血尿或镜下血尿。

2. **蛋白尿** 满足以下任一项者:①1 周内 3 次尿常规阳性;②24 小时尿蛋白定量 > 150mg;③1 周内 3 次尿微量白蛋白高于正常值。

此外,近年来有研究发现除以上指标外,尿 α_1-MG、β_2-MG、RBP、NAG 等微量蛋白及酶,亦可提示过敏性紫癜早期肾损害,这有待进一步研究证实,以完善诊断标准。

【临床分型】

1. 孤立性血尿。

2. 孤立性蛋白尿。

3. 血尿和蛋白尿。

4. 急性肾炎型。

5. 肾病综合征型。

6. 急进性肾炎型。

7. 慢性肾炎型。

【病理分级】

肾活检病理检查是判断肾脏损伤程度的金标准,目前常用的病理分级指标为 1974 年 ISKDC 和 2000 年中华医学会儿科学分会肾脏病学组制定。近年来对紫癜性肾炎的临床及病理研究发现,肾小管间质损伤与紫癜性肾炎的疗效及转归密切相关,建议在已有病理分型基础上,增加肾小管间质损伤病理分级,以更好地指导治疗及评估预后。

1. **肾小球病理分级**

Ⅰ级:肾小球轻微异常。

Ⅱ级:单纯系膜增生,分为:a. 局灶 / 节段;b. 弥漫性。

Ⅲ级：系膜增生，伴有<50%肾小球新月体形成/节段性病变（硬化、粘连、血栓、坏死），其系膜增生可为：a. 局灶/节段；b. 弥漫性。

Ⅳ级：病变同Ⅲ级，50%～75%的肾小球伴有上述病变，分为：a. 局灶/节段；b. 弥漫性。

Ⅴ级：病变同Ⅲ级，>75%的肾小球伴有上述病变，分为：a. 局灶/节段；b. 弥漫性。

Ⅵ级：膜增生性肾小球肾炎。

2. 肾小管病理分级

（1）（+）级：轻度小管变形扩张。

（2）（++）级：间质纤维化、小管萎缩<20%，散在炎性细胞浸润。

（3）（+++）级：间质纤维化、小管萎缩20%～30%，散在和/或弥漫性炎性细胞浸润。

（4）（++++）级：间质纤维化、小管萎缩>50%，散在和/或弥漫性炎性细胞浸润。

【肾活检指征】

对于无禁忌证的患儿，尤其是以蛋白尿为首发或主要表现的患儿（如临床表现为肾病综合征、急性肾炎、急进性肾炎者），应尽可能早期行肾活检，根据病理分级选择治疗方案。

【鉴别诊断】

1. **IgA肾病** IgA肾病与HSPN肾组织病理改变较为相似，均表现为肾组织以IgA沉积为主，但IgA肾病临床只表现为肾损害，无皮疹、关节肿痛、腹痛。

2. **急性肾炎** HSPN在皮疹等肾外表现不明显时应注意与急性肾炎鉴别，此时追问病史，包括皮疹形态和分布、关节和胃肠道症状有助于本病诊断，且急性肾炎水肿、高血压明显，可出现C3降低、抗"O"增高等。

3. **狼疮性肾炎** 该病可有皮疹、关节痛和肾损害，故需与HSPN鉴别，但两者皮疹在形态和分布上均有显著区别，且狼疮性肾炎可同时伴其他多系统损害，实验室检查可出现补体降低、抗核抗体阳性等免疫学检查指标异常，肾活检病理免疫荧光检查则表现为"满堂亮"。

三、治疗决策

紫癜性肾炎患儿的临床表现与肾病理损伤程度并不完全一致，后者能更准确地反映病变程度。没有条件获得病理诊断时，可根据其临床分型选择相应的治疗方案。本章节主要参考2016年中华医学会儿科学分会肾脏病学组制定的儿童紫癜性肾炎的诊治循证指南。

1. **孤立性血尿或病理Ⅰ级** 目前未见确切疗效的相关文献报道。专家建议：仅给予活动性过敏性紫癜的治疗，对于肾损伤可不予特殊治疗，但应密切监测患儿病情变化，建议至少随访3～5年。

2. **孤立性蛋白尿、血尿和蛋白尿或病理Ⅱa级** 血管紧张素转换酶抑制剂（ACEI）和血管紧张素受体拮抗剂（ARB）类药物有降蛋白尿的作用，应使用ACEI和/或治疗。既往有雷公藤多苷治疗有效的报道，但目前雷公藤多苷药品说明书明确提示儿童禁用，不再建议儿童使用雷公藤多苷治疗。

3. **非肾病水平蛋白尿或病理Ⅱb、Ⅲa级** 建议对持续蛋白尿>1g/（d·1.73m²）、已应用ACEI或ARB治疗、GFR>50ml/（min·1.73m²）的患儿，给予糖皮质激素治疗6个月。对虽未达到肾病水平，但蛋白尿显著的患儿，尚有激素联合免疫抑制剂治疗的报道，如激素联合环磷酰胺治疗、联合环孢素A治疗；对该类患儿积极治疗的远期疗效尚仍有待研究。

4. **肾病水平蛋白尿、肾病综合征或病理Ⅲb、Ⅳ级** KDIGO 指南建议对于表现为肾病综合征和 / 或肾功能持续恶化的新月体性紫癜性肾炎的患儿应用激素联合环磷酰胺治疗。该组患儿临床症状及病理损伤均较重，且多倾向于激素联合免疫抑制剂治疗，其中疗效相对肯定的是糖皮质激素联合环磷酰胺治疗。若临床症状较重、肾病理呈弥漫性病变或伴有 >50% 新月体形成者，除口服糖皮质激素外，可加用甲泼尼龙冲击治疗，15～30mg/kg/d，每日最大量不超过 1.0g，每天或隔天冲击，3 次为一疗程。该组患儿临床症状及病理损伤均较重，均常规使用糖皮质激素治疗，且多倾向于采用激素联合免疫抑制剂治疗，其中疗效最为肯定的是糖皮质激素联合环磷酰胺治疗。若临床症状较重、肾病理呈弥漫性病变或伴有 >50% 新月体形成者，可选用甲泼尼龙冲击治疗，1 000mg/（1.73m²·d）或 15～30mg/（kg·d），每天最大量不超过 1g，每天或隔天冲击，3 次为一疗程。

此外，有研究显示，其他免疫抑制剂如硫唑嘌呤、环孢素、吗替麦考酚酯（MMF）等亦有明显疗效。2016 中华医学会儿科学分会肾脏病学组制定的儿童紫癜性肾炎的诊治循证指南建议：首选糖皮质激素联合环磷酰胺冲击治疗，当环磷酰胺治疗效果欠佳或患儿不能耐受环磷酰胺时，可更换其他免疫抑制剂。值得注意的是：这类药物在儿童中应用较少，且部分患儿亦可能产生耐药或依赖，如环孢素，临床需慎重选择。可供选择的治疗方案如下。

（1）糖皮质激素联合环磷酰胺冲击治疗：泼尼松 1.5～2mg/（kg·d），口服 4 周后渐减量；在使用糖皮质激素基础上应用环磷酰胺静脉冲击治疗，常用方法为①8～12mg/（kg·d），静脉滴注，连续应用 2 天、间隔 2 周为一疗程；②500～750mg/（m²·次），每月 1 次，共 6 次。CTX 累计量≤168mg/kg。

（2）糖皮质激素联合钙调蛋白抑制剂：目前文献报道最多的仍是联合环孢素 A。环孢素 A 口服 4～6mg/（kg·d），每 12 小时 1 次，于服药后 1～2 周查血药浓度，维持谷浓度在 100～200ng/ml，诱导期 3～6 个月，诱导有效后逐渐减量。有报道，对于肾病水平蛋白尿患儿若同时存在对泼尼松、硫唑嘌呤、环磷酰胺耐药时，加用环孢素 A 治疗可显著降低尿蛋白。

（3）糖皮质激素联合吗替麦考酚酯（MMF）：MMF 20～30mg/（kg·d），分 2 次口服，3～6 个月后渐减量至 0.25～0.5mg/（kg·d），疗程 3～6 个月；联合泼尼松 0.5～1mg/（kg·d），并逐渐减量。总疗程 12～24 个月。

（4）糖皮质激素联合硫唑嘌呤：以泼尼松 2mg/（kg·d）分次口服，加用硫唑嘌呤 2mg/（kg·d）时，泼尼松改为隔日 2mg/（kg·d）顿服，2 个月后渐减量；硫唑嘌呤总疗程 8 个月。近年国内临床应用逐渐减少，多为国外应用报道。

除以上免疫抑制剂外，日本及国内尚有关于激素联合咪唑立宾或来氟米特等治疗有效的临床报道，但均为小样本临床试验，具体疗效仍有待临床大规模多中心 RCT 研究验证。

5. **急进性肾炎或病理Ⅳ、Ⅴ级** 这类患儿临床症状严重、病情进展较快，现多采用三～四联疗法，常用方案为：甲泼尼龙冲击治疗 1～2 个疗程后口服泼尼松 + 环磷酰胺（或其他免疫抑制剂）+ 肝素 + 双嘧达莫。亦有甲泼尼龙联合尿激酶冲击治疗 + 口服泼尼松 + 环磷酰胺 + 肝素 + 双嘧达莫治疗的文献报道。（具体药物剂量及疗程同上）

除药物治疗外，有个案报道示扁桃体切除及血浆置换治疗可有效治疗急进性肾炎或病理改变严重者，但其为小样本非随机研究，确切疗效仍有待进一步证实。

6. **辅助治疗** 在以上分级治疗的同时，对于有蛋白尿的患儿，无论是否合并高血压，多建议加用 ACEI 和 / 或 ARB 类药物。ACEI 常用制剂为贝那普利，5～10mg/d 口服；ARB 制剂为氯沙坦，25～50mg/d 口服。此外，可加用抗凝剂和 / 或抗血小板聚集药，多为双嘧达莫5mg/（kg·d）。目前关于抗凝剂和 / 或抗血小板聚集药物、丙种球蛋白等辅助治疗是否有效仍存有争议。

四、常见问题和误区防范

1. 激素能否预防过敏性紫癜肾损害？

糖皮质激素对过敏性紫癜患儿肾损害的预防作用仍存有争议。近 5 年的 Meta 分析和大规模多中心 RCT 研究均提示激素不能有效预防过敏性紫癜肾损害的发生，故不建议常规使用激素预防过敏性紫癜肾损害发生。

2. 紫癜性肾炎临床与肾组织病理改变一致吗？

现研究已证实，紫癜性肾炎临床表现不一，病理分型多样，临床与病理表现常不平行。2013 年全国儿童常见肾脏病诊治现状调研工作组通过对全国 40 所医院收治的紫癜性肾炎患儿进行回顾性调查分析也发现，少部分紫癜性肾炎患儿临床表现轻微，但病理相对较重。因此，对于这类患儿的治疗应综合评估临床和病理损伤后选择合适治疗方案。

五、热点聚焦

1. IgA1 在儿童紫癜性肾炎及 IgA 肾病发病中的作用　IgA 肾病（IgAN）是指 IgA 或 IgA 为主的免疫复合物在肾小球系膜区或毛细血管壁沉积，是肾小球源性血尿的常见病因。HSPN 的组织学与镜下免疫荧光与 IgA 肾病极为相似，虽然目前还无法证实 IgA 肾病和过敏性紫癜肾炎是否为同一疾病的两个不同表现，但 IgA1 在 IgAN 和 HSPN 发病中起到了关键的中枢作用，这一观点已得到了广泛认同。异常糖基化 IgA1 导致的循环免疫复合物在肾小球系膜区的沉积是引起肾脏损伤的重要原因。在 HSPN 和 IgAN 患者血清中检测到的异常糖基化的 IgA1 主要为铰链区 O 糖连接的唾液酸和 / 或半乳糖缺陷。现已证实，IgA1 O- 连接的半乳糖减少与 IgAN 和 HSPN 患者外周血 B 细胞 β-1, 3- 半乳糖转移酶活力降低有关。系膜细胞暴露于这些 IgA 免疫复合物呈增殖和促炎症反应，其分泌的细胞因子、趋化因子、生长因子和细胞外基质成分共同促进肾小球炎症和肾小球硬化。进一步深入研究这一过程的调控途径将对认识 IgA 肾病和过敏性紫癜肾炎的发病机制及临床上寻找新的有效治疗手段具有重要意义。

2. 过敏性紫癜肾损害的早期诊断　过敏性紫癜常累及皮肤、关节、胃肠道和肾脏，近50% 的患儿可出现血尿和 / 或蛋白尿等肾脏损害，称之为紫癜性肾炎（HSPN），肾脏受累程度直接影响病程和预后，早期诊断和及时治疗具有重要意义。近年来，随着尿微量蛋白检测的应用，有学者发现紫癜性肾炎患儿可在尿常规或尿蛋白定量尚未出现异常时，尿微量蛋白排泄已增加。对过敏性紫癜患儿的回顾性分析也发现，尿微量白蛋白可早期提示肾脏损害。在 2009、2016 年中华医学会儿科学分会肾脏病学组制定的儿童紫癜性肾炎的诊治循证指南中，已将尿微量白蛋白增高列为紫癜性肾炎的诊断标准，以期早期诊断及时治疗。除微量白蛋白外，现临床已有研究报道其他一些相关蛋白在过敏性紫癜肾损害中的诊断作用，具体如下：

（1）血、尿胱抑素 C（Cystatin-C）：主要通过肾脏代谢分解，生成速度稳定，不受年龄、性别、身高、体质量等因素影响，是衡量肾小球滤过率的指标，对早期发现肾功能损害有较高敏感性和特异性，尤其对肾小球滤过率正常，但已有肾脏病理改变者有早期诊断价值。近端肾小管功能受损，Cystatin-C 重吸收减少，尿 Cystatin-C 浓度则显著增加。

（2）尿 -N- 乙酰 -β-D- 氨基 - 葡萄糖苷酶（NAG）：HSPN 时，由于肾小球血管内皮细胞受损，致肾血流减少，肾组织缺氧。而肾近曲小管因代谢旺盛对血流减少、缺氧敏感，故肾近曲小管易受损。NAG 是一种高分子质量的溶酶体水解酶，在肾近曲小管上皮细胞含量丰富，其分子质量大，正常情况下血中 NAG 不能由肾小球滤过，尿中含量极微。当肾小管受损伤时，尿 NAG 排量明显增高，且与肾小管病理改变程度呈正相关，是评价肾小管功能早期损害的敏感指标。

（3）尿视黄醇结合蛋白（RBP）：RBP 为低分子蛋白质，在肝脏中合成并释放入血后，与视黄醇、甲状腺素运载蛋白相结合，将维生素 A 从肝脏转运至靶组织。游离状态的 RBP 可由肾小球自由滤过，由近端小管上皮细胞重吸收、降解，正常尿中 RBP 排量很少。HSPN 时肾近曲小管受损，RBP 重吸收减少，尿 RBP 排量增高。尿 RBP 可早期诊断 HSPN 近曲小管受损。

（4）尿 α_1- 微球蛋白（α_1MG）：α_1MG 是中分子质量蛋白，分子质量 26～33kD，不受酸碱度影响，由肝脏产生，在血中以游离状态或与 IgA 以结合状态存在。游离状态的 α_1MG 自由通过肾小球滤膜，大部分被近曲小管重吸收并分解代谢，正常情况下尿 α_1MG 含量甚微，并受血清 IgA 浓度影响。当肾近曲小管受损时，尿中 α_1MG 明显增高，是评价肾小管功能损害的敏感指标。

（5）尿 β_2- 微球蛋白（β_2MG）：β_2MG 是一种小分子质量蛋白质，相对分子质量为 11 000，不稳定。β_2MG 主要由淋巴细胞产生，血中 β_2MG 可从肾小球自由滤过，约 99% 被近端肾小管重吸收，仅 0.1% 最终由尿排出体外，β_2MG 几乎全部在肾脏分解代谢，不以原形吸收入血影响血浓度。故尿中 β2MG 异常升高而血中浓度正常，表明近曲肾小管损伤。

此外，还有研究报道，尿表皮生长因子、尿转铁蛋白、P- 选择素、血栓调节蛋白等在紫癜性肾炎早期诊断中的作用，这些均有待进一步研究，以期找到敏感和特异性诊断指标。

（黄松明）

参考文献

1. KIRYLUK K，MOLDOVEANU Z，SANDERS JT，et al. Aberrant glycosylation of IgA1 is inherited in both pediatric IgA nephropathy and henoch-schönlein purpura nephritis. Kidney Int，2011，80（1）：79-87.
2. 中华医学会儿科学分会肾脏病学组. 儿童常见肾脏疾病诊治循证指南（二）：紫癜性肾炎的诊治循证指南（试行）. 中华儿科杂志，2009，47（2）：911-913.
3. 中华医学会儿科学分会肾脏病学组. 紫癜性肾炎的诊治循证指南（2016）. 中华儿科杂志，2017，55（9）：647-651.

第十章

狼疮性肾炎

培训目标

1. 掌握系统性红斑狼疮和狼疮性肾炎的诊断标准。
2. 掌握儿童狼疮性肾炎的临床分型和病理分型。
3. 熟悉儿童系统性红斑狼疮的病情活动程度评分。
4. 熟悉狼疮性肾炎的病理评分。
5. 掌握狼疮性肾炎的治疗方案。
6. 了解狼疮性肾炎的病因和发病机制。

一、概述

【病因】

系统性红斑狼疮（systemic lupus erythematosus，SLE）是一种自身免疫性疾病，多因素参与其发病，包括遗传、性激素、环境、感染、药物、食物、遗传背景等，其特征为患者血中出现大量的自身抗体，临床常表现为多系统损害。狼疮性肾炎（lupus nephritis，LN）是系统性红斑狼疮的肾脏表现，肾脏是 SLE 最常累及的器官之一，在儿童 SLE 早期可有 60%～80% 的病例肾脏受累，起病 2 年内可有 90% 的病例出现肾脏损害，肾脏损害和 SLE 的不良预后密切相关，有报道 SLE 的死亡原因中 1/3 是肾衰竭。

【发病机制】

狼疮性肾炎的发病机制较为复杂，自身抗体在 LN 的发生、发展过程中占有非常重要的地位，过去认为是循环免疫复合物（DNA-抗 DNA 抗体复合物）沉积、种植抗原与自身抗体结合或自身抗体与肾脏固有抗原直接结合致病。近些年来，随着认识的深入，普遍观点认为自身抗体通过核小体介导与肾脏结合而致病是其主要发病机制，即核小体在介导自身抗体与肾脏结合的过程中起重要的"桥梁"作用。细胞凋亡的产物核小体具有多个抗原表位，可以诱导产生不同特异性的抗体，核小体的一端通过组蛋白或 DNA 与肾小球基底膜、系膜细胞等相结合，另一端暴露出抗体的结合位点，从而介导自身抗体与肾脏结合，导致补体活化、炎症细胞聚集和细胞因子释放，诱发肾脏损害。此外，细胞凋亡、细胞因子和其他免疫异常也被认为和狼疮性肾炎的发病密切相关。

二、诊断与鉴别诊断

【临床表现】

本病多见于女性，约占 80%～95%，60% 发生于 15～40 岁。儿童病例中以 10～14 岁最多见,5～10岁发病者占1/4～1/3,婴幼儿极少见。多见于女性,约占80%～90%,女孩与男孩的比例随年龄增长而逐渐增高,青春期前为2:1,青春期为4.5:1。临床表现轻重不等,从轻度的血尿到严重的肾衰竭均可见到;其中以肾病综合征最常见,有报道占44.0%,其次为肾炎综合征(19.8%)、孤立性蛋白尿(15.4%)、急进性肾炎(13.2%),高血压和肾功能异常发生率分别为39.6%和40.7%,少数患儿也表现为肾小管间质病变。

1. **临床分型** 根据中华医学会儿科学分会肾脏学组2000年11月珠海会议制定的"狼疮性肾炎的诊断与治疗(草案)",儿童LN临床表现分为以下7种类型:①孤立性血尿和/或蛋白尿型;②急性肾炎型;③肾病综合征型;④急进性肾炎型;⑤慢性肾炎型;⑥肾小管间质损害型;⑦亚临床型。SLE患者无肾损害临床表现,但存在轻重不一的肾病理损害。

2. **病情活动程度评分** 一旦诊断系统性红斑狼疮、狼疮性肾炎,还应进行疾病活动评分,目前常用系统性红斑狼疮病情活动性指数评分(systemic lupus erythematosus disease activity index score,SLEDAI Score)方法(表10-1),有助于量化地判断病情活动程度,便于进行随访和临床研究。

表10-1 系统性红斑狼疮病情活动性指数评分(SLEDAI Score)

计分	临床表现	定义
8	癫痫样发作	近期发作,除外代谢、感染及药物因素
8	精神症状	严重的认知障碍、行为异常,包括:幻觉、思维散漫、缺乏逻辑性、行为紧张、怪异、缺乏条理。除外尿毒症及药物因素
8	器质性脑病	大脑功能异常,定向力、记忆力及计算力障碍。包括意识障碍,对周围环境注意力不集中,加上以下至少两项:认知障碍、语言不连贯、嗜睡或睡眠倒错、精神运动增加或减少。需除外代谢性、感染性及药物性因素
8	视力受损	SLE的视网膜病变,包括絮状渗出、视网膜出血、严重的脉络膜渗出或出血及视神经炎。需除外高血压、感染或其他药物因素
8	脑神经异常	新发的包括脑神经在内的感觉或运动神经病
8	狼疮性头痛	严重持续的头痛,可以为偏头痛,镇痛药无效
8	脑血管意外	新发的脑血管意外,除外动脉硬化
8	血管炎	溃疡、坏疽、痛性指端结节,甲周梗死、片状出血或活检或血管造影证实存在血管炎
4	关节炎	2个以上关节疼痛及炎症表现,如:压痛、肿胀及积液
4	肌炎	近端肌肉疼痛或无力,合并肌酸磷酸激酶或醛缩酶升高,或肌电图或肌活检存在肌炎
4	管型尿	出现颗粒管型或红细胞管型
4	血尿	>5RBC/HP。除外结石、感染或其他因素
4	蛋白尿	新出现的蛋白尿>0.5g/24h或近期增加>0.5g/24h
4	脓尿	>5WBC/HP。除外感染
2	新发皮疹	新出现或再发的炎性皮疹
2	脱发	新出现或再发的异常片状或弥漫性脱发
2	黏膜溃疡	新出现或再发的口、鼻溃疡
2	胸膜炎	出现胸膜炎性疼痛、有胸膜摩擦音或胸腔积液或胸膜增厚

续表

计分	临床表现	定义
2	心包炎	心包疼痛,加上以下至少一项:心包摩擦音、心包积液或心电图或超声证实
2	低补体	CH50、C3、C4 低于正常值低限
2	抗 ds-DNA 抗体升高	>25%(Farr 氏法)或高于检测范围
1	发热	需除外感染因素
1	血小板减低	<100×10^9/L
1	白细胞减少	<3×10^9/L,除外药物因素

注:0~4 分为基本无活动;5~9 分为轻度活动;10~14 分为中度活动;≥15 分为重度活动。

【病理分型】

1. 狼疮性肾炎病理分型 对狼疮性肾炎进行病理分型,有助于指导治疗、判断预后。数十年来,狼疮性肾炎的病理学分类几经修订,先后在 1974 年制定了 WHO 分型,1982 年和 1995 年分别进行了修订,直至 2003 年 ISN/RPS 分型公布,下面重点介绍此种分型标准,该分型标准也被我国循证指南采用。

(1) Ⅰ型:轻微系膜性 LN(minimal mesangial LN):光镜下肾小球正常,但荧光和 / 或电镜显示免疫复合物存在。

(2) Ⅱ型:系膜增生性 LN(mesangial proliferative LN):光镜下可见单纯系膜细胞不同程度的增生或伴有系膜基质增宽,及系膜区免疫复合物沉积;荧光和电镜下可有少量上皮下或内皮下免疫复合物沉积。

(3) Ⅲ型:局灶性 LN(focal LN):分活动性或非活动性病变,呈局灶性(受累肾小球<50%)、节段性或球性的肾小球毛细血管内增生、膜增生和中重度系膜增生或伴有新月体形成,典型的局灶性的内皮下免疫复合物沉积,伴或不伴有系膜病变。

A 活动性病变:局灶增生性 LN。

A/C 活动性和慢性病变:局灶增生和硬化性 LN。

C 慢性非活动性病变伴有肾小球硬化:局灶硬化性 LN。

应注明活动性和硬化性病变的肾小球的比例。

(4) Ⅳ型:弥漫性 LN(diffuse LN):活动性或非活动性病变,呈弥漫性(受累肾小球≥50%)、节段性或球性的肾小球毛细血管内增生、膜增生和中重度系膜增生,或呈新月体性肾小球肾炎,典型的弥漫性内皮下免疫复合物沉积,伴或不伴有系膜病变。又分两种亚型:(Ⅳ-S)LN:即超过 50% 的肾小球的节段性病变;(Ⅳ-G)LN:即超过 50% 肾小球的球性病变。若出现弥漫性白金耳样病变时,即使轻度或无细胞增生的 LN,也归入Ⅳ型弥漫性 LN。

Ⅳ-S(A):活动性病变:弥漫性节段性增生性 LN。

Ⅳ-G(A):活动性病变:弥漫性球性增生性 LN。

Ⅳ-S(A-C):活动性和慢性病变:弥漫性节段性增生和硬化的 LN。

Ⅳ-G(A-C):活动性和慢性病变:弥漫性球性增生和硬化性 LN。

Ⅳ-S(C):慢性非活动性病变伴有硬化:弥漫性节段性硬化性 LN。

Ⅳ-G(C):慢性非活动性病变伴有硬化:弥漫性球性硬化性 LN。

应注明活动性和硬化性病变的肾小球比例。

(5) Ⅴ型:膜性 LN(membranous LN):肾小球基底膜弥漫增厚,可见弥漫性或节段性上皮下免疫复合物沉积，伴有或无系膜病变。Ⅴ型膜性 LN 可合并Ⅲ型或Ⅳ型病变，这时应作出复合性诊断。如Ⅴ+Ⅲ、Ⅴ+Ⅳ等。并可进展为Ⅵ型硬化型 LN。

（6）Ⅵ型：严重硬化型 LN（advanced sclerosing LN）：超过 90% 的肾小球呈现球性硬化，不再有活动性病变。

2. 狼疮性肾炎的非肾小球病变 上述病理分型的标准着重于肾小球的病理损害，但我们应注意到 LN 往往合并有肾小管间质、血管病变，甚至是与肾小球病变程度不对等的严重病变。

（1）肾小管间质损害型 LN：此型为孤立的肾小管间质改变，而与 SLE 相关的肾小球病变轻微，甚至可出现与肾小球病变程度不相应的较严重球外病变，肾小管周围可见免疫复合物沉积。

（2）LN 的血管病变：LN 的血管损伤表现包括狼疮性血管病变、血栓性微血管病和 / 或坏死性血管炎等。

1）狼疮性血管病变：表现为免疫复合物（玻璃样血栓、透明血栓）沉积在微动脉腔内或叶间动脉，也称为非炎症坏死性血管病。

2）血栓性微血管病：与狼疮性血管病变在病理及临床表现上相似，其鉴别要点为存在纤维素样血栓。

3）坏死性血管炎：动脉壁有炎症细胞浸润，常伴有纤维样坏死。

3. 狼疮性肾炎的病理评分 对增生性 LN 在区分病理类型的同时，还应评价活动指数（active index，AI）和慢性指数（chronic index，CI），以指导临床治疗和判断预后。目前多推荐参照美国国立卫生研究院（NIH）的半定量评分方法（表 10-2）。

表 10-2 增生性狼疮性肾炎的病理评分

肾脏病变	积分		
	1	2	3
活动性病变（AI）			
肾小球			
毛细血管内细胞增生（细胞数 / 肾小球）	120～150	151～230	>230
白细胞浸润（个 / 肾小球）	2	2～5	>5
核碎裂（%）*	<25	25～50	>50
纤维素样坏死（%）*	<25	25～50	>50
内皮下透明沉积物（白金耳，%）	<25	25～50	>50
微血栓（%）	<25	25～50	>50
细胞性新月体（%）*	<25	25～50	>50
间质炎性细胞浸润（%）	<25	25～50	>50
动脉壁坏死或细胞浸润		如有记 2 分	
慢性化病变（CI）			
肾小球球性硬化（%）	<25	25～50	>50
纤维性新月体（%）	<25	25～50	>50
肾小管萎缩（%）	<25	25～50	>50
间质纤维化（%）	<25	25～50	>50
小动脉内膜纤维化（%）		如有记 2 分	

注：凡标记 * 者积分 ×2 计算。

【实验室检查】

1. **血常规**　常伴有贫血、血小板减少、白细胞减少,可表现为三系减少、网织红细胞升高。

2. **尿常规**　程度不等的血尿、蛋白尿。

3. **生化检查**　可伴有肝肾功能异常,水电解质酸碱平衡紊乱等。

4. **免疫学检查**　血沉增快,补体C3、C4下降,自身抗体阳性(抗核抗体、抗ds-DNA抗体、抗磷脂抗体等)。

5. **其他**　可有Coombs试验阳性,凝血功能异常,血D-Dimer增高。

【诊断】

1. **SLE的诊断标准**　既往普遍采用美国风湿病学会1997年推荐的SLE分类标准(表10-3),共有11项诊断标准,符合其中4项或4项以上者,在除外感染、肿瘤和其他结缔组织病后,即可诊断SLE。

表10-3　美国风湿病学会1997年推荐的SLE分类标准

1. 颊部红斑	固定红斑,扁平或高起,在两颧突出部位
2. 盘状红斑	片状高起于皮肤的红斑,黏附有角质脱屑和毛囊栓;陈旧病变可发生萎缩性瘢痕
3. 光过敏	对日光有明显的反应,引起皮疹,从病史中得知或医师观察到
4. 口腔溃疡	经医师观察到的口腔或鼻咽部溃疡,一般为无痛性
5. 关节炎	非侵蚀性关节炎,累及2个或更多的外周关节,有压痛、肿胀或积液
6. 浆膜炎	胸膜炎或心包炎
7. 肾脏病变	尿蛋白定量>0.5g/d或3+,或管型(红细胞、血红蛋白、颗粒或混合管型)
8. 神经病变	癫痫发作或精神病,除外药物或已知的代谢紊乱
9. 血液学疾病	溶血性贫血,或白细胞减少,或淋巴细胞减少,或血小板减少
10. 免疫学异常	抗ds-DNA抗体阳性,或抗Sm抗体阳性,或抗磷脂抗体阳性(包括抗心磷脂抗体、狼疮抗凝物、至少持续6个月的梅毒血清试验假阳性三者中具备一项阳性)
11. 抗核抗体	任何时候抗核抗体滴度异常,排除药物诱发的"药物性狼疮"

随着对狼疮认识的不断进步,对自身抗体、神经精神性狼疮的认识逐渐加深,低补体血症及狼疮性肾炎在诊断中重要性的不断突显;为弥补1997年SLE诊断标准的局限性,同时为满足临床和研究的需要,系统性红斑狼疮国际协作组(Systemic Lupus International Collaborating Clinics,SLICC)于2012年颁布了SLE的最新诊断标准(表10-4)。患者必须满足其中至少四项诊断标准,且应包括至少一项临床诊断标准和至少一项免疫学诊断标准;或患者经肾活检证实为狼疮性肾炎,同时伴抗核抗体或抗ds-DNA抗体阳性。

表10-4　SLICC制订的SLE诊断标准

临床诊断标准

1. 急性或亚急性皮肤狼疮

　急性皮肤狼疮,包括:

　　颧部红斑(不包括颧部盘状红斑)

　　大疱型皮疹

　　中毒性表皮坏死松解症

　　斑丘疹样皮疹

　　光敏感皮疹

排除皮肌炎

亚急性皮肤狼疮:非硬化性银屑病样损伤和/或环形多形性皮疹,缓解后不留瘢痕,
偶有炎症后色素异常沉着或毛细血管扩张

2. 慢性皮肤狼疮,包括:

典型的盘状红斑

局灶性(颈部以上)

广泛性(颈部以上和以下)

增生型(疣状)皮疹

脂膜炎(深层脂膜炎型)

黏膜疹

肿胀型皮疹

冻疮样皮疹

盘状红斑/覆有扁平苔藓

3. 口腔溃疡

上颚、颊部、舌或鼻溃疡

排除其他原因:如血管炎、白塞病、感染(疱疹病毒)、炎症性肠病、反应性关节炎以及酸性食物

4. 非瘢痕性脱发(广泛的发质变细或脆弱伴断发)

排除其他原因(如斑秃、药物、铁缺乏、雄激素性脱发)

5. 累及≥2个关节的滑膜炎,以肿胀或渗出为特征;(或)≥2个关节疼痛伴至少30分钟的晨僵

6. 浆膜炎

典型的胸膜疼痛>1天,或胸膜渗出,或胸膜摩擦音

典型的心包疼痛(卧位疼痛,前倾坐位时加重)>1天,(或)心包渗出,(或)心包摩擦音,(或)心电图
证实心包炎

排除其他原因,如感染、尿毒症、Dressler心包炎

7. 肾脏损害

尿蛋白/肌酐>0.5mg/mg,或尿蛋白定量>500mg/24h,或红细胞管型

8. 神经系统损害

癫痫

精神病

多发性单神经炎

排除其他原因(如原发性血管炎)

脊髓炎

周围神经病变或脑神经病变

排除其他原因(如原发性血管炎、感染、糖尿病)

急性意识模糊

排除其他原因,包括毒性/代谢性因素、尿毒症、药物

9. 溶血性贫血

10. 白细胞减少(<4×10⁹/L,至少一次)

排除其他原因(如Felty综合征、药物和门脉高压)

(或)淋巴细胞减少(<1×10⁹/L,至少一次)

排除其他原因(如皮质激素、药物和感染)

11. 血小板减少(<100×10⁹/L,至少一次)

排除其他原因,如药物、门脉高压和血栓性血小板减少性紫癜

免疫学诊断标准

1. ANA 水平超过实验室参考值

2. 抗 ds-DNA 抗体水平超过实验室参考值（ELISA 法需 2 次阳性）

3. 抗 Sm 抗体阳性

4. 抗磷脂抗体阳性，符合以下任一项即可：

   狼疮抗凝物阳性

   快速血浆反应素试验假阳性

   抗心磷脂抗体水平中 - 高滴度升高（IgA、IgG 或 IgM）

   抗 β_2- 糖蛋白 1 抗体阳性（IgA、IgG 或 IgM）

5. 低补体血症

   低 C3、低 C4、低 CH50

6. 直接抗人球蛋白试验阳性

   排除溶血性贫血

2. 狼疮性肾炎的诊断标准 目前临床多采用中华医学会儿科学分会肾脏学组 2016 年制定的"狼疮性肾炎诊治循证指南"中的诊断标准，结合目前肾损伤早期指标，即 SLE 患儿有下列任一项肾脏受累表现者即可诊断为 LN：①尿蛋白检查满足以下任一项者：1 周内 3 次尿蛋白定性检查阳性，或 24 小时尿蛋白定量 >150mg，或尿蛋白 / 尿肌酐 >0.2mg/mg，或 1 周内 3 次尿微量白蛋白高于正常值；②离心尿沉渣镜检 RBC>5 个 /HP；③肾功能异常，包括肾小球和 / 或肾小管功能；④肾活检异常。

【鉴别诊断】

诊断狼疮性肾炎还需注意同以下疾病相鉴别：①伴有补体下降的其他肾脏疾病鉴别：如急性链球菌感染后肾小球肾炎、乙型肝炎病毒相关性肾炎、膜增生性肾小球肾炎；②其他自身免疫性疾病相关肾脏损害：如 ANCA 相关性小血管炎、干燥综合征等。

三、治疗决策

临床医师应根据临床表现、病理特征及疾病活动程度制订个体化治疗方案。

1. 狼疮性肾炎的治疗原则 ①应基于狼疮性肾炎的临床和病理分型制订治疗方案，可参照中华医学会儿科学分会肾脏学组在 2016 年颁布的《狼疮性肾炎诊治循证指南》；②狼疮肾炎的临床表现与病理分型并不完全一致，应尽可能早地争取肾活检获得正确的病理分型，指导治疗；③儿童 LN 的治疗旨在控制狼疮活动、预防减少复发，改善阻止肾脏损害；④必须坚持长期、正规、合理的药物治疗，加强随访；⑤尽可能减少药物毒副作用；⑥一般对症治疗（抗凝、降压等）与其他肾脏疾病的治疗原则相同；⑦争取在初次治疗后 6 个月内、最迟不能超过 12 个月，达到治疗目标。

2. 狼疮性肾炎的治疗药物和注意事项

（1）糖皮质激素：①泼尼松（龙）口服，每天 1.5～2mg/kg，6～8 周，根据治疗反应缓慢减量（尽可能变为隔日），待病性稳定后以最小维持量（如 5～10mg/d）长期服用。②肾脏增生病变显著时给予甲泼尼龙冲击，每天 15～30mg/kg，最大剂量每天不超过 1g，每天或隔日 1 次，连用 3 次为 1 个疗程，根据病情可间隔 5～7 天重复 1～2 个疗程。因糖皮质激素疗程长、治疗剂量大，需在治疗过程中密切监测、尽可能避免减少激素的副作用，如感染、消化道症状、高血压、骨质疏松、肾上腺皮质功能不全、肥胖、糖尿病、眼部损害和精神情绪改变等。

（2）免疫抑制剂：肾脏增生病变显著者建议在糖皮质激素治疗的基础上联合应用免疫抑制剂，以Ⅳ型 LN 为例：

1）环磷酰胺（cyclophosphamide，CTX）：诱导缓解阶段首选环磷酰胺冲击，可选择以下两种方案，每次 500～750mg/m^2，每月 1 次，共 6 次，或每天 8～12mg/kg，每 2 周连用 2 天，建议总累计剂量<150mg/kg。环磷酰胺冲击治疗的注意事项：肾功能受损的患儿需减量应用；冲击时应充分水化（每天入量>2 000ml/m^2）；近 2 周内有过严重感染，或 WBC<4×10^9/L，或对环磷酰胺过敏，或 2 周内用过其他细胞毒药物等免疫抑制剂应慎用；环磷酰胺可导致性腺抑制，尤其是女性的卵巢功能衰竭，治疗前应考虑青春期发育问题；治疗 10～14 天后监测血常规，若 WBC<2×10^9/L 或中性粒细胞<1×10^9/L 应考虑减药或停药。

2）霉酚酸酯（mycophenolate mofetil，MMF）：患儿不能耐受环磷酰胺治疗或环磷酰胺治疗无效（治疗 12 周无反应），可将环磷酰胺换为霉酚酸酯；诱导治疗、维持治疗阶段需根据具体情况序贯使用霉酚酸酯，特别是不能耐受硫唑嘌呤或在治疗中肾损害反复者。治疗剂量为每天 20～30mg/kg（每天 250～1 200mg/m^2），每天 2 次，每天最大量 2g，疗程 1～3 年。以下情况应调整治疗剂量：治疗初期有严重消化道症状者剂量可减半，待症状减轻后逐渐加至治疗剂量；治疗过程中 WBC 在（2.0～3.0）×10^9/L，剂量减半；如 WBC<2.0×10^9/L，暂停治疗；霉酚酸酯开始治疗到完全缓解平均需要 6 个月，如治疗 6 个月以上仍未达到部分缓解标准，应重复肾活检以进一步明确病理类型、及时做出方案的调整或停用霉酚酸酯。

3）硫唑嘌呤（azathioprine，AZA）：维持治疗阶段，视病情需要在最后一次使用环磷酰胺后两周加用硫唑嘌呤口服，剂量为每天 1.5～2mg/kg，每天 1 次或分次服用，疗程 2 年。

4）其他：有观点认为Ⅴ型 LN 伴肾病水平蛋白尿者，可在应用糖皮质激素的同时加用环孢素 A 或他克莫司；有报道建议对Ⅴ+Ⅳ型 LN 可采取泼尼松＋霉酚酸酯＋他克莫司的多靶点联合治疗。

（3）辅助治疗：①血管紧张素转化酶抑制剂（angiotensin converting enzyme inhibitors，ACEI）或血管紧张素受体拮抗剂（angiotensin receptor blocker，ARB）类药物：具有降压、降尿蛋白、保护肾脏的作用，成人推荐所有 24 小时尿蛋白≥0.5g 的 LN 患者应当恒用 ACEI 或 ARB 药物，尤其对伴有高血压的 LN 患者，以降低蛋白尿、延缓肌酐增倍时间及肾脏病变的进展；②羟氯喹：2012 年美国风湿病学会指南规定，所有 SLE 合并肾炎患者，如果没有禁忌证，均应使用羟氯喹作为背景治疗，认为该药能使病情突然加重的比例降低、肾脏损害更轻、肾功能缓解率增高并降低凝血事件的风险，治疗剂量 4～6mg/(kg·d)，用药前、用药后定期行眼科检查（视敏度、视野和眼底等）；③抗凝治疗：肾病综合征伴血白蛋白降低，尤其是持续存在或曾出现抗磷脂抗体阳性的患者，需要积极抗凝治疗，如肝素等；④其他：如补充钙剂/维生素 D、控制血脂和灭活疫苗进行免疫接种都可降低治疗或疾病相关合并症的发生。

（4）其他治疗：部分研究证实静脉丙种球蛋白可有效治疗（增生性）LN，生物制剂如利妥昔单抗对常规药物无效、严重的活动性 LN 可能有效，来氟米特可能成为狼疮性肾炎维持治疗的选择，已有报道血浆置换可有效治疗 LN、特别对常规治疗无效的急进性 LN。

3. 重复肾活检的指征 ①狼疮性肾炎维持治疗 12 个月仍未达到完全缓解；②怀疑肾脏病理类型发生变化，或不明原因蛋白尿加重；③肾功能恶化者。重复肾活检有助于明确肾组织类型的改变或进展、明确慢性和活动性病变程度、发现其他病理改变，从而有助于治疗方案的抉择、判断预后。

四、常见问题和误区防范

1. **不完全狼疮** 部分 LN 患儿可在起病时仅表现为肾脏病变，不伴有其他器官、系统的损害，易被误诊。因此，对以肾损害为主要表现者，如存在下列异常要高度警惕 LN：①低补体血症，特别是 C1q、C4 下降为主者；②血清抗磷脂抗体阳性，冷球蛋白血症；③肾脏病理为非典型膜性肾病、膜增殖性病变或系膜增殖，免疫荧光检查示"满堂亮"、小管基底膜见免疫复合物沉积，电镜有管网状包含物者。

2. **儿童狼疮性肾炎和抗磷脂抗体** 已有研究中，50%～80% 的 SLE/LN 患儿可检测到抗磷脂抗体阳性，肾脏病理可见到肾小球微血栓，甚至表现为非炎症性血栓性微血管病，微血栓组的高血压和肾功能不全的发生率显著高于无微血栓组；同时，抗磷脂抗体阳性的 LN 患者在随访过程中血栓的发生率为 40%。需在临床诊治工作中予以重视。

3. **狼疮性肾炎的定期随访监测** 狼疮性肾炎的治疗是长期甚至终生的，患儿及家属良好的依从性是预后的重要保证。LN 患儿在治疗的诱导缓解阶段，应每月 1 次到专科门诊复查；维持治疗阶段，3 个月复查一次。定期复查血常规、尿常规、肝功能、肾功能、红细胞沉降率、C 反应蛋白、自身抗体、补体、血免疫球蛋白及血压等，用来确定疾病活动，评估治疗效果。

五、热点聚焦

1. **狼疮性肾炎的发病机制** 近些年来，较多观点认为自身抗体通过核小体介导与肾脏结合而致病是狼疮性肾炎的重要发病机制，即核小体在介导自身抗体与肾脏结合的过程中起重要的"桥梁"作用。细胞凋亡的产物核小体（由组蛋白与 DNA 两部分组成）可作为自身抗原诱导机体产生自身抗体，即抗核小体抗体 ANuA（anti-nucleosome antibodies，ANuA），它是一个非常广义的概念，核小体具有多个抗原表位，可以诱导产生不同特异性的抗体，自身抗体的靶位若是 DNA 或组蛋白暴露于核小体表面的部分，即为我们常说的抗 ds-DNA 抗体、抗组蛋白抗体，占血中 ANuA 的 25%～30%；而大部分 ANuA 所针对的是由 DNA 和组蛋白共同构成的表位，而不是单独的 DNA 或组蛋白。近来的研究表明，在 LN 的病程中 ANuA 可能早于抗 ds-DNA 抗体出现，其敏感性及特异性均优于后者，且血中抗体水平与蛋白尿、疾病活动性呈显著相关。

2. **狼疮性肾炎的免疫抑制剂治疗** 中华医学会儿科学分会肾脏学组在 2016 年颁布了《狼疮性肾炎诊治循证指南》，改善全球肾脏病预后组织（Kidney Disease：Improving Global Outcomes，KDIGO）在 2021 年颁布的"肾小球肾炎临床实践指南"中也有专门章节阐述（儿童）狼疮性肾炎的治疗。但国内外指南、儿肾学界对于儿童狼疮性肾炎的治疗，特别是免疫抑制剂的使用、LN 复发后的治疗还存在较多不一致、有争议之处。如何为 LN 患儿制定疗效最佳、副作用最少的长期治疗方案，还需要我们在未来继续努力。

（钟旭辉　王大海）

参考文献

1. MAN CHUN CHIU，HUI KIM YAP. 实用儿科肾脏病学——最新实践指南. 丁洁，译. 北京：北京大学医学出版社，2007.
2. 王海燕. 肾脏病学. 3 版. 北京：人民卫生出版社，2008.

3. 杨霁云. 小儿肾脏病基础与临床. 北京：人民卫生出版社，1999.

4. 王天有，申昆玲，沈颖. 诸福棠实用儿科学. 9版. 北京：人民卫生出版社，2022.

5. 中华医学会风湿病学分会. 系统性红斑狼疮诊断及治疗指南. 中华风湿病学杂志，2010，14（5）：342-346.

6. 杨静. 系统性红斑狼疮诊断标准的发展. 肾脏病与透析肾移植杂志，2013，22（2）：153-157.

7. 邹万忠，王海燕. 狼疮肾炎病理学分类的演变和现状. 中华肾脏病杂志，2004，20（5）：377-379.

8. 张文，李芹，曾学军，等. 五种系统性红斑狼疮活动指数的比较. 中华风湿病学杂志，2001，5（1）：35-38.

9. 钟旭辉，黄建萍，王霞，等. 抗磷脂抗体与儿童狼疮性肾炎. 临床儿科杂志，2011，29（3）：235-239.

10. 钟旭辉，黄建萍，陈彦，等. 儿童狼疮性肾炎91例临床和病理分析. 实用儿科临床杂志，2006，21（9）：527-529.

11. Kidney Disease: Improving Global Outcomes. KDIGO Clinical Practice Guideline for Glomerulonephritis. Kidney Int suppl，2012，2：221-232.

12. 中华医学会儿科学分会肾脏病学组. 儿童常见肾脏疾病诊治循证指南（试行）（六）：狼疮性肾炎诊断治疗指南. 中华儿科杂志，2010，48（9）：695-697.

13. 中华医学会儿科学分会肾脏学组. 狼疮性肾炎诊治循证指南（2016）. 中华儿科杂志，2018，56（2）：88-94.

第十一章

乙型肝炎病毒相关性肾炎

培训目标

1. 掌握乙型肝炎病毒相关肾炎的诊断、鉴别诊断和治疗。
2. 熟悉乙型肝炎病毒相关肾炎的发病机制。

一、概述

乙型肝炎病毒相关肾炎（hepatitis B virus associated glomerulonephritis，HBV-GN）是指继发于乙型肝炎病毒感染的肾小球肾炎。本病是儿童时期常见的继发性肾小球疾病之一，以肾病综合征或蛋白尿、血尿为突出表现，病理上则以膜性肾病最为多见。以往本病的命名不统一，如乙型肝炎相关性肾炎、乙肝免疫复合物肾炎、乙肝病毒抗原相关性肾炎等，自1989年《中华内科杂志》召开乙肝肾炎座谈会后开始统一命名为"乙型肝炎病毒相关肾炎"。有调查显示自1992年乙肝疫苗纳入计划免疫后我国儿童HBV感染率显著降低，HBV-GN的发病率也呈下降趋势，不足近年儿童肾活检的5%。

HBV是直径为42～45nm的球形颗粒（Dane颗粒），为DNA病毒，由双层外壳及内核组成，内含双股DNA及DNA多聚酶，其中一条负链为长链约3.2kb，另一条正链是短链，约2.8kb，长链DNA上有4个阅读框架，分别编码HBsAg、HBcAg、HBeAg、DNA多聚酶和X蛋白。乙型肝炎病毒相关性肾炎中沉积于肾小球毛细血管壁的主要是HBsAg和HBeAg。Ozawa和Hattor已分别从HBV-GN病人肾组织中洗脱并找到抗HBsAg抗体和抗HBeAg抗体；免疫电镜显示上述HBV抗原与免疫球蛋白是沉积在肾小球同一位点上的，这些结果均支持HBV-GN是由HBV抗原成分引起的一种免疫复合物性肾炎。

膜性肾病是儿童HBV-GN最常见的病理类型。目前有人认为其肾小球基底膜上皮下免疫复合物为原位形成。动物试验提示能穿过肾小球基底膜定位于上皮下的抗原多肽分子量一般小于300kD～500kD。HBeAg分子量较小，即使结合上IgG也不超过300kD，且带正电荷（PI 4.3～4.8），符合引起膜性肾病的条件。HBsAg为3.7MD以上，PI 4.0左右，HBcAg 8MD以上，PI 3.7～4.0，不仅分子量过大，且带阴电荷，因此不太可能穿透基底膜在上皮下形成原位复合物，而有可能沉积在系膜区而致病。

尽管如此，临床上仍见大多数HBV-MN患儿肾小球上皮下有HBsAg沉积，因此，有人认为此时沉积在上皮下的HBsAg并非完整的分子，而是代谢后产生的含抗原决定簇的多肽亚单位，其分子量小，也能穿过基底膜并原位植入，最终导致膜性肾病的发生。

此外，还有人认为HBV感染后诱发自身抗体而导致HBV-GN。由于HBV可直接感染肾组织，因此，HBV直接感染肾脏致病也存在可能。不过这两种发病机制仍有争议，需进一步研究证实。

关于乙型肝炎病毒相关肾炎的病理改变,亚洲小儿肾脏病研究会(Asian study of Renal Disease in children,ASRSC)报告儿童 HBV-GN 的 66.1% 为膜性肾病,16.1% 为轻微病变,8.1% 为膜增殖性肾炎。其组织学改变与典型的膜性肾病有所区别:①往往伴有轻中度的系膜细胞增生且增生的系膜有插入,但多限于旁系膜区,很少伸及远端毛细血管内皮下;②基底膜及系膜区沉积的免疫球蛋白更多,使得免疫荧光镜下呈现粗颗粒甚至团块状,而非原发性膜性肾病的细颗粒样外观。

采用抗 HBsAg 及 HBeAg 抗体进行免疫荧光或酶标检查可发现 HBeAg 和 / 或 HBsAg 在肾小球内沉积,这也是诊断 HBV-GN 的必备条件。

二、诊断与鉴别诊断

【临床表现】

1. **起病** 多在学龄前期及学龄期起病,男孩明显多于女孩。多隐匿起病,往往偶然查尿时才发现异常。

2. **水肿** 多不明显,且无明显尿少,但也有少数患儿呈明显凹陷性水肿并伴有腹水。

3. **血尿** 几乎均有镜下血尿,并持续存在,往往蛋白尿阴转后镜下血尿仍可持续一段时间。部分病人在此基础上出现发作性肉眼血尿。

4. **蛋白尿** 均有不同程度的蛋白尿,蛋白尿表现出较大的波动性,时轻时重,ASRSC 报道约 61.3% 表现为肾病综合征,但对肾上腺皮质激素治疗一般无反应。

5. **高血压** 多不明显,主要见于病变为膜增生性肾炎者。

6. **肾功能不全** 少见。

7. **肝脏症状** 多不明显。约 1/2 患儿有肝大或肝功异常,表现为转氨酶升高,但黄疸者少见。

【实验室检查】

1. **尿液** 可出现血尿及蛋白尿、管型尿,尿蛋白主要为白蛋白。

2. **血生化** 往往有白蛋白下降,胆固醇增高,谷丙转氨酶及谷草转氨酶可升高或正常,血浆蛋白电泳 α_2 及 β 球蛋白升高,γ 球蛋白则往往正常。

3. **乙肝血清学标记和 HBV-DNA** 大多数病人为乙肝大三阳(HBsAg、HBeAg 及 HBcAb 阳性),少数病人为小三阳(HBsAg、HBeAb 及 HBcAb 阳性),单纯 HBsAg 阳性者极少。血中 HBV-DNA 一般阳性。

4. **免疫学检查** 有人认为血 IgG、IgA 增高,但也有报道 50 多例 HBV-GN 膜性肾病患儿均无 IgG 和 IgA 增高,相反,约 1/3 表现为血 IgG 降低。补体 C3 多轻度降低或为正常值下限。

5. **肾活体组织检查** 肾活体组织检查是确定 HBV-GN 的最终手段,是诊断 HBV-GN 的必备条件。

【诊断】

诊断可以参考 2010 年中华医学会儿科学分会肾脏病学组制定的《儿童乙型肝炎病毒相关性肾炎诊断和治疗循证指南》。

诊断标准:

1. 血清乙肝病毒标志物阳性。

2．患肾病或肾炎并除外其他肾小球疾病。

3．肾组织切片中找到乙肝病毒（HBV）抗原或 HBV-DNA。

4．肾组织病理改变 绝大多数为膜性肾炎，少数为膜增生性肾炎和系膜增生性肾炎。

值得说明的是：①符合第 1、2、3 条即可确诊，不论其肾组织病理改变如何；②只具备 2、3 条时也可确诊；③符合诊断条件中的第 1、2 条且肾组织病理确诊为膜性肾炎时，尽管其肾组织切片中未查到 HBV 抗原或 HBV-DNA，也可诊断；④我国为 HBV 感染高发地区，如肾小球疾病患者同时有 HBV 抗原血症，尚不足以作为 HBV-GN 相关肾炎的依据。

【鉴别诊断】

由于我国儿童乙型肝炎病毒感染甚多，当患儿在乙型肝炎病毒感染的基础上出现血尿、蛋白尿等表现，甚至出现肾病综合征的表现时，需要进行鉴别诊断，以明确是乙型肝炎病毒感染合并肾炎或者肾病综合征，还是乙型肝炎病毒感染导致了乙型肝炎病毒相关性肾炎的发生。此时，肾脏穿刺活检是诊断的关键，一旦肾脏病理为膜性肾病或者膜增生性肾炎，肾脏组织发现有乙肝病毒蛋白沉积，就需要考虑乙型肝炎病毒相关性肾炎的诊断。

三、治疗决策

1. **一般治疗** 包括低盐饮食、适量优质蛋白饮食；水肿明显时应利尿，可参考本章第 3 节给予各种口服利尿剂，严重水肿时可静脉应用呋塞米（furosemide）1～2mg/（kg·次）；有高血压时应予硝苯地平（nifedipine）0.25～0.5mg/（kg·次）一天 3～4 次或 ACEI 类药物口服治疗，如卡托普利（captopril）1～2mg/（kg·d），一天 2～3 次。

2. **抗病毒治疗** 是儿童 HBV-GN 主要的治疗方法。抗病毒治疗适合血清 HBV DNA≥10^5 拷贝 /ml（HBeAg 阴性≥10^4 拷贝 /ml）伴血清 ALT≥2×ULN 的 HBV-GN。大量蛋白尿患儿血清 ALT<2×ULN 但 HBV DNA≥10^5 拷贝 /ml 也可考虑抗病毒治疗。主要药物有 α-干扰素（α-interferon）、拉米夫定（lamivudine）、恩替卡韦（entecavir）、替诺福韦（tenofouir）等。对于儿童 HBV-GN 推荐采用重组干扰素治疗，剂量为 3MU～6MU/m^2（≤10MU/m^2），每周皮下或肌注 3 次，疗程至少 3 个月。高剂量、长时间干扰素治疗常可获得较好的病毒学应答和临床应答。往往在用药 4 个月左右能促使 HBeAg 阴转，少数患儿在治疗 10 个月左右还能使 HBsAg 阴转，蛋白尿均能明显阴转或明显减轻。注射初期可出现发热、流感样症状，几天后即消失。治疗期间应检测血肝肾功能、血常规、甲状腺功能、血清病毒学指标及尿液分析，并定期评估精神状态。

对不耐受或不愿意干扰素注射治疗的儿童可选择口服拉米夫定治疗。其为核酸类抗病毒药，每天 3mg/kg，一次顿服，疗程至少 1 年。无论治疗前 HBeAg 是否阳性，于治疗 1 年后仍可检测到 HBV DNA，或 HBV DNA 下降<2 $\log_{10}$ 者，应该用其他药物（可先重叠用药 1～3 个月）。拉米夫定治疗儿童乙型肝炎的疗效与成人相似，安全性良好，但有一定耐药率。目前恩替卡韦和替诺福韦已分别可用于 2 岁和 12 岁以上儿童的抗乙肝病毒的治疗，疗效明显优于拉米夫定。

3. **糖皮质激素与免疫抑制治疗** 对儿童 HBV-GN 应以抗病毒治疗为主，在抗病毒治疗同时应慎用糖皮质激素治疗，不推荐单用激素。因为糖皮质激素对肾病并不能带来额外收益，且有增加 HBV 复制的风险。鉴于免疫抑制剂尤其是细胞毒性药物有激活 HBV 的潜在风险，对表现为膜性肾病的患儿不推荐使用，对于膜增生性肾炎的 HBV-GN 可在抗病毒治疗的基础上加用免疫抑制剂，不推荐单用免疫抑制剂治疗。

4. 抗血小板聚集药 双嘧达莫（dipyridamole, persantin）5～8mg/（kg·d），分 3 次口服。

5. 血管紧张素转换酶抑制剂（ACEI） 可选用卡托普利（captopril）0.5～1mg/（kg·次），2～3 次 / 天，或依那普利 2.5～5mg/ 次，2～3 次 / 天、西拉普利 5～10mg/ 天，每天 1 次、福辛普利 5～10mg/ 天，每天 1 次、贝那普利 5mg/d，每天 1 次等，对降低蛋白尿、保护肾脏有一定效果。

6. 中医中药 中药在护肝治疗及抑制 HBV 增殖上有一定效果。如三普乙肝健，A、B 片各 2～3 片 / 次，1 天 3 次，治疗 3～6 个月；亦可选用乙肝宁及乙肝解毒胶囊口服。

四、常见问题与误区防范

临床上乙型肝炎病毒相关性肾炎的主要问题是在诊断和抗病毒治疗上，诊断上要求肾组织切片中找到乙肝病毒（HBV）抗原或 HBV-DNA，对于儿童病人表现为非典型膜性肾病，血中乙肝病毒标记物阳性，此时也要考虑诊断为乙型肝炎病毒相关性肾炎。抗病毒治疗在儿童乙型肝炎病毒相关性肾炎中效果较好，应该作为首选。

五、热点聚焦

乙型肝炎病毒相关性肾炎的研究热点主要集中在其发病机制和是否需要使用激素和 / 或免疫抑制剂治疗这两个方面。由于 HBV-GN 是一种免疫复合物性肾小球疾病，HBV 抗原和抗体形成免疫复合物并沉积在肾小球毛细血管壁或系膜区，由此激活补体及一系列细胞因子，引起炎症反应，导致滤过膜损伤而发病，这应该是 HBV-GN 主要的发病机制。

但应用原位分子杂交、原位 PCR 及 Southern 杂交等技术研究发现，HBV-GN 的肾小球内皮细胞、系膜细胞和肾小管上皮细胞中均能检测出 HBV DNA，阳性率在 66.7%～85% 之间，电镜检查亦可观察到 HBV-GN 患者肾小球内免疫复合物中有病毒样颗粒出现。在肾组织中 HBV DNA 存在游离型和整合型两种形式，在整合入细胞染色体之前，以游离型形式出现。游离型的 HBV DNA 具有完整的 HBV 全基因组，可表达包括 HBsAg、HBcAg 在内的各种抗原。整合型 HBV DNA 中部分基因保留或残缺重组，因而它可能表达 HBxAg 和中分子截短 HBsAg，后 2 种蛋白可发挥反式调节作用。HBV 感染者血中不会出现 HBcAg，但发现肾组织中 HBcAg 的阳性率较高，可能是局部 HBV 表达。同时研究表明，在肾单位和肾间质中 HBV DNA 存在时间越长，HBV-GN 患者的临床表现越重，这些都支持 HBV 可以直接感染肾组织，表达 HBV 抗原。HBV 直接感染肾组织后也可能通过细胞免疫介导一系列细胞因子介导局部免疫反应导致损伤。

乙型肝炎病毒相关肾炎是由感染乙型肝炎病毒所致，抗病毒治疗是儿童乙型肝炎病毒相关性肾炎的主要治疗方法。糖皮质激素治疗乙型肝炎病毒相关肾炎疗效有争议。有研究认为表现为肾病综合征的乙型肝炎病毒相关肾炎可以参照原发性肾病综合征根据病理类型选用激素和免疫抑制剂（如霉酚酸酯）来治疗蛋白尿，并建议为减少乙型肝炎病毒复制和活动性乙型病毒性肝炎发生的风险，可适当减少激素用量，并加用抗乙型肝炎病毒的药物，认为小剂量激素能促使机体巨噬细胞起到吞噬作用，并有促肝细胞合成蛋白质保护肝细胞的溶酶体膜和线粒体作用，中、大剂量则起到相反作用。Meta 分析表明激素治疗组与对照组（仅一般对症治疗）蛋白尿缓解率的差异无统计学意义，糖皮质激素联合干扰素治疗较单用干扰素治疗 HBeAg 血清学转换率低，但差异无统计学意义。有联合应用拉米呋啶和 MMF

或来氟米特治疗成人乙型肝炎病毒相关肾炎安全有效的报道。对表现为膜性肾病儿童患者不推荐应用。

（周建华）

参考文献

1. 中华医学会儿科学分会肾脏病学组. 小儿肾小球疾病临床分类、诊断和治疗. 中华儿科杂志, 2001, 39 (12): 746-749.

2. 朱慧, 周建华. 乙型肝炎病毒相关性肾炎临床诊断的探讨. 实用临床儿科杂志, 2005, 20 (3): 241-243.

3. 张瑜, 周建华, 王凤玉, 等. 乙型肝炎病毒相关性肾炎药物治疗的 Meta 分析. 中国循证儿科杂志, 2008, 3 (3): 177-123.

4. LIN CY. Treatment of hepatitis B virus-associated membraneous nephropathy with recombinant alpha-interferon. Kidney Int, 1995, 47 (1): 225-230.

第十二章

溶血尿毒综合征

培训目标

1. 掌握溶血尿毒综合征的诊断与鉴别诊断、治疗决策、常见问题和误区防范。
2. 熟悉溶血尿毒综合征的病因、流行病学和发病机制。
3. 了解溶血尿毒综合征的发展动态、争议焦点和疑难问题。

一、概述

溶血尿毒综合征（hemolytic uremic syndrome，HUS）是以溶血性贫血、血小板减少和急性肾功能不全三联症为主要特点的一种血栓性微血管病（thrombotic microangiopathy，TMA），是导致儿童时期急性肾衰竭常见原因之一。细菌毒素、补体失调、药物、系统性疾病、血管假性血友病因子裂解蛋白酶（ADAMTS13）缺乏等都可导致 HUS。

【病因】

2006 年，欧洲儿科 HUS 学组根据病因将 HUS 分成三类（表 12-1）：

1. **感染相关性 HUS** 包括产志贺毒素大肠埃希菌（Shiga toxin-producing Escherichia coli，STEC）、痢疾志贺杆菌 I 型等产志贺毒素的细菌以及肺炎链球菌感染所致。除了肺炎链球菌相关性 HUS 外，产志贺毒素细菌相关性 HUS 多数伴有腹泻，因此称腹泻相关性 HUS（post diarrheal hemolytic uremic syndrome，D+HUS），亦称典型 HUS。

2. **补体系统失调相关性 HUS** 因补体系统基因突变使补体旁路途径失调而致病，这部分患者排除感染及其他因素，通常不伴有腹泻，称为无腹泻型 HUS（diarrhea-negative hemolytic uremic syndrome，D-HUS），也称为非典型 HUS（atypical hemolytic uremic syndrome，aHUS）。

3. **病因不明的 HUS** 这部分患儿通常伴有系统性红斑狼疮等系统性疾病，或与药物、怀孕、移植等情况有关，具体发病机制不明。本文以前两类为主要阐述对象。

表 12-1 HUS 病因分类

病因分类	注释
感染相关性 HUS 产志贺毒素或产志贺毒素样的细菌感染，包括产志贺毒素大肠埃希菌、志贺痢疾杆菌 I 型；肺炎链球菌	产志贺毒素或产志贺毒素样的细菌相关性 HUS 即为以往的典型 HUS/ 腹泻后 HUS，这部分患者约占 HUS 的 90% 肺炎链球菌相关性 HUS 较少见，为 HUS 特殊类型，约占 HUS 的 5%
补体系统失调相关性 HUS	可为家族性或散发性，由补体系统基因突变导致补体旁路失调，部分患者补体因子自身抗体阳性，约占 HUS 的 5%～10%

病因分类	注释
ADAMTS13 缺乏相关性 HUS	ADAMTS13 遗传性或获得性缺失，这部分患儿归类为血栓性血小板减少性紫癜
钴胺素缺乏相关性 HUS	遗传性细胞内钴胺素代谢缺陷所致
喹啉相关性 HUS	偶见成人报道，儿童极少使用喹啉类药物
其他病因不明的 HUS	与 HIV 感染、肿瘤及肿瘤放化疗、钙调节蛋白抑制剂、移植、怀孕、避孕药、系统性红斑狼疮、抗磷脂抗体综合征、肾小球病等有关

HUS：溶血尿毒综合征；ADAMTS13：血管假性血友病因子裂解蛋白酶。

【发病机制】

1. 志贺毒素由 A 和 B 两个亚单位组成，感染 STEC 后，肠道上皮细胞受损出血，产生的志贺毒素通过受损的上皮细胞进入血液循环，志贺毒素通过 B 亚单位与肾脏、脑等器官内皮细胞表面 Gb3 受体结合后被内化到内质网中，然后转运到胞质，与核糖体亚单位结合，使核糖体失活，最终导致蛋白质不能合成而使细胞死亡。志贺毒素与 Gb3 受体结合后产生一系列促炎症反应和促血栓形成的级联反应，使内皮细胞释放大量的白介素、趋化因子、血管假性血友病因子（vWf）及血小板聚集因子等，在这些炎症因子的作用下血管内皮细胞肿胀、脱落，内皮下基底膜暴露，血小板及纤维蛋白聚集沉积于内皮细胞损害处，形成透明的血小板纤维蛋白微血管血栓。血栓形成过程消耗大量血小板导致消耗性血小板减少，形成的微血栓堵塞毛细血管，以肾脏为著，红细胞在通过病变部位时受机械变形作用发生溶血性贫血。

2. 肺炎链球菌能够分泌唾液酸苷酶，裂解宿主细胞膜中的唾液酸，使细胞表面的 T 抗原暴露，循环中的抗 T 抗原抗体与红细胞、血小板及内皮细胞中暴露的 T 抗原结合，导致溶血性贫血、血小板减少和微血管的损害。

3. 目前发现 50% 左右的 aHUS 患者存在补体系统中一个或多个基因的突变，导致补体旁路途径失调，促进膜攻击复合物形成损伤微血管内皮细胞，进而血小板聚集、血栓形成，形成 TMA 样损害。已知与 aHUS 发病有关的突变基因有 *CFH*、*CFI*、*MCP*、*CFB*、*C3*、*CFHR1*、*CFHR2*、*CFHR3*、*CFHR4*、*CFHR5*、*THBD* 和 *DGKE*。另外，约 6%～10% 的 aHUS 患者存在抗补体 H 因子（complement factor H，CFH）自身抗体，这部分患者与 *CFHR3/CFHR1* 基因的缺失有关。

【流行病学】

1. D+HUS　主要由 STEC 或志贺痢疾杆菌 I 型感染所致，这部分患者约占总 HUS 的 90%，以 STEC 感染多见，志贺痢疾杆菌感染的报道较少。5%～15% 感染 STEC 的患者可发展为 HUS。STEC-HUS 常为散发；但是，也有出现大规模爆发的报道，O157：H7 是最常见的血清型。然而，2011 年德国出现血清型为 O104：H4 的大规模暴发；血清型为 O26、O55、O111 等也有报道。STEC 常寄居于牛等反刍动物肠道内不致病，人可在进食被粪便污染的食物或水源后发病，直接人与人传播亦有报道。STEC-HUS 好发于夏季，7～9 月份，发病年龄集中于 1～5 岁的儿童，偶可见于一些年长儿和青春期儿童，成人及发病年龄小于 6 个月的罕见。全球的年发病率约为（0.2～4）/100 万。STEC 感染后潜伏期一般少于 1 周，平均 3～4 天后出现腹泻、腹痛等前驱症状，出现腹泻症状后 1～10 天，平均 4 天左右进展至

HUS。随着维持水电解质平衡及肾脏替代治疗技术的进步，D+HUS 的死亡率已经下降至 5% 以下。但是，仍有 20%～40% 的 D+HUS 患者存在以肾脏损害为主的远期并发症。志贺痢疾杆菌 I 型感染导致的 D+HUS 发病年龄较广，平均发病年龄为 3 岁左右，腹泻后进展至 HUS 的平均时间为 7 天，并发症较 STEC-HUS 严重，尤其是在经济不发达地区，死亡率可达 17%～43%。

2. **无腹泻的感染相关性 HUS** 由肺炎链球菌感染引起，约占儿童 HUS 的 5%。在肺炎链球菌感染的患者中约 0.4%～0.6% 可出现 HUS。发病年龄主要在婴儿及 3 岁以下儿童。肺炎链球菌相关性 HUS（Streptococcus pneumoniae-associated haemolytic uraemic syndrome）患儿病情往往较 STEC-HUS 患儿更为严重，与其伴有败血症、脑膜炎和肺炎、脓胸等有关，且常常出现严重的肾脏和血液系统损害，死亡率高达 30%～50%。

3. **aHUS** 是一种罕见疾病，约占 HUS 的 5%～10%。年发病率为（1～2）/100 万，可于任何年龄发病，表现为散发性或家族性，这部分患儿预后差，首次发病后死亡率达 10%～15%，50% 的患儿可出现永久性肾功能损害。

二、诊断与鉴别诊断

【临床表现】

1. **前驱症状** D+HUS 患儿在感染后 4 天左右出现腹泻、腹痛、恶心、呕吐等前驱症状，2/3 的患儿可出现鲜血便，少数伴有发热，极少数患儿可出现感染性结肠炎，引起肠出血、梗阻、扩张甚至穿孔。肺炎链球菌相关性 HUS 在发病前几天常有肺炎、脓胸甚至是脑膜炎。aHUS 患儿多无腹泻等前驱症状，63%～70% 患儿发病前有上呼吸道等感染为诱因，部分患儿起病隐匿。

2. **溶血性贫血** 前驱期后 1～10 天左右出现面色苍白、酱油尿、乏力等溶血性贫血的表现，1/3 患儿可出现轻微的黄疸及短暂的转氨酶升高，瘀点等出血症状往往不明显。

3. **急性肾衰竭** 与贫血几乎同时出现，表现为少尿、无尿，水电解质酸碱失衡，尿毒症症状，可伴有高血压。

4. **其他** 部分患儿可出现头痛、烦躁、嗜睡甚至神志改变、抽搐等中枢神经系统症状，5%～15% 的胰腺受累患儿可出现胰腺炎及短暂性糖尿病，心肌病、心肌炎等并发症亦有报道。

【实验室检查】

1. **微血管溶血性贫血** 血红蛋白<100g/L、血清乳酸脱氢酶升高、结合珠蛋白降低、外周血涂片见碎裂红细胞、Coombs 试验阴性（90% 肺炎链球菌相关性 HUS Coombs 试验阳性）、网织红细胞升高。

2. **血小板减少** 血小板<150×10⁹/L。

3. **肾功能损害** 血清肌酐、尿素氮大于正常参考值的上限，尿检可伴有血尿、血红蛋白尿、蛋白尿等肾脏损害。

4. **病原学检查** 粪便培养 STEC 或志贺痢疾杆菌 I 型阳性、免疫分析或 PCR 检测志贺毒素抗原阳性、血清中志贺毒素抗体阳性均可支持 D+HUS 的诊断。血液、脑脊液、痰等培养出肺炎链球菌可支持肺炎链球菌相关性 HUS 诊断。

【诊断】

具备上述微血管溶血性贫血、血小板减少和肾功能损害标准者可诊断 HUS。

HUS 患儿最常见的病理损害为肾小球性的 TMA，表现为肾小球毛细血管扩张，腔内充满血小板 - 纤维蛋白血栓，内皮细胞肿胀与肾小球基底膜出现分离，毛细血管壁增厚。部分患者也可表现为肾皮质坏死或动脉 TMA。除了肾脏微血管外，TMA 损害还可出现在肠、脑、心脏、胰腺等脏器。

【鉴别诊断】

1. **血栓性血小板减少性紫癜**（thrombotic thrombocytopenic purpura，TTP） 以血小板减少、微血管溶血性贫血、神经系统异常、肾功能异常和发热五联症为特点的一种血栓性微血管疾病。由 ADAMTS13 遗传性或获得性缺陷，导致血小板与 vWf 多聚体粘连聚集形成血栓而致病。在临床表现、病理等方面与 HUS 有重叠，易于混淆，但 TTP 多发生于年轻成人，女性更常见，形成的微血栓多发生于脑，因此临床神经系统表现更突出，患者血清中 ADAMTS13 的活性小于 10% 有助于诊断；而 HUS 多发生于儿童，形成的微血栓多发生于肾脏，因此 HUS 肾脏系统损害表现更突出。对于 TTP 患儿血浆治疗补充了正常功能的 ADAMTS13，因此效果好。

2. **其他感染性腹泻所致的急性肾衰竭** 沙门菌、弯曲杆菌及其他细菌感染引起腹泻表现，腹泻并重度脱水导致肾前性急性肾衰竭引起尿素氮、肌酐升高等表现可与 HUS 肾损害相似，但这部分患儿在补液后肾功能即恢复，可鉴别。

3. **红细胞葡萄糖 -6 磷酸脱氢酶（G-6-PD）缺乏症** 也可发生感染后出现急性溶血性贫血，但一般无急性肾衰竭与血小板减少，G-6-PD 活性测定可予以区别。

4. **Evans 综合征** 由自身抗体引起红细胞及血小板破坏增加，而相继或同时发生自身免疫性溶血性贫血和免疫性血小板减少症，患儿 Coombs 试验阳性，血涂片无红细胞碎片，一般无急性肾衰竭等表现，可资鉴别。

三、治疗决策

HUS 患儿病情发展难以预计，部分患儿可在治疗过程中于数小时内出现病情急剧恶化，因此必须详细告知患儿监护人可能情况，尽早将 HUS 患儿转移至 ICU 监护治疗将对疾病康复有帮助，尤其是病情急剧恶化、伴心血管功能不稳定、肾衰竭需要肾脏替代治疗及神经系统并发症的患儿。

1. **支持治疗** 为目前 D+HUS 主要治疗措施。纠正水、电解质及酸碱失衡，尤其是 D+HUS 脱水的纠正，密切监测出入量，以正确评估患者体液情况，防止入量过多出现容量超负荷影响心肺功能，助于早期发现急性肾衰竭出现的少尿、无尿现象。早期行中心静脉置管，方便密切监测肾功能、电解质及贫血等情况；对于病情进展较快的 HUS 患儿，于早期行透析置管避免后期由于容量超负荷、水肿导致置管困难。

2. **抗生素使用** 对于 STEC-HUS 患儿，目前仍主张不使用抗生素，有证据表明杀菌类抗生素可加重 STEC-HUS 的病情，尤其是喹诺酮类抗生素可促进志贺毒素的表达释放。但是志贺痢疾杆菌Ⅰ型为肠侵入性细菌，因此对于志贺痢疾杆菌Ⅰ型感染，早期适当的应用抗生素治疗能够减少 HUS 的发生。肺炎链球菌感染性 HUS 也应根据培养及药敏结果使用适当的抗生素。

3. **辅助治疗** 无证据表明一些辅助治疗如抗血小板因子、抗凝、免疫球蛋白、抗氧化剂、甲泼尼龙等的应用对 D+HUS 有帮助，因此不推荐使用。促动力药与 STEC-HUS 发病有关并可导致严重的神经系统并发症，因此对于 STEC-HUS 患者不使用促动力药。

4. 血液制品的应用

（1）对于血细胞比容降至 18% 以下的 HUS 患儿可输注浓缩红细胞，10ml/（kg•d），输注速度为 2～3ml/（kg•h）以下。

（2）由于血小板输注可增加透明血小板血栓的形成而加重微血管血栓，因此仅于严重出血或需要外科治疗时才对 HUS 患者输注血小板。

（3）血浆治疗包括血浆输注和血浆置换。目前 D+HUS 是否进行血浆治疗尚无定论。肺炎链球菌感染性 HUS，由于血清中抗 T 抗原抗体的具体致病机制不明确，因此为了不增加抗 T 抗原抗体，应避免血浆输注，谨慎使用血液制品，必要时需使用经洗脱的红细胞和血小板。血浆治疗为 aHUS 患儿的一线疗法，输注新鲜冰冻血浆可以补充功能正常的补体因子，血浆置换可以移除异常的补体因子并且避免出现容量超负荷。2009 年，aHUS 研究和初始治疗指南建议于患者诊断 aHUS 后 24 小时内开始进行血浆治疗，血浆置换时交换的血浆量为患者血浆容量的 1.5 倍，平均 60～75ml/kg，血浆置换 1 次 / 天，持续 5 天，随后改为 5 次 / 周，持续 2 周，然后 3 次 / 周，持续 2 周。若无法进行血浆置换，可以进行血浆输注，以 30～40ml/（kg•d）起始，然后改为 10～20ml/（kg•d）。具体血浆治疗的持续时间无明确规定，可持续至患者血小板、血红蛋白及血清乳酸脱氢酶恢复正常水平。

5. 肾脏替代治疗　HUS 患儿出现少尿、无尿后经限制液体入量、使用利尿剂促进尿液排出等保守治疗后，仍有 30%～50% 急性肾衰竭的患者需要进行肾脏替代治疗，除外有严重结肠炎等腹部并发症，一般选择进行腹膜透析。

6. 免疫抑制剂　抗 CFH 自身抗体阳性的 aHUS 患儿可使用免疫抑制剂。

7. 移植　进展至终末期肾脏疾病（end-stage renal disease，ESRD）的 D+HUS 患儿可进行肾移植。对于进展至 ESRD 的 aHUS 患儿也可进行肾移植，但移植后有 60% 的复发率。抗 CFH 自身抗体阳性的 aHUS 患儿移植前进行血浆治疗降低抗体滴度可提高移植成功率。对于移植后的 aHUS 患儿可进行预防性的血浆治疗以避免移植后复发。

CFH 及补体 I 因子（complement factor I，CFI）由肝脏合成。对于 CFH 及 CFI 缺陷的 aHUS 患儿可进行肝肾联合移植；但是，死亡率较高，在移植前及手术过程中进行血浆治疗可提高成功率。

8. Eculizumab　Eculizumab 为一种人工合成的抗 C5 单克隆抗体，能够与补体因子 C5 结合而阻断补体的级联反应，抑制过敏毒素 C5a 和膜攻击复合物的形成。多个前瞻性研究证明它在治疗 aHUS 中的有效性及在预防和治疗移植后 aHUS 复发的有效性。目前，Eculizumab 已被 FDA 和 EMEA 批准用于 aHUS 的治疗。由于 Eculizumab 抑制了补体系统的活性，增加了使用者被感染的机会，因此所有使用者在接受 Eculizumab 治疗前 1 周需接种脑膜炎奈瑟菌疫苗，儿童患者中还需接种流感嗜血杆菌疫苗和肺炎疫苗，并推荐患儿预防性使用抗生素。Eculizumab 费用昂贵，对 Eculizumab 治疗的持续时间不明确，停药后仍可出现严重的微血管血栓病变，因此停药后必须监测至少 12 周。

9. 并发症的处理　HUS 患儿并发症多。临床医师应该注意鉴别并发症与原发病治疗过程中出现的不良反应。高血压为 HUS 病程中常见且较严重的并发症，高血压产生的原因主要为少尿、无尿导致液体潴留以及病程中肾素 - 血管紧张素 - 醛固酮系统的激活，对于伴有高血压的患儿可行动脉置管以正确监测血压值，监测出入量，防止入量过多引起血容量超负荷，对于严重高血压者可口服或静脉应用抗高血压药物，如血管紧张素转化酶抑制剂、血管扩张剂、β 受体阻断剂、钙离子通道阻断剂等。严重胃肠道并发症较罕见，但结肠炎穿孔等往往需要外科手术治疗。患儿可出现神志改变、抽搐等神经系统并发症,需要与 TTP 及使用镇静剂的患儿相鉴别,必要时行磁共振及脑电图检查。胰腺炎及短暂性糖尿病可见于 5%～15% 的胰腺受累患儿,因此病程中应注意监测血糖。

四、常见问题和误区防范

【常见问题】

1. **HUS 病因的识别**　不同原因导致的 HUS 在治疗方面存在差异,因此对于新收住院临床诊断为 HUS 的患儿需在入院后根据患者的临床表现初步进行病因分析,具体步骤见图 12-1。排除感染性 HUS 后应怀疑 aHUS 的可能,并根据表 12-2 的内容进行相关的调查。

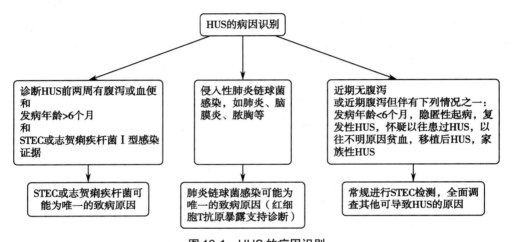

图 12-1　HUS 的病因识别

HUS:溶血尿毒综合征;STEC:产志贺毒素大肠埃希菌。

表 12-2　非感染相关性 HUS 的检测内容

病因	检测内容
补体失调	检测血浆或血清中补体 C3、CFH、CFI 浓度,抗 CFH 自身抗体及细胞表面的 MCP,相关补体系统基因分析,包括 *CFH、CFI、MCP* 等 11 个相关基因
ADAMTS13 缺陷	疾病急性期血浆 ADAMTS13 检测,活性<10% 有重要意义
钴胺素缺乏	高半胱氨酸、甲基丙二酸检测和／或 *MMACHC* 基因检测
其他因素	血清 HIV 检测,抗核抗体、抗 dsDNA、抗磷脂抗体等检测

HUS:溶血尿毒综合征;ADAMTS13:血管假性血友病因子裂解蛋白酶;CFH:补体 H 因子;CFI:补体 I 因子;MCP:膜辅助蛋白。

2. **HUS 的预后和随访**　急性期过后 20%～40% 的 HUS 患儿存在长期后遗症,大部分为肾脏损害,其中 15%～30% 表现为蛋白尿,5%～15% 表现为高血压,9%～18% 表现为慢性肾脏疾病,3% 进展至 ESRD。大部分肾脏损害为轻微,如可控制的高血压等;但是,在急性期后进展至 ESRD 的患儿其肾脏损害常常为不可逆性损害。STEC-HUS 急性期肾脏损害程度与肾脏远期预后密切相关,急性期无尿 5～14 天以上、透析时间大于 7 天预示肾脏预后不良,病理表现为肾皮质坏死、急性期过后 1 年内出现蛋白尿等也常常预示肾脏的不良结局。STEC-HUS 急性期过后,即使是完全恢复的患儿,也应随访至少 5 年,以尽早发现迟发性的并发症,而对有蛋白尿、高血压及肾小球滤过率减少的患儿应进行更为长期的随访。

【误区防范】

1. **非典型 STEC-HUS 的诊断** 有些 STEC 感染引起的 HUS 患儿并无腹泻的前驱症状,因此所有 HUS 患儿均需行当地流行的 STEC 的检测以进一步排除 STEC-HUS 可能。部分 HUS 患儿是由于尿道感染 STEC 而致病的,因此应同时对所有 HUS 患儿行尿液常规检查及尿液培养。

2. **家族性 HUS 并非均为遗传因素所致** 家族性 HUS 有两种情况,一种为暴发性 STEC 感染导致多个家庭成员同时或相差数周出现 HUS,这种情况多为 STEC-HUS;而另一种情况家庭成员为非同时出现的 HUS,这种往往为遗传因素所致,aHUS 的可能性大。

3. **肺炎链球菌相关性 HUS 没有排除患儿的治疗** 禁止血浆输注,慎用血液制品。必须使用血液制品时,只能使用洗脱红细胞或洗涤血小板。

五、热点聚焦

【发展动态】

1. **D+HUS 的发病与补体旁路系统激活的关系** 志贺毒素诱导的 HUS 患儿血清中补体 C3 水平降低,C3d、Bb 和 C5b-9 水平升高;志贺毒素 -2 可结合并抑制 CFH,促使膜攻击复合物形成而使细胞裂解;志贺毒素还可导致皮肤血管内皮细胞表达 P 选择素,P 选择素结合并激活补体 C3;志贺毒素诱导的 HUS 患儿存在 *CD46* 基因的杂合突变,该突变同样存在于一些 aHUS 患儿中;在 STEC-HUS 患儿血清中发现 CFB 及 C5b-9 的碎片,因此 D+HUS 患者可能也存在补体旁路系统的激活。

2. **血管内皮生长因子**(vascular endothelial growth factor,VEGF)**与 HUS 的发病有一定的关联** VEGF-A 是由外周上皮细胞分泌的一种 VEGF,在肾小球中主要由足细胞分泌,它在促血管发生、血管生成及维持内皮细胞稳定中起重要的作用。癌症患者在使用抗 VEGF 时容易出现肾小球的血栓性微血管病变而表现为 HUS;研究发现足细胞 *VEGF-A* 基因敲除的小鼠无 VEGF 分泌并出现血栓性微血管病变,因此 VEGF 可能与 HUS 的发病有一定的关联,这也是目前的研究热点。

3. **新一代测序技术促进了 aHUS 病因研究** aHUS 患儿中检测出补体基因突变的仅占 50% 左右,还有一些 aHUS 患儿的病因不明。2013 年,Lemaire M 等通过全外显子组测序,首次于 2 个家系的 4 个 aHUS 患者中鉴定出了 *DGKE* 基因的纯合或复合杂合突变,并随后于 83 名 aHUS 患者检测出 6 名存在 *DGKE* 基因突变。*DGKE* 基因成为第一个与补体级联系统无关且突变可导致 aHUS 的基因。近年来,全外显子组测序、全基因组测序技术等新一代测序技术的出现和发展对 HUS 病因的研究发挥了促进作用。

【争议焦点】

1. **对于 STEC-HUS 患儿是否使用抗生素仍存在争议** STEC 感染后仅有 5%～15% 的患儿出现 HUS。O157:H7 型 STEC 感染后进展至 HUS 与起病 1 周内出现呕吐、白细胞计数升高和抗生素的使用有关。考虑使用抗生素可能增加志贺毒素的释放而促进并加重 HUS 的发生,目前主张 STEC-HUS 患儿不使用抗生素。但是,2011 年德国暴发 O104:H4 型 STEC 感染时,对 STEC 感染者使用抗生素不仅缩短了患者的排菌时间,出现抽搐、死亡和需要腹部手术的比例也减少。一个对 274 名 STEC-HUS 患者 5 年的随访研究并未发现抗生素的使用与远期不良预后有关联。抗生素使用对 STEC-HUS 的影响可能与感染的 STEC

的血清型及使用的抗生素种类有关,目前需要进一步的研究才能确定 STEC-HUS 患者中抗生素使用的利弊情况。

2. STEC-HUS 患儿是否需要应用血浆治疗尚无定论 临床上有对重症 STEC-HUS 患儿使用血浆治疗,部分患儿得到病情缓解,但不能排除病情的缓解属于疾病自身恢复过程。2011 年德国暴发 O104：H4 型 STEC 时,无明显的证据表明血浆置换治疗对 STEC-HUS 患者的有效;相关报道亦表明急性期 STEC-HUS 患者使用血浆治疗与出现肾脏和神经系统的并发症有一定的关联,但也可能与进行血浆治疗的患者病情往往较重有关。另外,血浆治疗本身也可引起一定的并发症,如静脉置管栓塞、血容量超负荷等。因此,目前对于 STEC-HUS 患儿是否进行血浆治疗仍有一定的争议,需要进一步的随机对照研究提供证据。

【疑难问题】

1. 何种基因突变的 aHUS 患儿适合进行肾脏移植?

aHUS 患者进展至 ESRD 后理论上均成为进行肾脏移植的候选人,但是 60% 的患者可出现移植后复发 HUS,91.6% 复发者可导致移植失败。41%～86.7% 的 CFH-HUS 患者在移植后出现复发,67%～100% 的 CFI-HUS 患者出现移植后复发,40%～70% 的 C3-HUS 患者出现移植后复发。报道的 3 个 CFB-HUS 和 2 个 THBD-HUS 患者均出现肾移植后复发。而进行移植的 MCP-HUS 患者少有出现移植后复发 HUS 的报道,可能是由于 CFH 和 CFI、CFB、C3 均是由肝脏合成的血清蛋白,单纯进行肾脏移植并不能改善血清中这些缺陷蛋白的功能;而 MCP 是细胞表面膜结合的补体调节因子,进行肾脏移植后供体肾脏细胞表面携带着功能正常的 MCP,因此不易出现 HUS 复发。aHUS 的临床表型与基因型之间尚无明确的一一对应关系,因此仅仅根据临床表型无法准确预测 aHUS 患者肾移植后复发 HUS 的情况。2%～5% 的 aHUS 患者存在两个或两个以上的基因突变,因此需对 aHUS 患者进行所有已知致病基因的检测,明确致病基因和基因型。根据患儿的基因型选择移植治疗方案,如对 CFH、CFI 基因突变的 aHUS 患儿可进行肝肾联合移植;对仅存在 MCP 基因突变的 aHUS 患儿进行肾移植。

2. 为什么携带补体基因突变的患者仅有 50% 发生 aHUS?

CFH、CFI、C3、THBD、MCP、CFB 基因突变所致的家族性或散发性 aHUS 的外显率分别只有 48%～59%、50%、56%、64%、53%～54%、63.6%,仅有 50% 的含有 CFH、CFI、MCP 等基因突变的携带者在 45 岁前发生 aHUS。aHUS 不完全外显的确切原因尚不清楚。

（余自华　易翠莉）

参考文献

1. VAISBICH MH. Hemolytic-Uremic Syndrome in childhood. J Bras Nefrol,2014,36:208-220.

2. NITSCHKE M,SAYK F,HÄRTEL C,et al. Association between azithromycin therapy and duration of bacterial shedding among patients with Shiga toxin-producing enteroaggregative Escherichia coli O104:H4. JAMA,2012,307:1046-1052.

3. SPINALE JM,RUEBNER RL,COPELOVITCH L,et al. Long-term outcomes of Shiga toxin hemolytic uremic syndrome. Pediatr Nephrol,2013,28:2097-2105.

4. PETRUZZIELLO-PELLEGRINI TN,MARSDEN PA. Shiga toxin-associated hemolytic uremic syndrome: advances in pathogenesis and therapeutics. Curr Opin Nephrol Hypertens,2012,21:433-440.

5. SALVADORI M,BERTONI E. Update on hemolytic uremic syndrome:Diagnostic and therapeutic

recommendations. World J Nephrol, 2013, 2: 56-76.

6. SPINALE JM, RUEBNER RL, KAPLAN BS, et al. Update on Streptococcus pneumoniae associated hemolytic uremic syndrome. Curr Opin Pediatr, 2013, 25: 203-208.

7. ZUBER J, LE QUINTREC M, SBERRO-SOUSSAN R, et al. New insights into postrenal transplant hemolytic uremic syndrome. Nat Rev Nephrol, 2011, 7: 23-35.

8. LOIRAT C, FRÉMEAUX-BACCHI V. Atypical hemolytic uremic syndrome. Orphanet J Rare Dis, 2011, 6: 60.

9. CAMPISTOL JM, ARIAS M, ARICETA G, et al. An update for atypical haemolytic uraemic syndrome: diagnosis and treatment. A consensus document. Nefrologia, 2015, 35: 421-447.

10. LEMAIRE M, FRÉMEAUX-BACCHI V, Schaefer F, et al. Recessive mutations in DGKE cause atypical hemolytic-uremic syndrome. Nat Genet, 2013, 45: 531-536.

第十三章

Fanconi 综合征

培训目标

1. 掌握 Fanconi 综合征的临床和实验室检查特征。
2. 熟悉 Fanconi 综合征的治疗措施。
3. 了解 Fanconi 综合征的病因。

一、概述

Fanconi 综合征是一组不同病因导致的肾脏近端小管功能多发性障碍，使得在正常机体应被近球小管回吸收的物质如氨基酸、葡萄糖、磷酸盐、碳酸氢盐及其他多种物质经尿中丢失，而导致出现近端肾小管酸中毒、低钾血症、肾性糖尿、氨基酸尿及其合并出现维生素 D 抵抗性骨病的临床综合征。为 Fanconi 于 1931 年首先报道。临床以骨骼变化，骨龄减低和生长缓慢为特征。

【病因】

涉及 Fanconi 综合征的病因较为广泛，一般可归为原发性与继发性两类。原发性者可为散发性和遗传性；其遗传方式包括常染色体隐性遗传、常染色体显性遗传或 X 性联遗传。继发性者包括：①遗传代谢性疾病：如肝豆状核变性、胱氨酸血症、酪氨酸血症 I 型、糖原贮积症、半乳糖血症及线粒体病；②与药物和毒物相关：如异磷酰胺、氨基糖苷类、铅、汞；③与系统性疾病相关：如甲状旁腺功能亢进、维生素 D 缺乏 / 依赖；④与肾脏疾病相关：如移植排斥、肾静脉血栓、髓质囊性病。

【发病机制】

Fanconi 综合征的发病机制尚不完全清楚。其共同机制可能有二：一是肾小管上皮细胞膜的完整性改变导致发生泄漏而不能有效地重吸收多种溶质；二是肾小管细胞内代谢改变，不能产生足够的能量以维持物质的转运，导致近端小管对多种物质转运异常，即尿中过多丢失氨基酸、糖、磷酸盐、碳酸氢盐、尿酸及低分子蛋白，出现肾性糖尿、氨基酸尿、低磷血症、低尿酸血症及高氯性代谢性酸中毒等，常伴有低钾血症、低钙血症。低钾血症时常伴有"肾性尿崩"，表现为多饮、多尿、烦渴等症状。低钾血症时也可伴有肌无力、肾盂扩张、肾积水等。低磷血症时，钙磷乘积降低，影响骨矿化；细胞内磷不足可降低 1-α 羟化酶活性，使肾内 1, 25-$(OH)_2D_3$ 合成减少；低血钙、酸中毒时肾小管对钙的再吸收受抑制，上述因素均可导致肾性骨病。

二、诊断与鉴别诊断

【临床表现】

本病缺乏特异性临床表现，可于婴儿期4～6个月发病。常因生长缓慢、软弱无力、多尿、烦渴、食欲差、消瘦、呕吐、便秘、发热等就诊，可因营养不良、发热、脱水及酸中毒住院。儿童表现为经维生素D常用量治疗仍呈活动性低磷性佝偻病。少有肾钙化和肾结石发生。此外，继发性者出现遗传或系统性病变的表现。

【实验室检查】

1. 阴离子间隙正常的代谢性酸中毒，血HCO_3^-降低，但很少低于15mmol/L，可出现酸性尿。

2. 血钾减低　低磷血症、低尿酸血症。

3. 氨基酸尿、肾性糖尿、低分子蛋白尿、磷酸盐尿。

4. 血磷酸酶增高。

5. 肾性骨病的X线片表现　如骨质疏松、骨骼畸形。

6. 继发性病变的特征表现　如胱氨酸储积病所引起的Fanconi综合征，通过骨髓片、细胞、直肠黏膜中的结晶分析或裂隙灯检查角膜有胱氨酸结晶。

【诊断】

除通过病史、临床表现及实验室检查诊断Fanconi综合征外，对非遗传性Fanconi综合征诊断中应注意寻找潜在系统病变依据如有否其他疾病（自身免疫性疾病、线粒体疾病及淀粉样变等）和接触毒性物质史（如铅、汞、锅等）和药物应用史。

【鉴别诊断】

1. 低血磷性抗维生素D性佝偻病　本病由于肾小管重吸收磷酸盐减少，造成血磷下降、尿磷增多，钙磷乘积下降，骨质不能钙化。遗传学表现为X性联显性遗传。单纯口服磷替代治疗不能完全改善骨病，必须同时用1,25-$(OH)_2D_3$治疗才能纠正骨软化。

2. 维生素D依赖型佝偻病　遗传学表现为常染色体隐性遗传病，发病时间从生后数月起，常伴有肌无力，早期可出现手足搐搦症。由于缺乏1-羟化酶，不能合成1,25-$(OH)_2D_3$，以低血磷、低血钙及氨基酸尿为特征。对维生素D_2、D_3均有抵抗，治疗需加大维生素D_2剂量至生理剂量1 000倍才有效。

三、治疗决策

治疗目的为纠正生化异常，控制佝偻病，防骨骼畸形，改善生活质量。对于继发性者应给予病因治疗，对症治疗主要措施包括：

1. 纠正酸中毒，给予碱性药物，如碳酸氢钠或枸橼酸钠/枸橼酸钾合剂治疗（参见肾小管酸中毒）。患者补碱量和补钾量可较大，有时每天补碱量可达10～20mmol/kg。

2. 纠正电解质紊乱，对于低磷血症、低钾血症的患者分别给予磷酸盐制剂（2～4g/d）及枸橼酸钾口服。

3. 补充维生素D控制骨病，维生素D（1万～5万U/天）或1,25-$(OH)_2D_3$（0.25～0.5μg/d），需注意防止肾钙化。

4. 调节水入量，对水肿患者应当限制水、钠入量，对多尿患者每昼夜水的入量一般不多于每昼夜尿量，以控制多尿症状。

5．禁用磺胺类药物，积极防治尿路感染。

6．出现肾衰竭者，应给予各种相应治疗。

四、误区防范

Fanconi 综合征病因复杂，临床表现缺乏特异性，容易误诊漏诊。有文献报道该病可合并肾小球疾病如肾病综合征及 IgA 肾病，由于其大量蛋白尿而掩盖了肾小管病变。在非遗传性 Fanconi 综合征中，随着各类药物的广泛应用，应注意早期识别诸如抗肿瘤药物、抗病毒药物及部分中药所导致肾小管损伤而出现的药物性 Fanconi 综合征。

五、热点聚焦

儿科中多数为先天性代谢病，即使继发性者，如继发于胱氨酸血症或络氨酸血症者，随着基因检测技术的发展，可对于临床疑似病例进行遗传学检查，为诊断提高充分依据。

（曹　力）

参考文献

1．杨霁云，白克敏．小儿肾脏病基础与临床．北京：人民卫生出版社，2000：326.

2．MAN CHUN CHIU, HUI KIM YAP．实用儿科肾脏病学．丁洁，译．北京：北京大学医学出版社，2007：201.

3．王天有，申昆玲，沈颖．诸福棠实用儿科学．9 版．北京：人民卫生出版社，2022.

4．陈楠，赵青．范科尼综合征的诊断及治疗．医师进修杂志，2003，26（5）：3-4.

5．陈开澜．原发性范可尼综合征 1 例并文献复习．临床荟萃，2011，25（20）：1830.

6．郑法雷，赵素梅，李雪梅．Fanconi 综合征的临床与生化特点．中华内科杂志，2000，39（11）：735-738.

第十四章

肾小管酸中毒

培训目标
1. 掌握不同类型肾小管酸中毒的生化和临床特征。
2. 熟悉肾小管酸中毒的处理原则。
3. 了解用于诊断肾小管酸中毒的实验室检查方法的原理和诊断价值。

一、疾病概述

肾小管酸中毒是由于远端肾小管泌氢功能障碍和/或近端肾小管重吸收碳酸氢盐障碍所导致的以慢性代谢性酸中毒而尿 pH 值相对增高为特征的临床综合征,其特征为代谢性酸中毒伴高氯血症,阴离子间隙正常,碳酸氢盐尿或尿排泄可滴定酸和氨减少。依不同的分型,血钾可正常、降低或升高。肾小球滤过功能多无显著改变。临床以生长发育落后、肾性骨病及并发钙盐沉着和肾结石而出现尿路症状等为主要表现。

【分型】

根据主要受累部位及发病机制不同,肾小管酸中毒分为以下四种类型,各型的病因不尽相同,可以是遗传性或获得性。

1. **Ⅰ型(远端)肾小管酸中毒**　其特征为在全身酸中毒情况下,由于远端小管 H^+ 分泌受损,故不能使尿 pH 值降低。

(1)原发性者见于先天性肾小管功能缺陷,多为常染色体显性遗传,亦有隐性遗传及散发病例。

(2)继发者可见于很多疾病:①与自身免疫病相关:如干燥综合征、原发性胆汁性肝硬化、纤维素性肺泡炎、甲状腺功能亢进;②与其他系统性或遗传性疾病相关:肝豆状核、碳酸酐酶缺乏;③药物及毒物导致的小管损伤;④与肾小管间质疾病有关:如梗阻性尿路病、移植排斥、特发性高钙尿症、肾髓质囊性病。

2. **Ⅱ型(近端)肾小管酸中毒**　其发病机制在于患儿近端肾小管的碳酸氢盐肾阈降低,过多碳酸氢盐自尿中丢失,从而出现酸中毒。此型肾小管酸中毒可表现为单纯 HCO_3^- 丢失或为多种近端小管功能紊乱的一部分,后一组肾小管功能紊乱被称为 Fanconi 综合征(详见第十三章)。单纯 HCO_3^- 丢失(不伴 Fanconi 综合征)较为少见,其原发性者可为散发病例或呈遗传性。可继发于线粒体疾病或碳酸酐酶活性减低。

3. **Ⅲ型肾小管酸中毒**　具Ⅰ型特点,但还伴有轻度碳酸氢盐重吸收障碍,酸中毒程度较Ⅰ、Ⅱ型为重。

4. **Ⅳ型肾小管酸中毒(醛固酮减低/醛固酮抵抗)**　是由于醛固酮减低、肾脏对醛固酮抵抗增加或存在醛固酮拮抗剂如螺内酯所致。醛固酮的作用位点是在集合管上；其肾素活性可增高或降低。病因包括：

（1）醛固酮减低伴低肾素：如梗阻性尿路病、肾移植、狼疮性肾炎。

（2）醛固酮减低伴高肾素：如原发性肾上腺缺陷（21-羟化酶缺乏、碳链裂解酶缺乏）、醛固酮分泌受抑制（ACEI、AT1 受体拮抗剂、环孢素 A）。

（3）药物导致醛固酮抵抗：如利尿剂（阿米洛利、螺内酯）、环孢素。

（4）遗传性疾病导致醛固酮抵抗：假性醛固酮减少症Ⅰ和Ⅱ型。

二、诊断与鉴别诊断

【临床表现】

1. **慢性代谢性酸中毒的表现**　如生长发育迟缓、软弱、食欲减退、恶心、呕吐、乏力、呼吸深快等。

2. **尿路症状**　尿浓缩不良致多尿、烦渴、夜尿及脱水。肾结石和肾钙化易致泌尿道感染，此类改变多见于Ⅰ型。

3. **低钾血症的表现**　如：肌肉无力、肌肉瘫痪、腹胀、便秘等。

4. **肾性骨病**　如出牙延迟或牙齿早脱、骨软化、膝外翻、膝内翻等表现，维生素 D 治疗效果差，患儿常有骨痛和骨折。

【实验室检查】

1. **尿 pH 值**　酸中毒时尿 pH 值>5.5，支持远端肾小管酸中毒的诊断。应排除能分解尿素的病原菌如变形杆菌导致泌尿系感染时可使尿 pH 值升高。

2. **尿阴离子间隙/尿静电荷**（urine net charge，UNC）　NH_4^+ 的定量测定不容易做到，因此，UNC 作为一种替代方法可评估远端肾小管酸中毒疑似病例 NH_4^+ 的排泄。这是基于尿中阴阳电荷的总和必须是零的理论：

$Na^+ + K^+ + NH_4^+ = Cl^- + 80$（80 表示其他阴电荷的总计）

$NH_4^+ = 80 - (Na^+ + K^+ - Cl^-)$

$UNC = Na^+ + K^+ - Cl^-$

$UNC = 80 - NH_4^+$

正值 UNC 提示 NH_4^+ 的排泄降低，如远端肾小管酸中毒时。

负值 UNC 提示 NH_4^+ 的排泄增高，如近端肾小管酸中毒时。

3. **输注 HCO_3^- 时尿 pCO_2 的变化（尿-血 pCO_2 分压）**　正常尿与血 pCO_2 梯度（U-B pCO_2）>20mmHg。

碱性利尿时，小管内 pH 值增高，导致 H^+ 分泌率增高，大量碳酸形成碳酸脱水形成水和 CO_2，使尿 pCO_2 增高，因此尿 pCO_2 能反映远端小管 H^+ 分泌率。正常情况下，碱性利尿时，尿 pCO_2 能够上升至 70mmHg 以上，如远端肾小管酸中毒时泌 H^+ 能力差，尿 pCO_2 不能升至 55mmHg 以上。

4. **尿酸化实验（氯化氨负荷试验）**　测定机体对口服酸负荷（NH_4Cl 0.1g/kg）的反应，收集每小时尿液测定 H^+ 和 NH_4^+ 的排泄率，共 6～8 小时。

不能酸化尿液至尿 pH 值<5.5，提示远端肾小管酸中毒。

尿 pH 值<5.5，提示近端肾小管酸中毒或Ⅳ型肾小管酸中毒。

此方法主要用于诊断不完全性远端肾小管酸中毒，如果已经存在酸中毒，不需要再用

NH_4Cl 诱导酸中毒。

5. HCO_3^- **排泄分数**（$FeHCO_3^-$）

计算公式=（尿 HCO_3^-× 血肌酐）/（血 HCO_3^-× 尿肌酐）×100%

当患儿给予口服或静脉碳酸氢钠直至血浆 HCO_3^- 水平达 30mmol/L 时，监测尿 pH 值。

在近端肾小管酸中毒，血 HCO_3^- 超过阈值 15mmol/L 时，$FeHCO_3^-$ 将增加至 15% 以上；而其他肾小管酸中毒患儿，$FeHCO_3^-$ 仍将维持在 3% 左右，提示 HCO_3^- 重吸收良好。

近端肾小管酸中毒：>15%；远端肾小管酸中毒：3%～5%。

6. **X 线检查** 骨密度降低和佝偻病表现；腹平片见肾结石或肾钙化。

【诊断】

1. **Ⅰ型（远端）肾小管酸中毒**

（1）高氯血症代谢性酸中毒，血阴离子间隙正常。

（2）尿 pH 值>5.5。

（3）低钾血症。

（4）尿与血 pCO_2 梯度（U-B pCO_2）<20mmHg。

（5）HCO_3^- 排泄分数（$FeHCO_3^-$）正常或轻度增高。

（6）其他：骨病、泌尿系结石的存在支持诊断。

2. **Ⅱ型（近端）肾小管酸中毒**

（1）高氯性代谢性酸中毒，血 HCO_3^- 降低，但很少低于 15mmol/L，阴离子间隙正常。

（2）酸中毒时排酸性尿（pH 值<5.5）。

（3）血钾降低。

（4）尿：糖尿、磷酸盐尿、氨基酸尿。

（5）HCO_3^- 排泄分数（$FeHCO_3^-$）>15%。

（6）尿钙排除增高，但少有肾钙化。

3. **Ⅲ型肾小管酸中毒** 远端肾小管酸中毒伴有 HCO_3^- 排泄分数（$FeHCO_3^-$）5%～10%。

4. **Ⅳ型肾小管性酸中毒**

（1）高氯血症代谢性酸中毒，血阴离子间隙正常。

（2）高钾血症。

（3）酸中毒明显时尿 pH 值可<5.5。

（4）尿与血 pCO_2 梯度（U-B pCO_2）<20mmHg。

（5）HCO_3^- 排泄分数（$FeHCO_3^-$）正常或轻度增高。

各型肾小管酸中毒的特征和治疗要点总结见表 14-1。

表 14-1 各型肾小管酸中毒的特征和治疗要点总结

	Ⅰ型（远端）	Ⅱ型（近端）	Ⅳ型
发病机制	远端管泌氢离子障碍	近端管对碳酸盐吸收减低	氨产生减少
高氯酸中毒	+	+	+
尿 pH 值	>5.5	可<5.5	可<5.5
血钾	减少或正常	减少或正常	增加
尿 HCO_3	正常	增加	正常
$FeHCO_3^-$	<5%	>15%	<5%

续表

	Ⅰ型（远端）	Ⅱ型（近端）	Ⅳ型
生长落后	常见	常见	常见
肌无力	++	+	-
并发症	肾结石、钙化	佝偻病	少
碱性药物 mmol/(kg·d)	1～3	5～20	可能不需要
补钾	+ -	++	

引自：MAN CHUN CHIU，HUI KIM YAP. 实用儿科肾脏病学 . 丁洁，主译 . 北京：北京大学医学出版社，2007：201。

【鉴别诊断】

主要根据不同类型与相应病因所致的继发性肾小管酸中毒相鉴别，应注意有无其他近球肾小管功能改变，全身其他系统病变及用药史及毒物接触史。与 Fanconi 综合征，胱氨酸尿，肝豆状核变性及药物或毒物引起者相鉴别。

三、治疗决策

1. **紧急纠正酸中毒** 对于急性期明显的酸中毒，应滴注碳酸氢钠予以纠正。在输注碱性液之前，首先纠正低钾血症和低钙血症（如果存在）十分重要，以预防危险的肌无力、呼吸衰竭、心律失常或手足抽搐。

2. **维持治疗** 一般情况下，常用枸橼酸钠、枸橼酸钾混合液（两者各 100g 加水至 1 000ml，每毫升含 Na^+ 和 K^+ 各 1mmol，HCO_3^- 2mmol）。

（1）Ⅰ型（远端）肾小管酸中毒：$NaHCO_3$ 1～3mmol/(kg·d) 分次口服。尽管充分控制尿钙排泄，肾钙化常是不可逆的，但肾石病的发生率可明显降低。

（2）Ⅱ型（近端）肾小管酸中毒：因为给予的 HCO_3^- 以一定比例由尿中排泄，故碱化治疗有困难，需要大剂量才能纠正酸中毒[5～20mmol/(kg·d)]。双枸橼或多枸橼 - 钾可替代 $NaHCO_3$，并能更好地耐受。低钾血症的患儿需要补充钾，同时给予噻嗪类利尿剂[如氢氯噻嗪 1.5～2mg/(kg·d) 口服，每天 1 次]可减少碱性药物的需要量。Fanconi 综合征患儿需要补充磷酸盐和维生素 D。

（3）Ⅳ型肾小管性酸中毒：①停用相关药物（如果存在）；②扩容、低钾饮食及偶尔应用排钾利尿剂降低高钾血症；③一旦血钾正常，酸中毒常自我纠正，故常不需要碱性药物治疗；④某些患儿可能需要盐皮质激素治疗，可用 9-α 氟氢可的松，0.05～0.2mg/d，如系由于肾小管对盐皮质激素反应低下，常需较大剂量，0.3～0.5mg/d，必要时加用利尿剂。

（4）佝偻病的治疗：维生素 D，一般 5 000～10 000U/d，口服，剂量随酸中毒纠正及骨病恢复而减量至停药。

（5）预防肾钙质沉积：酸中毒纠正后尿钙排出量逐年降至正常范围。一般认为碱剂用量以尿钙排出量控制在每天 0.05mmol 以下为宜。

（6）其他：限盐、肉、蛋，减少氯摄入。由于肾浓缩功能差，每天应供足够水分。

四、常见问题及误区防范

肾小管酸中毒临床起病隐匿，缺乏特异性临床表现，容易延误诊断，如患儿合并感染病情加重时容易仅仅停留诊断为感染等所导致酸中毒，而忽略其基础病变。另外，当某一方面症状如低钾血症或尿路症状突出可误诊为周期性瘫痪或尿崩症等。除了典型病例外，尤其应注意以下两类不典型病例的诊断：

1. **不完全性肾小管酸中毒**　在Ⅰ型和Ⅱ型肾小管酸中毒中皆有未出现代谢性酸中毒的病例，只在多次检查尿液时发现尿 pH 值常>5.5，提示可能存在肾小管酸化障碍，诊断需通过氯化铵负荷试验测定尿的最低 pH 值>5.5 或碳酸氢钠负荷试验测定最大程度碱化尿时尿 pCO_2 不增高，尿与血 pCO_2 梯度（U-B pCO_2）<20mmHg，证实存在肾小管酸化障碍。

2. **尿 pH 值能降至 5.5 以下的肾小管酸中毒**　混合型肾小管酸中毒患儿当出现明显代谢性酸中毒时碳酸氢钠<13～15mmol/L，故到达远端肾小管的碳酸氢钠尚在其重吸收的能力范围之内，故尿 pH 值可降至 5.5 以下。可做碳酸氢钠负荷试验，如尿 pCO_2 不能升至 55mmHg 以上，说明远端肾小管无足够的氢离子与碳酸氢根结合，远端肾小管酸中毒时泌氢能力差。

五、热点聚焦

遗传性 RTA 以往尚未受到足够重视。随着分子生物学理论和技术的发展。多种与 RTA 相关的基因及其突变被陆续报道。其功能研究尚在进行中。随着其致病基因的阐明及基因检测手段的提高，必将对遗传性 RTA 的早期诊断和治疗带来新的突破和希望。

（曹　力）

参考文献

1. 杨霁云，白克敏. 小儿肾脏病基础与临床. 北京：人民卫生出版社，2000.
2. MAN CHUN CHIU HUI KIM YAP. 实用儿科肾脏病学. 丁洁，译. 北京：北京大学医学出版社，2007.
3. 王天有，申昆玲，沈颖. 诸福棠实用儿科学. 9 版. 北京：人民卫生出版社，2022.
4. 王琼，陈楠. 遗传性肾小管酸中毒相关基因研究进展. 中华肾脏病杂志，2009，25（5）：404-405.
5. 郑法雷. 肾小管酸中毒的诊断与治疗. 医师进修杂志，2003，26（5）：1-2.

第十五章

肾性尿崩症

培训目标

1. 熟悉肾性尿崩症的诊断、鉴别诊断和治疗。
2. 了解肾性尿崩症的发病机制。

一、概述

肾性尿崩症（nephrogenic diabetes insipidus）是指在血浆抗利尿激素（ADH）正常或者增高的情况下，肾脏对 ADH 反应缺陷，不能浓缩尿液而持续排出大量稀释性尿液引起的综合征，其特点是多尿、烦渴、低比重尿和低渗尿。

肾性尿崩症是一种肾小管对水重吸收功能障碍的疾病，根据病因可分为遗传性和继发性。遗传性肾性尿崩症或者家族性肾性尿崩症是由于基因突变导致远端肾小管和集合管对血管加压素不敏感，肾小管上皮细胞内产生 cAMP 不足（或受体不足、其他物质与受体产生竞争性抑制和亲和力下降），或 cAMP 作用于管腔侧胞膜，引起水通透性的功能发生障碍所致。目前已发现 90% 是由于编码集合管基侧膜上的 AVP2 型受体（V2R）基因缺陷所致，10% 是由于编码位于肾小管细胞管腔侧膜的水孔蛋白 2（AQP2，一类选择性地对水有通透性的膜糖蛋白）的基因缺陷所致。V2R 基因位于 X 染色体，因此，90% 遗传性肾性尿崩症是性连锁遗传，主要发生在男孩。AQP2 基因位于常染色体，大多是常染色体隐性遗传，少数为常染色体显性遗传。表现为常染色体显性遗传的 AQP2 基因突变一般影响 AQP2 的 C2 末端（G866A，E258K）。

二、诊断与鉴别诊断

【临床表现】

1. **多尿多饮** 本病突出的临床表现。先天性 NDI 可在出生时即有多尿多饮症状，在出生前即表现为羊水过多。

2. **低渗尿** 尿比重常持续低于 1.005，或尿渗量低于 200mOsm/（kg·H$_2$O），给以溶质利尿，亦只能达到与血浆等渗 280～300mOsm/（kg·H$_2$O）的程度。

3. **高渗性脱水与血容量不足** 由于婴幼儿不能表示渴感，容易发生高渗性脱水及血容量不足，可导致中枢神经系统症状和婴儿智力发育障碍。如失水严重可导致死亡。NDI 以外因素引起脱水时，其尿液应为浓缩尿，所以婴儿脱水伴稀释尿，应警惕为本病的可能性。

4. **生长发育迟缓** 见于先天性 NDI。

5. **智力障碍与心理异常** 一般认为，智力迟钝是先天性 NDI 的主要并发症之一，半数以下的患儿有程度不等的智商低下、注意力分散及心理障碍。多数患儿的智商可在正常水平。

6. 尿路积水 本病患儿因长期尿流量很大,无尿路梗阻也可发生尿路积水。长期尿路积水可诱发或加重慢性肾衰竭。

7. 脑组织钙化 本病常伴有颅内钙化,其发生率随病程延长而增高,与多尿多饮症状控制的好坏有关,可引起癫痫发作。

8. 高前列腺素 E 综合征(hyperprostaglandin E syndrome) 尿前列腺素 E 排泄量显著增多,先天性及获得性都有发生,控制这种现象可以使 NDI 的临床表现缓解。

9. 原发病的表现 获得性 NDI 有基础疾病的临床表现及相应的肾脏病理改变。部分患者症状较轻,为不完全性 NDI。药源性 NDI 除见于长期使用锂盐的患儿以外,其他药物引起 NDI 主要见于抗生素和抗肿瘤药。

10. 新生儿或重症患儿 常因脱水而出现高热、抽搐、高钠血症等临床症状。此型随着年龄增长,症状可逐渐减轻。如长期脱水,细胞外液交渗状态,损伤脑细胞,可造成智力障碍。

11. 原发疾病表现 继发性肾性尿崩症首先表现原发病的症状,以后才出现多尿、烦渴、脱水、血液浓缩等相应症状和体征。

【**实验室检查**】

1. 尿液 尿量明显增多,尿比重降低(1.001~1.005),尿渗透压多在 150~180mmol/L。无血尿、蛋白尿等其他尿异常。

2. 血液 血液浓缩,血红蛋白增多及血细胞比容升高。

3. 电解质 血钠、血氯升高,血钠>150mmol/L。

4. 血浆 ADH 测定 肾性尿崩症血 ADH 正常。

5. 肾脏超声 可发现肾积水、输尿管积水、膀胱扩张等。

6. 头部 CT 可发现脑组织钙化。

【**诊断**】

根据阳性家族史和实验室检查及临床表现一般即可诊断。肾性尿崩症患儿禁水实验和加压素实验均无反应。

先天性肾性尿崩症主要症状如多饮多尿、烦渴、低张尿,对 ADH 无反应,男性症状较常见,女性一般症状不明显或仅有不同程度的尿浓缩功能障碍。幼儿如反复出现烦渴、呕吐、发热失水及生长发育障碍等症状,排除其他原因后,应考虑本病可能。在失水情况下,尿仍呈低张状态,对诊断有明显价值。

继发性尿崩症患者,常有原发病的临床表现,尿崩症症状较轻,可根据病史进行诊断。

【**鉴别诊断**】

肾性尿崩症需与中枢尿崩症、神经性多饮多尿及糖尿病鉴别。

1. 中枢尿崩症 本病系由缺乏抗利尿激素引起,血 ADH 水平低,在注射抗利尿激素后多饮多尿症状明显改善,尿渗透压提高。垂体性尿崩症多于青年期发病,起病突然,多尿、烦渴症状较重,可有下丘脑 - 神经垂体损害征象,对加压素试验反应良好。

2. 精神性多饮多尿 精神性多饮多尿征多发生在大龄儿童,先有烦渴多饮后出现多尿,尿量波动大且与精神因素有密切关系。对加压素实验有反应,对高渗盐水实验反应迅速。血浆渗透压轻度降低,尿量在夜间不饮水的情况下可自然减少。

3. **糖尿病** 亦可出现多饮、多尿，但其血糖升高及糖耐量异常可与本病鉴别。

三、治疗决策

治疗肾性尿崩症的基本原则是补足水量维持水平衡，减少糖、盐等溶质摄入。注意改善病人的精神和营养状态。

1. **供给大量液体，防止脱水** 对急性失水者，应静脉补液（用 5% 葡萄糖溶液）。如患儿血浆呈高渗状态，应考虑输入低张液。

2. **限制溶质入量** 如给低盐、低蛋白饮食，氯化钠应控制在 0.5～1.0g/d，以减少对水的需要量。

3. **利钠利尿** 给予氢氯噻嗪 1～2mg/（kg·d）口服，可使尿量减少 50%。其机制可能是通过影响远端肾小管产生负钠平衡来刺激近端小管对钠的再吸收，使流经髓襻与远端肾小管液呈低张性，故用此药时应限制钠的摄入。

4. **吲哚美辛** 特别是与氢氯噻嗪并用时，可使尿量明显减少，常用 1mg/（kg·d）口服。吲哚美辛为非甾体类抗炎药（NSAIDs），在 NDI 患者伴有高前列腺素 E 综合征时，可使用 NSAIDs 治疗。患儿使用 NSAIDs 后，能阻止前列腺素生成，又能改善临床症状。临床研究发现：NSAIDs 与噻嗪类利尿药联合应用疗效更好。

5. **对症治疗** 如并发低血钾及其他电解质缺乏，可补给钾盐或相应电解质。

6. **继发性者应针对病因治疗原发疾病，多尿严重者亦可给予对症治疗。**

7. **ADH 制剂** 慎用，限于部分 ADH 反应病人。

四、常见问题及误区防治

肾性尿崩症与中枢尿崩症和神经性多饮多尿都表现为多饮多尿，但在治疗上却有显著区别。肾性尿崩症的治疗原则是补足水量维持水平衡，减少糖、盐等溶质摄入，慎用或者禁用 ADH，而中枢尿崩症则需要补充 ADH，两者的治疗相反，如在临床上未加区别地使用 ADH，则易引起不良反应。

五、热点聚焦

肾性尿崩症研究热点主要集中在其分子遗传学，*V2R* 和 *AQP2* 两种基因突变位点的检出以及对细胞功能的影响，未来有可能开发出靶向 *V2R* 和 *AQP2* 的治疗药物。

（周建华）

参考文献

1. MAKARYUS AN，MCFARLANE SI. Diabetes insipidus：diagnosis and treatment of a complex disease. Cleve Clin J Med，2006，73（1）：65-71.

2. BOCKENHAUER D，BICHET DG. Pathophysiology，diagnosis and management of nephrogenic diabetes insipidus. Nat Rev Nephrol，2015，11（10）：576-588.

第十六章

Bartter 综合征

培训目标

1. 掌握不同类型 Bartter 综合征的临床和实验室特征。

2. 熟悉不同类型 Bartter 综合征的治疗原则。

3. 了解 Bartter 综合征的分型根据。

一、概述

Bartter 综合征因 Bartter 等于 1962 年首先报道了 2 例出现低钾性代谢性碱中毒、高醛固酮血症,血压正常,肾组织检查显示肾小球旁器肥大的患者而得名。此后,具有不同临床表现和实验室特点的低钾代谢性碱中毒的病例相继被报道,部分患者可有家族史,其模式多为常染色体隐性遗传。故 Bartter 综合征不是单一临床病变,现亦有 Bartter 样综合征之称,是指一组与亨利袢升支粗段和远端肾小管氯化钠吸收缺陷有关的遗传性肾小管疾病。

Bartter 样综合征具有类似的生理紊乱如低钾血症,低氯性代谢性碱中毒,肾素和醛固酮水平升高伴有尿钠、氯和钾排泄增加,但它们在某些尿电解质的排泄程度以及发病年龄等相关临床表现各有不同。随着分子生物学技术的发展,此组病变的分子遗传学特征和发病机制得以阐明,现已根据可引起 Bartter 样综合征的六个编码肾小管转运蛋白或离子通道的基因突变将其分为六型,从而取代了以往的临床分类。六类中除第Ⅴ型为常染色体显性遗传外,其他均为常染色体隐性遗传:

1. **Ⅰ型(新生儿型/胎儿型)** 编码 Na-K-2Cl 联合转运体 NKCC2 的 *SLC12A1*(溶质载体家族 12 成员 1)基因突变。

2. **Ⅱ型(新生儿型/胎儿型)** 编码钾通道蛋白(肾脏外髓 K^+ 道)的 *KCNJ1*(K 通道亚家族成员 1)基因突变。

3. **Ⅲ型(经典型)** 编码氯通道蛋白 CLC-Kb 的 *CLCNKB*(氯离子通道 Kb)基因突变。

4. **Ⅳ型(伴感觉神经性耳聋)** 编码肾特异性氯通道 CLC-Kb 的 B 亚基(Barttin)的 *BSND*(巴特综合征感觉神经性耳聋)基因突变,此序列的蛋白质位于肾外髓部髓袢升枝粗段和细段肾小管基底膜及内耳的泌 K^+ 上皮细胞,故其缺陷会导致神经性耳聋。

5. **Ⅴ型** (伴低钙血症)编码细胞外钙离子受体(CaR)的 *CASR*(钙敏感受体)基因突变,导致其功能异常亢进,抑制了钾通道的活性。

以上各型 Bartter 综合征具有相同的发病机制:不同的基因突变导致 NaCl 主要在亨利袢升支粗段的再吸收减少,同时由于髓袢溶质梯度的改变减少了水的再吸收,大量水分丢失,肾素-血管紧张素-醛固酮系统(RAAS)被激活,增加近曲小管对 Na^+ 的再吸收,然而长期的刺激则导致肾小球旁复合体的增生。大量的 NaCl 流至皮质集合管,此处以 Na^+/K^+、Na^+/H^+ 交换形式代偿增加 Na^+ 的吸收,但付出了 K^+ 丢失的代价。高醛固酮血症更加重了低血钾及碱中毒。$Na^+-K^+-2Cl^-$ 联合转运体的缺陷导致 K^+ 的再吸收和排泄障碍,从而使 Ca^{2+}、Mg^{2+} 通过电压依赖的细胞间通道再吸收减弱,尿 Ca^{2+} 因此增加。血管紧张素 Ⅱ 诱导的肾血管收缩以及低血钾、高醛固酮导致激肽释放酶活性的增高,导致反调节因子前列腺素 E(PGE)水平的升高。增多的前列腺素又可在髓袢的升支粗段水平通过下列途径加重离子通道的原发障碍:①刺激肾素-血管紧张素-醛固酮轴,而醛固酮一方面增加了远端肾小管上皮细胞基底部细胞膜 Na^+-K^+ATP 酶泵的活性,增加了 Na^+ 的重吸收和 K^+ 的排出从而加重了低钾程度;另一方面,还增加了远端肾小管和集合管的 Na^+/H^+ 交换,加重了代谢性碱中毒。②降低 ROMK 通道的活性,影响 K^+ 的循环,影响 $Na^+-K^+-2Cl^-$ 系统的运转。③由于血管紧张素的间接作用抑制了水在集合管的吸收,产生低比重尿。

关于高肾素血症、高血管紧张素为何不引起高血压,以往认为是机体对血管紧张素 Ⅱ 不敏感所致,现已证明在血容量正常的情况下,该类患者的血管对血管紧张素 Ⅱ 的反应是正常的;目前考虑可能与血容量不足、高 PGE 及激肽释放酶活性增高导致的缓激肽升高有关。

6. Ⅵ Gitelman 综合征 为编码噻嗪类敏感的钠氯共同转运体 NCCT 的 *SLCl2A3*(溶质载体家族 12 成员 3)基因突变所致。其编码的蛋白质为位于远曲小管的 Na^+/Cl^- 共同转运体。导致位于远曲小管皮质部 Na^+/Cl^- 转运体功能缺失,NaCl 在远曲小管皮质部的再吸收减少,大量的 NaCl 流至远曲小管髓质部,过多的 Na^+/K^+、H^+/K^+ 和 Na^+/H^+ 交换导致 Na^+ 的代偿性再吸收,同时排出大量的 K^+、H^+,NaCl 在远曲小管的浓度升高导致 RAAS 功能亢进,进一步促进 Na^+/K^+、H^+/K^+ 和 Na^+/H^+ 交换,加剧了低钾碱中毒。另一方面,Cl^- 的大量流出导致远曲小管细胞极性增强,从而使 Ca^{2+} 的再吸收显著增加,导致尿钙减低;此外,远曲小管 Na^+ 依赖的 Mg^{2+} 再吸收减少,引起高镁尿症。

二、诊断与鉴别诊断

【诊断】

1. Ⅰ 型和 Ⅱ 型 Bartter 综合征(新生儿/胎儿型) 此两型 Bartter 综合征在临床症状和生化检查上难于区分。

(1)临床表现:胎儿或新生儿发病:24~36 周因胎儿多尿所致的羊水增多为早期信号。患儿多为早产。生后迅速出现进行性的体重减轻,精神萎靡,喂养困难。新生儿早期明显多尿,可持续至少 4~6 周常导致危及生命的脱水。存活者生长障碍及生长低下。某些患儿外貌异常:瘦小、三角脸、大额头、大眼睛、扇风耳及嘴下垂。该型患儿还可以高钙尿症及由此产生的肾钙质沉着症和阴茎骨化为特征。

(2)实验室检查:羊水中氯离子水平持续增高,钠和钾及前列腺素水平正常。生后检查血钾降低;代谢性碱中毒;严重失盐;肾素和醛固酮增高和尿前列腺素排泄增加(新生儿早期可正常),尿钙增加和肾钙化(85% 的新生儿 BS)。起病时肾功能常正常。

2. Ⅲ 型 Bartter 综合征(经典型)

(1)临床表现:通常症状开始于 2 岁,可表现为患儿生活困难,多尿,烦渴,呕吐,便秘,嗜盐,脱水倾向,如不治疗,会导致生长迟缓及危及生命。可有羊水过多和早产史。某些病例可在新生儿期出现症状,某些可有类似新生儿型 BS 的异常外貌。

(2)实验室检查:血钾降低;低氯性代谢性碱中毒;尿钙正常或仅轻度增加;肾钙化

不常见（与新生儿 BS 相比）。早期肾功能常正常，如果不治疗，随病变进展。可发生 GFR 下降。

3. Ⅳ型（伴感觉神经性耳聋）

（1）临床表现与上述新生儿期 Bartter 综合征类似，患儿有明显的水电解质紊乱，如母孕期羊水增多症，疲乏，肌无力，生后低 K^+、低 Cl^- 性碱中毒，难治性脱水及前述的特殊面容。不同于Ⅰ、Ⅱ型 Bartter 综合征的是此类患儿有感觉神经性耳聋。

（2）实验室检查：肾素 - 血管紧张素 - 醛固酮系统刺激更明显；可进展为慢性肾衰竭并需要肾脏替代治疗；肾钙化不常见。

4. Ⅴ型 Bartter 综合征

（1）临床表现：报道例数少，除其他相似的 BS 表现外，以生后不久发生继发于低钙血症的手足抽搐和惊厥为特点。

（2）实验室检查：类似于其他类型，其血钙降低突出；肾钙化；肾小球滤过功能逐渐下降。

5. Ⅵ型 Gitelman 综合征（变异型）

（1）临床表现发病晚，部分病例在成人期常规血液检查时诊断。临床表现相对轻，可表现为病肌无力，反复发作手足抽搐。

（2）实验室检查除血钾降低和代谢性碱中毒等 Bartter 共同特征外，以血镁降低（继发于尿排泄增加）和尿钙减低（与新生儿和经典型 BS 的高钙尿症相反）为特征，其血钙和离子正常。

不同类型 Bartter 综合征临床和生化表现见表 16-1。

表 16-1　不同类型 Bartter 综合征临床和生化表现

	Ⅰ、Ⅱ型BS （新生儿/胎儿）	Ⅲ型BS （经典）	Ⅳ型BS	Ⅴ型BS	Gitelman S
临床表现					
出现年龄	出生前	儿童	出生前	出生前/新生儿	青少年、成人
羊水过多	+	+/-	+	?	-
生长低下	+	+/-	+	?	-
认知发育延迟	+	+/-	+	?	-
异常外貌	+	+/-	+	?	-
多尿	+	+	+	+	+/-
烦渴	+	+	+	+	+/-
肌无力	-	-	+	?	+/-
肌肉痉挛、手足抽搐	-	-	-	+	+/-
肾钙化	+	+/-	-	+	-
感音神经性耳聋	-	-	+	-	-
生化表现					
血钾	↓	↓	↓	↓	↓
血氯	↓	↓	↓	↓	↓
代谢性碱中毒	+	+	+	+	+

续表

	I、II型BS （新生儿/胎儿）	III型BS （经典）	IV型BS	V型BS	Gitelman S
血镁	低～正常 或正常	↓占20%	正常	↓	↓占100%
血钙	正常	正常	正常	↓	正常
尿钙	↑↑↑	↑	正常	↑	↓
尿前列腺素E	↑↑↑	↑	↑↑↑		正常
肾素、醛固酮	↑	↑	↑	↑	=/↑

引自 MAN CHUN CHIU HUI KIM YAP. 实用儿科肾脏病学．丁洁，主译．北京：北京大学医学出版社，2007：202. 表 24-2 不同类型 Bartter 综合征临床和生化表现总结。

【鉴别诊断】

1. **假性 Bartter 综合征** 假性 Bartter 综合征通常是由于滥用利尿剂等药物或神经性厌食、习惯性呕吐等所致机体水电解质紊乱。根据去除病因后病情演变不难诊断，必要时可进行相应的分子遗传学检查。

2. **远曲小管性酸中毒** 是由于远曲小管分泌 H^+ 功能障碍导致远曲小管分泌 K^+ 增多，HCO_3^- 丢失，临床表现为低 K^+、低血容量、尿浓缩功能降低所致的多饮多尿及低比重尿，但与 Bartter 综合征不同的是有明显的代谢性酸中毒。

3. **周期性瘫痪** 为常染色体显性遗传的钾代谢障碍疾病，呈周期性发作、对称性四肢瘫痪。每次发作迅速，于短期内缓解或痊愈。血钾可降低（升高或正常）。但缺乏 Bartter 综合征的其他生化特点。

三、治疗决策

1. **I型和II型 Bartter 综合征（新生儿/胎儿型）**

（1）病情危重者持续盐水输注纠正脱水和电解质紊乱。

（2）为减低发生坏死性小肠结肠炎的危险，通常生后早期不必用吲哚美辛，生后 4～6 周开始吲哚美辛治疗。一般而言，治疗使临床稳定、生长与同龄儿一样、青春期和智力发育正常。吲哚美辛可降低高钙尿症，但如控制欠佳，肾脏排钙仍高者，亦可发生肾钙化。

2. **III型 Bartter 综合征（经典型）**

（1）分次口服氯化钾 1～3mmol/(kg·d)纠正低钾血症。

（2）吲哚美辛 2～5mg/(kg·d)，口服，每天 3 次，或布洛芬 30mg/(kg·d)，口服，每天 3 次，通常可达到良好效果。

（3）如果存在低镁血症，给予镁盐，以避免加重钾的丢失。

3. **IV型 Bartter 综合征（伴感音神经性耳聋）** 一般吲哚美辛无效，进行性慢性肾衰竭，预后差。

4. **V型 Bartter 综合征（伴低钙血症）** 应用氢氯噻嗪和维生素 D_3 治疗低钙血症。

5. **Gitelman 综合征** 镁盐：氯化镁（4.92mmol/5ml）口服，初始剂量 0.2～0.4mmol/(kg·次)，逐渐增加，每 6～8 小时一次。

四、常见问题和误区防范

本病为少见病，如临床医师满足于对某一异常检查结果的表面认识，可导致延误诊断，如部分病例被较长时间误诊为低血钾性周期性瘫痪,当临床遇有顽固性低钾,应及时做相关检查,予以全面分析,进一步寻找病因,以免延误诊断治疗。除典型临床表现外,有文献报道了一些与典型所见不完全相符的病例,值得注意。曾有报道在对 9 例高钙尿症患儿的研究中发现,其中 5 例经基因检测诊断本病,此 5 例中的 3 例均无低钾血症及代谢性碱中毒,也曾经被怀疑为肾小管酸中毒。有学者等指出部分患儿在生后最初可以不出现低钾血症及代谢性碱中毒。曾有国外学者在 20 世纪 70 年代报道 10 例 3 个月~15 岁诊断为 BS 的病例(当时未分类),其中 1 例于胎儿期羊水过多,生后 11 个月发现高钙尿症及生长落后,血电解质检查正常,2.5 岁时佝偻病表现明显,而于 5 岁才出现低钾血症,此时检查发现其血中肾素、醛固酮水平及尿中前列腺素增高。这些临床表现的差异与患者基因变异的类型及肾小管上皮细胞离子通道功能缺陷的程度有关。以上不典型病例提示对高钙尿症的患儿即使缺乏明确的低钾血症及代谢性碱中毒等典型临床表现也要提高警惕,及时进行相关检查,避免延误诊断。

五、热点聚焦

应用新的遗传学的检测技术,目前可对本病进行产前诊断,通过孕 26 周时羊水细胞学检查就可以筛查出编码称为鼠外髓钾通道(rat outer medulla K^+ channel,ROMK)的基因的突变,诊断明确后孕妇可口服抗前列腺素药物防止羊水过多进一步加重。早期诊断的新生儿病例从出生即可开始得到治疗,主要是补充水电解质。早期干预治疗将可改善预后。

(曹　力)

参考文献

1. 杨霁云,白克敏. 小儿肾脏病基础与临床. 北京:人民卫生出版社,2000.
2. MAN CHUN CHIU,HUI KIM YAP. 实用儿科肾脏病学. 丁洁,主译. 北京:北京大学医学出版社,2007.
3. 王天有,申昆玲,沈颖. 诸福棠实用儿科学. 9 版. 北京:人民卫生出版社,2022.
4. 王小竹,黄尚志. 巴特综合征临床表现与基因突变相关性分析. 医学研究通讯,2005,34(4):55-57.
5. 邵加庆. 巴特综合征研究进展. 医学研究生学报,2007,20(8):853-856.
6. 李鹏,黄建萍. Bartter 综合征分子遗传学研究进展. 临床儿科杂志,2007,25(4):259-262.

第十七章

特发性高钙尿症和 Dent 病

培训目标

1. 掌握特发性高钙尿症的定义和 Dent 病的诊断、鉴别诊断和治疗。
2. 了解特发性高钙尿症和 Dent 病的发病机制。

一、概述

特发性高钙尿症（idiopathic hypercalciuria，iHCU）是指儿童尿钙排出量大于 4mg/（kg·d）[或 0.1mmol/（kg·d）]，成年女性尿钙>6.2mmol（250mg/24h 尿），成年男性尿钙>7.5mmol（300mg/24h 尿），常伴有血尿和尿路结石，血钙正常而又无病因可寻的一组疾病。该病由 Albright 在 1953 年发现，随访观察约 20% 男性、15% 女性可出现肾结石，而在肾结石患者中，iHCU 约占半数。iHCU 引起儿科肾脏医师广泛的关注始于 1981 年，Roy 及 Kalia 等该年分别报道儿童 iHCU 在出现肾结石之前可引发血尿乃至肉眼血尿，尔后该结果在国内外都得到证实，iHCU 也成为引起儿童单纯性血尿的一种重要病因，而为广大儿肾医师所熟知。实际上，特发性高钙尿症也可引起成人血尿和结石。

【病因】

本病病因不甚明了，有家族性遗传倾向，可能与维生素 D 代谢紊乱有关。维生素 D 代谢紊乱可引起肠吸收钙亢进、肾小管重吸收钙功能障碍或肠道和肾小管均有功能障碍，而致尿钙增多；此外，饮食与环境因素也与发病有关。根据高尿钙产生的原因分为：

1. 肾小管重吸收钙离子功能缺陷 又称肾漏出钙过多（肾漏型），肾小管对某种调节蛋白重吸收减少或管腔膜上参与钙离子转运的蛋白通道再循环障碍时，使尿中钙离子重吸收减少，引起尿钙增加血钙减少。由于血钙减少刺激甲状旁腺分泌 PTH 增加同时维生素 D 活性产物合成增加，使血钙保持正常水平，肾小管对磷重吸收减少，肾性失磷引起继发性低磷血症，反馈作用使 $1,25-(OH)_2D_3$ 合成增加，使肠钙吸收亢进并维持血钙正常。空肠对钙离子吸收增加，也使可滤过钙离子增加，进一步增加尿钙的排泄。

2. 肠转运吸收钙增加 又称肠钙吸收亢进（吸收型），主要由于空肠对钙选择性吸收过多使血钙升高致肾小球滤过钙增多继发性尿钙排出过高；另为甲状旁腺分泌功能抑制使肾小球超滤负荷增加而肾小管重吸收钙离子减少引起尿钙增多，吸收增加的钙离子由尿中排出，所以血钙不升高并可维持正常。此型机制不明，有人认为系维生素 D 调节障碍。

Dent 病（Dent disease）是病因已明确的导致高钙尿症的一种 X- 性连锁性隐性遗传病，大多数是由于 CLC 氯通道的家族中 *CLC-5* 基因 *CLCN5* 突变所致，约 15% 患者是由 *OCRL1*

基因突变所致。*CLCN5* 基因位于 X 染色体,有 12 个外显子,编码 CLC-5 蛋白。该蛋白在肾脏高表达,属于电压门控性氯离子通道蛋白家族成员,参与低分子量蛋白的重吸收。当 *CLCN5* 基因突变,引起 CLC-5 通道蛋白的结构异常,氯离子内流受限时,会导致内吞体酸化过程受阻,从而影响受体介导的胞吞作用,就出现了本病的低分子量蛋白尿。*OCRL1* 基因位于 X 染色体长臂 xq25~26,长约 58kb,含 24 个外显子。编码 105kb 的高尔基复合物蛋白,该蛋白具有磷酸酰肌醇(4,5)二磷酸 -5- 磷酸酶[phosphatidyli-nositol(4,5)bisphospbate 5-phosphatase]活性,其突变不仅可以导致 Dent 病,也可以导致眼 - 脑 - 肾综合征(oculo-cerebro-renal syndrome or Lowe syndrome)的发生,后者也是一种罕见的性连锁性遗传病。临床上以先天性白内障、智能低下以及肾小管功能障碍为特点,男性多见,出生时缺陷即存在,但症状多在婴儿期或更晚出现。

二、诊断与鉴别诊断

【临床表现】

特发性高钙尿症在临床上可以有多种表现,如泌尿系统结石、单纯性血尿、尿痛、脓尿、轻度蛋白尿、遗尿等。长期的高钙尿症还可以导致生长期的骨骼异常,影响骨骼发育,继发甲状旁腺功能亢进,出现骨质稀疏,少数病人表现为体重不增、身材矮小、肌无力等。表现为原因不明的单纯的血尿患者,应询问家族泌尿结石历史有助于诊断。

Dent 病是已明确的导致高钙尿症的一种 X- 性连锁性隐性遗传病,男孩中发生,以顽固的高尿钙、小分子蛋白尿为特征,同时伴有肾结石、肾钙化、活动性佝偻病,成年后可出现肾功能不全的表现。

【实验室检查】

为诊断特发性高钙尿症,需进行下列检查。

1. 任意尿的 Ca/Cr 比值测定　收集任意尿,测定 Ca/Cr 比值可以校正尿钙浓度高低波动大的问题,又避免留 24 小时尿带来的不便。正常饮食下尿 Ca/Cr 比值(mg/mg)在 0.12 以下。尿 Ca/Cr 比值>0.21 不仅是初筛 iHCU 很好的指标,2 次以上的尿 Ca/Cr>0.21 也可作为 iHCU 的诊断指标。此外,尿 Ca/Cr 还能作为随访治疗的观察指标。

2. 24 小时尿钙定量检查　24 小时尿钙定量是诊断特发性高钙尿症的最常用的指标。尽管各种族、年龄、性别上有所差异,现各个国家仍以 24 小时尿钙>4mg/kg 为判断标准,换算成摩尔单位就是 24 小时尿钙>0.1mmol/kg。成年男性诊断标准为 24 小时尿钙>300mg,成年女性诊断标准为 24 小时尿钙>250mg,换算成摩尔单位分别为男性 24 小时尿钙>7.5mmol,女性 24 小时尿钙>6.2mmol。

必须指出的是,在小婴儿中,准确收集 24 小时尿有些不易,因此可以采用多次任意尿的 Ca/Cr 比值测定来替代 24 小时尿钙定量检查。而且,有人认为,儿童处在生长发育期,尿钙排泄少于成年人,正常儿童 24 小时尿钙<2mg/kg,建议以 24 小时尿钙>2mg/kg 为儿童特发性高钙尿症的诊断标准,但未获广泛认同。

3. 血液检测　特发性高钙尿症血钙是正常的,如果血钙也增高,基本上可以排除该病,可以认为尿钙增高是高血钙引起,属于继发性高钙尿症。此时应寻找导致高血钙的原因。患者血磷可以降低,且碱性磷酸酶增高,血清甲状旁腺激素浓度反馈性升高。

4. 钙负荷试验　1974 年 Pak 根据钙负荷试验将特发性高钙尿症分为肠吸收型(aHCU)和肾漏型(rHCU)。aHCU 由于肠道钙吸收增加,表现为禁钙时尿 Ca/Cr 比值正常,服钙后比值显著增加。而 rHCU 则为肾小管重吸收钙的缺陷，无论禁钙或服钙后尿 Ca/Cr 均超过正常。

钙负荷试验方法：检查前应采用低钙、低钠和低蛋白饮食 7 天后检查，检查前一天晚上 9 点饮水 300ml 左右（儿童 5ml/kg 左右）后禁食，次日早上饮水 600ml（儿童 10ml/kg 左右）后，收集早上 7：00～9：00 的 2 小时尿液作检测，同时测定取血测血钙；9 点给予负荷钙剂，剂量按元素钙 15mg/kg 给予，可用葡萄糖酸钙 $3g/1.73m^2$ 或者氯化钙 $1g/1.73m^2$，一次性口服，可自由饮水，不超过 600ml（儿童 10ml/kg 左右），收集 9：00～13：00 共 4 小时尿液检测。

结果判断：服钙前尿 Ca/Cr<0.21，服钙后尿 Ca/Cr>0.27，为肠吸收型特发性高钙尿症；服钙前尿 Ca/Cr>0.21，为肾漏型特发性高钙尿症；如果通过低钙、低钠和低蛋白饮食 7 天后尿 Ca/Cr 正常，说明患儿高尿钙由饮食引起，是暂时的。

在钙负荷试验中，如果同时测定尿 cAMP 水平，也有鉴别价值。肠吸收型特发性高钙尿症在服钙前后尿 cAMP 都是正常或稍低于正常水平；肾漏型特发性高钙尿症服钙前尿 cAMP 高于正常，服钙后对继发性甲旁亢有抑制反应，减少 PTH 分泌，使尿 cAMP 降低；原发性甲状旁腺功能亢进患儿服钙前后尿 cAMP 都是高于正常。该试验的原理是尿中 cAMP 30% 来自肾小管细胞，其余部分来自血浆，测定尿 cAMP 可间接证明 PTH 水平。

近 10 年来，依据钙负荷试验进行分型诊断和治疗受到一些质疑。Aladjem 等对 30 例 iHCU 重做钙负荷试验，16 例 aHCU 中 3 例转为 rHCU，14 例 rHCU 中 4 例转为 aHCU。而且 rHCU 尿 cAMP 与血 PTH 并不总是升高，由此推测 rHCU 可能同时存在 aHCU，长期肾漏钙被肠高吸收钙所抵消，从而减少继发性甲旁亢发生，而 aHCU 服钙后不出现高钙血症也皆因同时存在肾漏钙之故。因此，禁钙与钙负荷后出现所谓的"肠吸收型"和"肾漏型"这两种不同的反应只能视为同一代谢异常的不同表现，而非存在独立的病理机制。尽管如此，钙负荷试验在临床上还是有一定参考价值。

5. **肾小管功能检查**　肾漏型特发性高钙尿症患者常常有肾小管重吸收功能的异常，表现为尿中小分子蛋白增高，尿酶如 NAG 增高。尿蛋白电泳，尿氨基酸测定，尿酸化功能测定等。

6. **其他检查**　尿分析可有镜下血尿，尿白细胞增多，没有蛋白尿或仅轻微蛋白尿，无管型尿，还可以见到草酸钙或磷酸盐结晶。泌尿系统影像学可以发现结石。

【鉴别诊断】

诊断特发性高钙尿症需排除以下较为常见的引起继发性高钙尿症的疾病。

1. **Fanconi 综合征**　近端肾小管对多种物质重吸收障碍，从而引起葡萄糖尿、全氨基酸尿和不同程度的尿中磷酸盐、碳酸氢盐、尿酸等有机酸增多，并出现肾小管蛋白尿，和一些继发症代谢改变如高氯性代谢性酸中毒、低钾血症、高钙尿症和骨代谢异常、生长落后等。但由于同时存在多尿症状，很少发生肾结石和肾钙化。

2. **甲状旁腺功能亢进**　尿钙增多原因是血钙高，除特有的临床表现外，主要表现为 PTH 升高、高血钙、低血磷，而特发性高钙尿症血钙正常，血磷和 PTH 也正常或稍低。

3. **肾小管酸中毒**　表现为高氯代谢性酸中毒，尿钙也可增多，血钙正常或下降。临床表现骨痛及病理性骨折伴有尿路结石，易继发尿路感染甚至肾脏钙化。肾小管浓缩功能受损，呈现低比重尿碱性尿。

4. **髓质海绵肾**　本病是一种先天性肾脏疾病，主要临床表现为血尿、尿路感染、泥沙样肾结石、腰痛等。血尿多为镜下血尿，累及远端肾小管表现为肾浓缩酸化功能下降。肾静脉造影可发现在肾盏部位性泥沙样结石的特征性改变，是诊断的主要依据。

三、治疗决策

特发性高钙尿症的主要危害是产生血尿，有些还有尿路刺激征和遗尿，时间长了可以发生肾脏结石和钙化，治疗上以降低尿钙排泄为主，借此缓解血尿和尿路刺激征，还可以防止肾脏结石和钙化发生。

1. **水化和低钙饮食**　注意多饮水及少吃高钙食品，避免食用含草酸高的食品如果汁、茶和巧克力等；低盐饮食能减少肾小球滤过率，增加远端小管对钙的重吸收，有效地减少特发性高钙尿症患儿尿钙的排泄；多饮水，可以减少结石的发生；因高蛋白饮食能增加尿钙的排泄，导致负钙平衡，因此每天蛋白摄入不宜过多。

2. **氢氯噻嗪**　其作用是能促进远端肾小管重吸收钙使尿钙恢复正常，剂量 $1\sim2$mg/（kg·d），根据尿钙水平调整剂量，应用过程中注意防止低血钾的发生。

3. **降蛋白治疗**　对合并蛋白尿的 Dent 病，目前尚无很好的降蛋白尿治疗方法，可以试用血管紧张素转化酶抑制剂或者受体拮抗剂。

4. **其他**　尿石治疗应按泌尿系结石的治疗方法常规进行同时防治感染。合并肾小管酸中毒及其他合并症需要相应进行治疗。

四、常见问题和误区防范

特发性高钙尿症和 Dent 病都以尿中的钙水平增高为特点，很多患儿也同时有肾脏结石和骨质疏松，因此除了降低尿钙外，对饮食中钙摄入量多少有争议。目前认为在特发性高钙尿症和 Dent 病不一定要限制钙的摄入，采用正常甚至适当高钙饮食对于肾脏结石和骨质疏松防治反而有益。

（周建华）

参考文献

1. RECKER F, REUTTER H, LUDWIG M. Lowe syndrome/Dent-2 disease: A comprehensive review of known and novel aspects. J Pediatr Genet，2013，2（2）：53-68.
2. CLAVERIE-MARTÍN F, RAMOS-TRUJILLO E, GARCÍA-NIETO V. Dent's disease: clinical features and molecular basis. Pediatr Nephrol，2011，26（5）：693-704.

第十八章

泌尿道感染

培训目标

1. 掌握并能独立进行泌尿道感染诊断、治疗、管理。
2. 熟悉泌尿道感染时影像学的选择和应用。
3. 了解国际和国内泌尿道感染的指南要点。

一、概述

泌尿道感染（urinary tract infection，UTI）又称尿路感染，是指病原体侵入尿路从而引发的炎症。7 岁以下高达 6% 的儿童罹患此病，在生后 6 个月内男孩的发病率较高，此后女孩的发病率较高。按感染部位不同，分为上尿路感染和下尿路感染，上尿路感染包括肾盂肾炎（pyelonephritis），下尿路感染包括膀胱炎（cystitis）、尿道炎（urethritis）。但年幼儿症状常不典型，临床上较难准确定位，故常统称为 UTI。一般女孩 UTI 的发病率普遍高于男孩，但新生儿或婴幼儿早期，男孩发病率却高于女孩。另一方面，临床上还可见到无症状性菌尿患儿，也属于 UTI，可见于各年龄、性别儿童，以学龄女孩更常见。

泌尿道感染（UTI）是婴幼儿及儿童中最常见的感染性疾病之一。其临床表现因患儿的年龄差异、感染部位及程度而有所不同。特别是 3 岁以下的小婴儿中，临床表现的非特异性造成了临床上诊断和发现儿童泌尿道感染有一定难度。最常见的症状包括发热、易激惹、昏睡和胃肠道症状，其次多见的症状包括排尿困难、尿频、腹痛、乏力、尿色及尿味异常、尿床及尿失禁。临床上婴幼儿留取尿样标本存在难度，致使许多初级医疗机构中儿童 UTI 的诊断仍受到忽视，延误了 UTI 的诊断，延误了有效抗生素的使用，仍需加强的儿童泌尿道感染的健康教育和健康促进工作。

【病因】

各种病原体的侵袭都可以引起尿路感染，特别是革兰氏阴性杆菌，如大肠埃希菌、副大肠埃希菌、变形杆菌、克雷伯杆菌、铜绿假单胞菌，少数为肠球菌和葡萄球菌。大肠埃希菌是 UTI 中最常见的致病菌，约占 60%～80%。初次患 UTI 的新生儿、所有年龄的女孩和 1 岁以下的男孩，主要的致病菌是大肠埃希菌，而在 1 岁以上男孩主要致病菌多是变形杆菌。

【发病机制】

尿路感染的发病，是患儿自身因素与病原体致病性相互作用的结果。

1. 感染途径

（1）血源性感染：多见于新生儿及小婴儿，经血源途径侵袭尿路的致病菌主要是金黄色葡萄球菌。

（2）上行性感染：多见于女孩，病原体从尿道口上行进入膀胱，引起膀胱炎，膀胱内的致病菌再经输尿管移行至肾脏，引起肾盂肾炎，这是 UTI 最主要的途径。引起上行性感染的致病菌主要是大肠埃希菌，其次是变形杆菌或其他肠杆菌。

（3）淋巴感染和直接蔓延：结肠内的细菌和盆腔感染可通过淋巴管感染肾脏，肾脏周围邻近器官和组织的感染也可直接蔓延。

2. 宿主内在因素　正常人尿道周围存在寄生的细菌，一般情况下能抑制病原菌的繁殖；但是当尿道周围菌种改变或尿液性状的变化时，致病菌入侵和繁殖的机会大大增加。当尿路通畅时，膀胱可以完全排空，侵入的细菌可以被冲洗，降低感染的风险；尿路梗阻时，潴留的尿液使得细菌得以停留繁殖。患有基础疾病的患儿，如糖尿病、高钙血症、高血压、慢性肾脏疾病、镰刀状细胞贫血及长期使用糖皮质激素或免疫抑制剂的患儿，其 UTI 的发病率也会增高。

3. 细菌毒力　接触到的病原体的毒力及数量影响着尿路感染的发病。细菌的毒力在上行感染中也起着重要的作用。

二、诊断与鉴别诊断

【临床表现】

1. 急性 UTI　临床症状随患儿年龄不同而存在着较大差异。

（1）新生儿：临床症状不典型，以全身症状为主，如发热或体温不升、苍白、吃奶差、呕吐、腹泻等。许多患儿有生长发育停滞，体重增长缓慢或不增，伴有黄疸者较多见。部分患儿可有嗜睡、烦躁甚至惊厥等神经系统症状。新生儿 UTI 常伴有败血症，但其局部排尿刺激症状多不明显，30% 的患儿血和尿培养出的致病菌一致。

（2）婴幼儿：临床症状也不典型，常以发热最突出。拒食、呕吐、腹泻等全身症状也较明显。局部排尿刺激症状可不明显，但细心观察可发现有排尿时哭闹不安，尿布有臭味和顽固性尿布疹等。

（3）年长儿：可有发热、寒战、腹痛等全身症状，常伴有腰痛和肾区叩击痛，同时尿路刺激症状明显，患儿可出现尿频、尿急、尿痛、尿液浑浊，偶见肉眼血尿、蛋白尿。

2. 慢性 UTI　指病程迁延或反复发作，可出现贫血、消瘦、生长迟缓、高血压或肾功能不全。

3. 无症状性菌尿　在常规的尿过筛检查中，可以发现健康儿童存在着有意义的菌尿，但无任何尿路感染症状。这种现象可见于各年龄组，在儿童中以学龄女孩常见。无症状性菌尿患儿常同时伴有尿路畸形和既往症状尿路感染史。病原体多数是大肠埃希菌。

【实验室检查】

1. 尿常规检查及尿细胞计数　清洁中段尿离心沉渣中白细胞>10 个 /HPF，即可怀疑为尿路感染。血尿也很常见。肾盂肾炎时会有中等量蛋白尿、白细胞管型尿及晨尿的比重和渗透压减低。

2. 尿培养　细菌学检查尿细菌培养及菌落计数是诊断尿路感染的主要依据。通常认为中段尿培养菌落数>10^5/ml 可确诊。10^4～10^5/ml 为可疑，<10^4/ml 系污染。但结果分析应结合患儿性别、有无症状、细菌种类及繁殖力综合评价临床意义。由于粪链球菌一个链含有 32 个细菌，一般认为菌落数在 10^3～10^4/ml 间即可诊断。已通过耻骨上膀胱穿刺获取的尿培养，只要发现有细菌生长，即有诊断意义。至于伴有严重尿路刺激症状的女孩，如果尿

中有较多白细胞,中段尿细菌定量培养≥10^2/ml 时,且致病菌为大肠埃希菌类或腐物寄生球菌等,也可诊断为 UTI,临床高度怀疑 UTI 而尿普通细菌培养阴性的,应做 L 型细菌和厌氧菌培养。

3. 尿液试纸检测 亚硝酸盐检测和白细胞酯酶的检测是运用尿液试纸筛检 UTI 的快速诊断方法。

(1)正常人尿液中含有来自食物或蛋白质正常代谢产生的硝酸盐。当尿液中有大肠埃希菌增殖时,可将硝酸盐还原为亚硝酸盐,可在试纸上发生重氮反应显色。它对泌尿系大肠埃希菌感染检出率为 40%～80%。当感染细菌含硝酸盐还原酶、食入含适量硝酸盐产生、尿液在膀胱停留 4 小时以上、尿样标本新鲜这四条条件均符合时,诊断阳性率达 80%;但对于不含硝酸盐还原酶的大肠埃希菌、球菌、真菌或支原体的感染本检测反应阴性。

(2)白细胞酯酶作为白细胞尿的标志,其诊断 UTI 的灵敏度高于特异度。临床上要注意排除无菌性白细胞尿(如急性链球菌感染后,川崎病等)及无症状菌尿症(如学龄前女孩及发热的小婴儿)的情况。

尿液试纸的快速检测方法中结合亚硝酸盐及白细胞酯酶两项检测的诊断价值更高。

【影像学检查】

首先,相当比例的尿路感染患儿中合并尿路先天畸形,如孤立肾,重复肾、重复输尿管畸形,肾积水,肾盂输尿管连接处梗阻,肾发育不全,囊性肾以及最为常见的畸形膀胱输尿管反流(VUR)等,通过影像学检查可以明确有无畸形的存在,同时观察肾脏的大小、肾盏膀胱的形态等。其次,对泌尿道感染患儿进行影像学检查,还可以协助尿路感染定位,评估分肾功能,明确有无梗阻,以及随访肾瘢痕的进展情况。

常用的影像学检查有泌尿系统超声检查、排泄性膀胱尿路造影(检测有无 VUR)、肾动态显像(DTPA)、肾静态显像(DMSA)、磁共振泌尿系水成像(MRU)等。

1. 超声检查 通过超声检查可观察输尿管扩张、蠕动及膀胱基底部的连续性,观察肾盂、肾脏形态及实质改变情况,彩色多普勒超声可观测连接部功能及输尿管开口位置。但对 VUR 的诊断的敏感性不够,不能作分级,且对上极瘢痕探测具有局限性。有研究在 B 超时插入导尿管,注入气体(如 CO_2),若气体进入输尿管则 VUR 可诊断。

2. 排尿性膀胱尿路造影(MCU) 此为常用的确诊 VUR 的基本方法及分级的"金标准"。国际反流委员会提出的五级分类法:Ⅰ级:尿反流只限于输尿管;Ⅱ级:尿反流至输尿管、肾盂,但无扩张,肾盏穹窿正常;Ⅲ级:输尿管轻、中度扩张和/或扭曲,肾盂中度扩张,穹窿无/或轻度变钝;Ⅳ级:输尿管中度扩张和扭曲,肾盂、肾盏中度扩张,穹窿角完全消失,大多数肾盏保持乳头压迹;Ⅴ级:输尿管严重扩张和扭曲,肾盂、肾盏严重扩张,大多数肾盏不显乳头压迹。

3. 肾静态显像(DMSA) 是诊断儿童急性肾盂肾炎、反流性肾病的"金标准",特别是 5 岁以上儿童。Coldraich 根据 DMSA 扫描摄影征象将肾瘢痕分成四级:Ⅰ级:一处或两处瘢痕;Ⅱ级:两处以上的瘢痕,但瘢痕之间肾实质正常;Ⅲ级:整个肾脏弥漫性损害,类似梗阻性肾病表现,即全肾萎缩,肾轮廓有或无瘢痕;Ⅳ级:终末期、萎缩肾,几乎无或根本无 DMSA 摄取(小于全肾功能的 10%)。

【鉴别诊断】

1. 急性尿道综合征 临床表现为尿频、尿急、尿痛、排尿困难等尿路刺激症状,但清洁中段尿培养无细菌生长或为无意义性菌尿。

2. 急性肾小球肾炎 早期可有轻微的尿路刺激症状，尿常规也可有白细胞、红细胞计数的升高，但急性肾炎常有少尿、水肿和高血压等其他表现，行尿培养、补体检测有助于鉴别。

三、治疗决策

治疗目的是控制症状，根除病原体，去除诱发因素，预防再发。

1. 一般处理 急性期多休息，多饮水，注意外阴部的清洁卫生。对高热、头痛、腰痛的患儿应给予解热镇痛剂缓解症状。

2. 抗菌药物治疗 选用抗生素的原则：①感染部位：对肾盂肾炎应选择血浓度高的药物，对膀胱炎应选择尿浓度高的药物。②感染途径：对上行性感染，首选磺胺类药物治疗。如发热等全身症状明显或属血源性感染，多选用青霉素类、氨基糖苷类或头孢菌素类单独或联合治疗。③根据尿培养及药敏试验结果，同时结合临床疗效选用抗生素。④药物在肾组织、尿液、血液中都应有较高的浓度。⑤选用的药物抗菌能力强，抗菌谱广，最好能用强效杀菌剂，且不易使细菌产生耐药菌株。⑥对肾功能损害小的药物。

（1）症状性 UTI 的治疗：对单纯性 UTI，在进行尿细菌培养后，初治首选复方磺胺甲噁唑（SMZ Co），按 SMZ 50mg/(kg·d)，TMP 10mg/(kg·d)计算，分 2 次口服，连用 7～10 天。待尿细菌培养结果出来后药敏试验结果选用抗菌药物。

对上尿路感染或有尿路畸形患儿，在进行尿细菌培养后，一般选用两种抗菌药物。新生儿和婴儿用氨卡西林 75～100mg/(kg·d)静注，加头孢噻肟钠 50～100mg/(kg·d)静注，连用 10～14 天；1 岁后小儿用氨韦西林 100～200mg/(kg·d)分 3 次滴注，或用头孢噻肟钠，也可用头孢曲松钠 50～75mg/(kg·d)静脉缓慢滴注。疗程共 10～14 天。治疗开始后应连续 3 天送尿细菌培养，若 24 小时后尿培养阴转，表示所用药物有效，否则按尿培养药敏试验结果调整用药。停药 1 周后再做尿培养一次。

（2）无症状菌尿的治疗：单纯无症状菌尿一般无需治疗。但若合并尿路梗阻、VUR 或存在其他尿路畸形，或既往感染使肾脏留有陈旧性瘢痕者，则应积极选用上述抗菌药物治疗。疗程 7～14 天，继之给予小剂量抗菌药物预防，直至尿路畸形被矫治为止。

（3）再发 UT 的治疗：再发 UTI 有两种类型，即复发和再感染。复发是指使原来感染的细菌未完全杀灭，在适宜的环境下细菌再度滋生繁殖。绝大多数患儿复发多在治疗后 1 个月内发生。再感染是指上次感染已治愈，本次是由不同细菌或菌株再次引发 UTI。再感染多见于女孩。多在停药后 6 个月内发生。

再发 UTI 的治疗在进行尿细菌培养后选用 2 种抗菌药物治疗，疗程 10～14 天为宜，然后予以小剂量药物维持，以防再发。

3. 积极矫治尿路畸形

4. UTI 的局部治疗 常采用膀胱内药液灌注治疗，主要治疗顽固性慢性膀胱炎经全身给药治疗无效者。

【预后】

一般的儿童尿路感染，如果没有引起复杂尿路感染的因素，经过合理的抗感染治疗，绝大多数都可以治愈，预后良好。但是，如果患有基础疾病或合并尿路畸形，特别是合并 VUR 时，尿路感染反复发作，则会导致肾瘢痕形成。肾瘢痕的形成是影响儿童 UTI 预后的最重要因素。肾瘢痕在学龄期儿童最易形成，10 岁后进展不明显。一旦肾瘢痕引起高血压，如不能被有效控制，最终发展至慢性肾衰竭。

四、常见问题和误区防范

1. 门诊发热患儿未进行尿液的检查　发热是儿科门诊最常见主诉，当患儿血常规检查后提示存在细菌感染时，常有部分医师直接对患儿进行抗生素的治疗，忽略了尿液分析的检查。而婴幼儿本身又无法表达自身排尿时的不适，容易遗漏尿路感染的诊断。若同时合并尿路畸形，尿路感染反复发作，一味盲目使用抗生素，直至尿路感染反复发生、肾脏瘢痕形成、肾衰竭时才被发现。

2. 尿培养的留取时间　在抗生素使用前留取尿培养。获得一手的细菌培养结果有助于明确致病菌，指导抗生素的选择。

3. 尿液标本的留取方法　送检尿常规留取清洁中段尿即可；而留取尿培养时，有限的证据显示清洁尿、导尿管留取尿样及耻骨上膀胱穿刺（SPA）留取尿样的方法具有较高的UTI诊断准确性。

（1）SPA留取尿样最大程度上避免了会阴部位的污染，认为是诊断UTI的"金标准"采样方法，但是受到操作者经验限制其取样成功率。超声引导下的SPA术比较传统的SPA术操作成功率更高，但是花费更高，只有在非侵袭性方法留取尿样失败的情况下考虑采用。

（2）导尿管留取尿样进行细菌学培养检测，比照SPA的金标准方法，其灵敏度和特异度分别达95%和99%。除了部分中重度包茎的男婴儿或小阴唇粘连的女婴儿，大部分婴幼儿应用导尿管与SPA留取尿样具有同等的诊断价值。

（3）清洁尿：指的是经过外阴部位清洁后留取的尿样。

集尿袋方法收集清洁尿仍不能有效避免标本的污染。发热小婴儿中UTI患病率约5%，而集尿袋留尿培养的特异度约63%，那么其中集尿袋留尿培养的阳性报告者中可能会有高达88%的假阳性率。清洁尿留取是采用集尿袋或集尿垫的方法，可能对诊断造成不同影响目前证据不充分。

4. 尿道口局部问题　男孩包皮环切术在我国并非常规进行，但包茎的发病率并不低；对于女孩来说，小阴唇粘连、处女膜伞等也并不少见。尿道口局部的畸形也会导致其尿路感染的反复发生。因此，门诊遇到尿路感染患儿，对其进行外阴部的检查也非常重要。

5. 抗生素治疗问题

（1）用药选择：NICE和AAP的指南均强调了儿童泌尿道感染的急性期抗感染的治疗方案必须依据患儿的个体化临床特点及区域内病原菌药敏特征。关于不同类抗生素的选择，合理的方案主要依据区域内病原菌药敏特征。

（2）抗生素给药方式的选择：在儿童UTI中，通过Meta分析显示口服或静脉给药的治疗方案对患儿的发热天数、肾瘢痕形成率、UTI复发率均无显著影响。因此，仅在2岁以下的小婴儿中中毒症状明显、呕吐合并脱水迹象者，建议尽快考虑静脉应用抗生素治疗。在静脉给药治疗24～48小时之后发热症状明显缓解，无其他明显并发症时，即可考虑转为口服同类抗生素治疗。

（3）急性期抗生素疗程的选择：在临床上也是有一定争议的。在膀胱炎患儿中，Cochrane系统分析比较了7～14天的长程疗法与2～4天的短程疗法，两者对控制菌尿症方面无显著差异。但是，由于Meta分析中RCT研究的样本都不够大，而缺少临床症状缓解的数据，因此并不能够有力证实疗程长短对儿童UTI的影响。美国的学者更多地建议目前仍保证疗程7～14天，特别是AAP指南中对于2岁以下的婴幼儿发热性UTI。

五、热点聚焦

对于儿童UTI来说，目前学术界讨论的热点主要是关于影像学检查的选择和预防性抗生素的应用。美国儿科学会（American Academy of Pediatrics，AAP）和英国国家健康临床管理局（National Institute for Health and Clinical Excellence，NICE）经过对一系列研究结果及临床资料的系统分析，先后出版了儿童泌尿道感染的管理指南。目的在于为临床医师诊断和治疗儿童泌尿道感染更合理地提供建议。

（一）影像学检查的选择

超声检查可以提供的完整信息包括横行和纵向评价双侧肾脏（肾脏的长径和体积，皮髓质分界），肾盂肾盏系统和输尿管远近端的扩张情况，膀胱的解剖形态（腔内轮廓、壁厚、排空能力）等，在临床上对筛查明显的泌尿系发育和结构异常，监测肾脏的生长状况具有重要诊断价值。UTI患儿中超声检查发现最常见的泌尿系发育结构异常的比例大约10%～75%，其中最常见的为肾积水、梗阻性肾病及重复肾等。在婴幼儿UTI中超声发现异常的比例明显高于大年龄组。更多的证据支持在2岁以下婴幼儿泌尿道感染者中建议首先进行泌尿系超声筛查；而在2岁以上的UTI患儿中，仅在合并尿流改变、腹部包块、肌酐升高或治疗不顺利等不典型因素时，或复发的病例中建议进行泌尿系超声筛查。超声检查的时间选择因临床个体情况而决定。在病情较严重或治疗不顺利的患儿中，需在48小时内尽快完成超声检查以明确有无肾脏或肾周脓肿及泌尿系统的梗阻。而动物实验中发现大肠埃希菌的感染急性期可造成一过性的肾盂或输尿管扩张；而发热的UTI患儿中急性期往往多见组织水肿造成的一过性肾脏肿胀的形态改变。因此，作为随访肾脏大小的生长状况的基线数据，UTI患儿急性期的超声检查更多的可考虑在起病6周内完成。

DMSA对肾实质损害的检测最为敏感，它对急性肾盂和肾瘢痕的诊断意义是超声或静脉肾盂造影（IVP）所无法替代的。DMSA的放射性剂量非常低（<1mSv），其静脉应用放射性核素造影剂亦非常安全。DMSA检查在感染的急性期（4～6周之内）进行能够以较高的敏感度诊断急性肾盂肾炎，但由于急性期肾组织的肿胀很难判断肾瘢痕的形成，慢性期（4～6个月）随访能够发现肾瘢痕的进展，但是无法区分先天性或获得性肾瘢痕，无法在肾发育不良的病例中区分是局灶或弥漫的肾瘢痕造成的还是先天性的肾发育不良。超声检查对慢性期的肾瘢痕诊断的灵敏度41%，特异度81%。近来不少研究者对肾脏的磁共振（MRI）诊断价值进行了研究，以DMSA为金标准，MRI对肾实质损害的诊断灵敏度81%～100%，特异度78%～91%，而增强的MRI结合T_1加权显像可提高肾实质损害的诊断敏感度。多项研究中大量的数据显示，通过DMSA检查发现大约5%的UTI患儿的肾实质损害，首发的UTI患儿中男孩比女孩肾实质损害比例更高，VUR患儿中肾实质损害的比例更高。NICE（2007）指南中，仅在3岁以下的不典型UTI和复发性UTI，3岁以上的复发性UTI中推荐DMSA检查。由于缺乏足够的数据证实DMSA对肾实质损害的诊断的长期随访意义，AAP（2011）指南中不再强调DMSA的检查的必要性。

近半个世纪以来，关于首发的UTI患儿中预防肾脏损害进展的策略，大多学者认为主要在于发现先天性肾脏及泌尿系发育异常（CAKUT），以防止随后反复发作的UTI加剧肾脏损害。在UTI患儿中最常见的CAKUT疾病就是VUR研究显示儿童UTI中发现30%～40%合并VUR，其中女孩17%～34%，男孩18%～45%。VUR的控制策略包括抗生素预防性用药及手术纠正高级别的 VUR。但是，数据显示仍有一部分 UTI 患儿无合并 VUR，但是临床上发现 APN，甚至肾脏瘢痕形成。近十年来，关于预防性抗生素在 VUR 中的有效性和必要性，学术界一直有所争议。如果 VUR 不是肾实质损害所必需，预防性抗生素应用并不能预防 UTI 的复发，那么在 UTI 患儿中筛检 VUR 的必要性就值得商榷了。MCU 是目前公认的 VUR 确诊及分级的金标准，却是一种侵入性的检查方法，由于需要临时导尿管的插入，同时具有一定放射性，往往患儿家长对其较为抗拒。科学地选择不同的影像学检查，及早筛查出对长期预后影响较大的 VUR 患儿，并最大程度地减少患儿及家属的心身上及经济上的负担，是我们临床工作的最终目标。从 20 世纪 90 年代初的 RCP 指南、AAP（1999）指南发展到 NICE（2007）指南和 AAP（2011）指南，最大的改变就是影像学检查 MCU 的选择性指征。从强调所有 UTI 患儿均需考虑进行 MCU 检查筛检 VUR，到 NICE（2007）指南中推荐仅 6 月龄以下的不典型 UTI 或复发性 UTI 患儿需考虑 MCU 检查，到 AAP（2011）指南中推荐 2 岁以下 UTI 患儿仅当超声检查异常发现时或复发的 UTI 需考虑 MCU 检查。

最近的研究评估了 NICE（2007）的选择性影像学检查策略对临床上产生的影响。美国的学者发现在首发的发热 UTI 患儿中减少了 MCU 的检查比例，随之减少了预防性抗生素应用的比例，但 6 个月病程以内 UTI 复发比例并无显著增加，诊断发现高级别 VUR 的比例也无显著减少。中国香港的学者在 2 岁以内的首发的发热 UTI 患儿中，依照 NICE（2007）指南中选择性影像学检查策略，对 VUR 的诊断的阴性预测值在 6 月龄以下的女孩中达 100%，6 月龄～2 岁龄的女孩中达 97.7%；而在 6 月龄以下的男孩中仅 91.6%，6 月龄～2 岁龄的男孩中达 91%。因此，中国香港的学者提出 2 岁以内的 UTI 患儿中，女孩超声检查异常或不典型的 UTI 需考虑 MCU 检查，而男孩超声和 DMSA 检查均应当进行，不典型的 UTI 或超声或 DMSA 异常发现者需考虑 MCU 的检查。复旦大学儿科医院的数据显示，DMSA 单独作为 VUR 筛查手段，其灵敏度高（93.5%）而特异度低（40.4%）。为了避免部分患儿的过度检查，试图通过联合临床及超声检查以期提高筛查策略的特异度，降低假阳性率。当将发热>3 天联合 DMSA 发现肾实质损害作为 VUR 的双重筛查诊断标准时灵敏度降低（54.0%），特异度升高（66.7%），避免了 163 例 DMSA 异常的 UTI 患儿进行 MCU，其中筛查漏诊的 VUR 患儿 9 例均为轻度反流病例。当将 DMSA 肾实质损害联合分肾功能<45% 作为 VUR 的双重筛查诊断标准时，其特异度提高（87.5%），避免了 212 例 DMSA 异常的 UTI 患儿进行 MCU；假阴性率 16.8%，其中筛查漏诊的 VUR 患儿 9 例，其中 2 例为一侧Ⅲ级反流合并一侧肾发育不良（DMSA 发现分肾功能<45%，而无肾实质损害）；而另外 7 例均为轻度反流病例。当将发热>3 天联合 DMSA 发现肾实质损害作为Ⅲ～Ⅴ级 VUR 的双重筛查诊断标准时，或将 DMSA 肾实质损害联合分肾功能<45% 作为Ⅲ～Ⅴ级 VUR 的双重筛查诊断标准时，其漏诊率低于 10%。当将超声发现肾脏大小差异>10mm 联合 DMSA 发现肾实质损害作为Ⅲ～Ⅴ级 VUR 的双重筛查诊断标准时，避免了 339 例 DMSA 异常的 UTI 患儿进行 MCU；其筛查漏诊率 13.4%。

（二）预防 UTI 的复发

复发的 UTI 患儿中肾实质损害发生的比例更高，可能对患儿的长期预后产生一定影响。研究显示与 UTI 复发相关的临床因素包括：患儿的年龄（首次 UTI 发病年龄<6 月龄）、UTI 家族史、VUR 合并明显的肾盂输尿管扩张者、憋尿习惯者、饮水不充足、功能性便秘等。因此，对 UTI 复发的预防策略中，健康教育居首要地位，包括饮水习惯和排便习惯的改进、排尿功能障碍的纠正等。此外，对可治疗的先天性肾脏及泌尿系统发育异常（CAKUT）

疾病的控制及合理选择预防性抗生素的应用对防止儿童 UTI 的复发也非常重要。

抗生素预防性用药的初旨，在于预防 UTI 的复发从而防止肾功能损害的发生或进一步加重。近年来对抗生素预防性用药存在着许多争议，仍缺乏足够样本量、科学合理的 RCT 设计、足够随访期限的研究来阐明这一问题。近几年的一些 RCT 研究中未能证实预防性抗生素用药在首发的 UTI 患儿中对 UTI 的复发、VUR 的减轻、肾瘢痕的进展有影响，AAP 指南讨论中应用 Meta 分析证实在 24 个月以内的首发 UTI 婴幼儿中，在无 VUR 或反流级别 Ⅰ～Ⅳ级的患儿中，预防性抗生素应用并不能显著改变 UTI 的复发率。期待着更多的多中心的 RCT 研究的结果来给予更有力的证实。因此，在首发的 UTI 中，不推荐常规使用预防性抗生素用药；而在复发的 UTI 中，无论反流有无，推荐抗生素预防性用药来预防 UTI 的复发。

（徐　虹　张　欣）

参考文献

1. 中华医学会儿科学分会肾脏病学组. 儿童常见肾脏疾病诊治循证指南（试行）（七）：泌尿系感染诊断治疗指南. 中华儿科杂志，2010，48：814-816.

2. National collaborating centre for women's and children's health. Urinary tract infection in children: diagnosis, treatment and IonSterm management. NICE clinical Guideline, 2007: 1-30.

3. Practice parameter: the diagnosis, treatment, and evaluation of the initial urinary tract infection in febrile infants and young children. American Academy of Pediatrics. Committee on Quality ImprovemenLSubcommitme on Urinary Tract Infection. Pediatrics, 1999, 103: 843-852.

4. XIN ZHANG, HONG XU, LIJUN ZHOU, et al. Accuracy of Early DMSA Scan for VUR in Young Children with Febrile UTI. Pediatrics, 2014, 133: 1-9.

5. RIVUR TRIAL INVESTIGATORS. HOBERMAN A, GREENFIELD SP, MATTOO TK, et al. Antimicrobial prophylaxis for children with vesicoureteral reflux. N Engl J Med, 2014, 370: 2367-2376.

第十九章

遗尿和排尿异常

培训目标

1. 掌握并能独立开展儿童单症状性夜遗尿的诊断、治疗、管理。
2. 熟悉国际和国内儿童遗尿指南或共识要点。
3. 了解儿童夜遗尿的流行病学。

一、概述

儿童排尿异常包括白天尿失禁和夜间尿失禁（夜遗尿），部分患儿可以同时有白天和夜间尿失禁，两者又可以分别分为一过性尿失禁和持续尿失禁，其中一过性尿失禁更为多见。国际小儿尿控协会（International Children's Continence Society，ICCS）对上述疾病的定义是年龄≥5 岁的儿童发生不自主的漏尿。儿童排尿异常是一种常见病症，据国外资料统计，大约有 15% 的 4.5 岁儿童和 5% 的 9.5 岁儿童有过不同程度的白天尿失禁；16% 的 5 岁儿童，10% 的 7 岁儿童和 5% 的 11～12 岁儿童患有不同程度的夜遗尿（enuresis），青春期和成年早期仍有 1%～3% 受到夜遗尿的困扰。我国目前仍缺乏全国范围的夜遗尿患病率资料，各省市夜遗尿的患病率差异较大，河南省的调查显示 5～18 岁儿童原发性夜遗尿总体患病率为 4.07%，5 岁患病率为 11.83%，12 岁降为 1.72%。最近一份基于问卷调查的中国小学生遗尿患病率抽样研究显示，中国小学生遗尿患病率为 4.6%，男女比为 1.51∶1，呈现明显的男童高发趋势。在抽取的城市中，小学生遗尿患病率分别为武汉 7.4%，石河子 6.0%、成都 5.6%、西安 5.2%、乌鲁木齐 4.9%、呼和浩特 4.6%、哈尔滨 4.2%、长春 3.4%，上海 3.3%。相关研究表明，遗尿症与遗传存在较大的关系，且与各地不同的早期排尿训练方式和习惯有关，故遗尿症的发生率在不同的地域人群中可存在较大的差异。

夜遗尿根据是否有日间症状可以分为单症状性夜遗尿和非单症状性夜遗尿，本章节主要介绍对于单症状性夜遗尿的诊断和治疗，对非单症状性夜遗尿和白天尿失禁仅做简要介绍，放在鉴别诊断部分。

夜遗尿在我国多称为遗尿症，其发病机制十分复杂，涉及中枢神经系统（若干神经递质和受体）、生理节律（睡眠和多尿）、膀胱功能紊乱以及遗传等多种因素。目前多认为夜间抗利尿激素分泌不足导致的夜间尿量增多和膀胱功能性容量减小是单症状性夜遗尿的主要病因，同时睡眠觉醒障碍是发病的前提，也就是说遗尿症的发生是由于夜间尿量与夜间膀胱容量之间不匹配导致的，并且发生这种不匹配时患儿不能觉醒。遗尿症的发生与关键神经通路发育迟缓有关，现有的研究表明绝大多数神经缺损在延髓以上部位。以往睡眠过深一直作为遗尿发生的一种解释，但是近年来各项研究证实遗尿症儿童睡眠质量较差，普遍存在睡眠剥夺，频繁夜醒。睡眠质量较差又会导致夜间抗利尿激素分泌不足，引起夜间尿量增多。针对遗尿症的遗传学研究应用连锁分析在不同的家庭中已证实夜间遗尿症与染色体 13q、12q 和 22q 有关，但是尚未确定有特定的夜遗尿基因，需要更多大型的家系和病例对照研究。

儿童夜遗尿虽然不能对患儿造成急性伤害，但长期夜间遗尿常常给患儿和家长带来极大的心理压力，严重挫伤儿童情绪和社会功能，导致儿童内心自卑，使儿童正常心理发育及整个家庭的生活质量严重受损。尽管儿童夜遗尿虽然每年有 15% 患儿可以自然痊愈，但仍有部分患儿遗尿症状可持续到成年期。鉴于此种情况，儿童遗尿症一经诊断需积极进行治疗，切勿采取"观望"态度。

二、诊断与鉴别诊断

【临床表现】

1. 症状　儿童遗尿症的诊断并不困难，关键是排除潜在疾病和寻找病因。全面的病史采集是诊断和治疗遗尿症的基础。

首先要明确是否夜间遗尿，记录每周尿床的夜晚数和每晚尿床的次数，这提示遗尿严重程度及预后。接着要详细询问白天是否有漏尿以及漏尿频度，是否有尿频（指每天排尿次数不少于 8 次）或排尿延迟（指每天排尿次数少于 3 次）；询问是否有突然和急迫地想要排尿，并演示性观察是否有排尿急迫（文森特屈膝礼，Vincent curtsey），表现为儿童突然停止活动，脚尖站立，双腿用力交叉或采取蹲位，脚后跟顶着会阴部；询问是否需按压腹部以促进排尿（即需要压迫腹肌以促进排尿），是否有排尿间断，或一次接一次的数次排尿；上述症状均提示存在膀胱功能障碍，合并日间漏尿及膀胱功能障碍者属于非单症状性遗尿症。

便秘和心理疾病是遗尿症的重要的合并症因素，合并这些症状经常会增加治疗难度，导致治疗抵抗。要明确是否有严重的便秘（指每周排便不超过 3 次）和大便失禁，要在治疗遗尿之前就及时给予积极有效的治疗。在病史采集中应对儿童心理状态进行评估，比如是否有社会交往和交流障碍、情绪易冲动、兴趣狭窄、不合群、注意力不集中和学习障碍等，必要时由心理科医师进行相应心理测试。对于某些儿童精神心理疾病如多动症、注意力缺陷、孤独症等，需要精神心理方面的专科医师共同参与治疗。

既往史方面要仔细询问是否有泌尿道感染病史，是否有肾脏泌尿系统畸形和神经系统畸形表现。询问既往是否有脊髓及泌尿系手术史，近期是否曾服用影响排尿的药物（如螺内酯、呋塞米等）。还要仔细询问患儿的饮水习惯，夜间是否饮水以及饮水量，夜间睡眠是否规律。记录既往是否曾有针对遗尿症的治疗及疗效，记录是否有家族史。

2. 体征　患儿就诊时需进行详细的体格检查，以排除潜在解剖学或神经学异常。测量体重和身高，若生长发育迟缓提示有潜在的疾病，测量血压以了解是否有血压过高或过低。专科检查方面要检查生殖器（包括内裤），了解有无尿道下裂、包茎、小阴唇粘连和大便失禁迹象，查看腰骶椎，观察有无皮肤凹陷、脂肪瘤、多毛症或骶骨发育不全，必要时嘱患儿脱鞋，观察双足外形有无异常并观察步态，了解双下肢肌力和肌张力状况。

【实验室检查】

1. 尿液检查　包括尿比重、糖尿、白细胞尿 / 血尿和蛋白尿等，建议检查晨尿，初步排除儿童潜在的尿路感染和肾脏、泌尿系先天疾病。

2. B 超检查　包括双肾、膀胱、输尿管、残余尿，初步排除泌尿系先天畸形，并评估膀胱的解剖结构和功能。

3. **X 线检查**　腰骶部隐性脊柱裂（spina bifida occulta, SBO）在夜遗尿儿童中很常见，很多研究表明，对于夜遗尿儿童，是否合并 SBO，对各种治疗的反应以及最终的预后并无影响，鉴于对该部位的 X 线检查可能会对儿童生殖系统造成一定程度的损伤，不建议常规行腰骶部摄片。对伴有大便失禁等明显排便异常者，可考虑进行腰骶部磁共振检查，以排除脊髓栓系综合征，该病需神经外科治疗。

4. **尿流率检查**　是一种简单的非侵入性方法，可以客观反映下尿路的排尿过程，是尿动力学检查中最基本的组成部分，有助于了解膀胱功能，可以观察到最大尿流率、是否有排尿梗阻以及膀胱逼尿肌 - 括约肌收缩是否协调。正常的尿流曲线为钟形曲线，异常的尿流曲线包括功能性膀胱出口梗阻形曲线、Staccato 排尿曲线、间断排尿曲线、压迫型尿流曲线和狭窄型尿流曲线等。功能性膀胱容量减小是 PNE 儿童较多见的膀胱功能异常表现，最大尿流率可用于筛查性诊断膀胱出口梗阻，夜遗尿儿童还存在不同程度的逼尿肌 - 括约肌收缩不协调。需注意的是，应该使患儿消除紧张，在自然、轻松的环境下进行，在患儿有强烈尿意时进行检查，只有在排尿量达到最大估计膀胱容量的 50% 以上，尿流率才准确，尿流曲线才具有可重复性。小儿尿流率尿量小于 50ml，检查无意义，重复检查 2 次，可以减小误差。尿流率检查属于初步筛查，伴有明显日间排尿症状者及排便异常者，需进一步进行全套的尿动力学检查（尿流率 / 压力 - 容量 - 肌电图描记）。

【**排尿日记**】

排尿日记（urinary diary）是评估儿童膀胱容量（MVV）和是否存在夜间多尿（NP）的主要依据，同时也是单症状性夜遗尿具体治疗策略选择的基础，有条件的家庭均应积极记录。排尿日记中涉及的日间最大排尿量（MVV）指除清晨第一次排尿以外的日间最大单次排尿量，而夜间总尿量应包括夜间尿布增重或夜间排尿量与清晨第一次尿量之和。临床医师可根据患儿排尿日记的数据信息评估患儿膀胱容量和夜间总尿量，从而判断患儿夜遗尿类型，指导治疗。

排尿日记应在做到睡前 2 小时限水、睡前排空膀胱之后进行评价，需详细记录至少 3～4 个白天（儿童上学期间可于周末记录）和连续 7 个夜晚儿童饮水、遗尿、尿量等情况（表 19-1～表 19-3）。排尿日记在实际使用中存在一定困难，临床治疗前医师应充分向家长解释完善两份日记对明确病因以及成功治疗的重要性，并详细讲解排尿日记的具体记录方法，以确保数据记录的准确性和真实性。应向患儿家庭提供收集和测量尿量的容器（如量杯或量筒），如有需要时提供可称重的尿布或纸尿裤。

表 19-1　连续两个周末的日间日记

第一个周六				第一个周日				第二个周六				第二个周日			
时间	饮水 / ml	尿量 / ml	漏尿 / ml	时间	饮水 / ml	尿量 / ml	漏尿 / ml	时间	饮水 / ml	尿量 / ml	漏尿 / ml	时间	饮水 / ml	尿量 / ml	漏尿 / ml

表 19-2 连续 7 个夜晚的夜间日记

	第一天	第二天	第三天	第四天	第五天	第六天	第七天
昨晚入睡时间							
起床时间							
夜间未尿床							
夜间尿床							
夜间起床小便（如果有，记录尿量）							
早晨尿布重量							
早晨第一次小便量 /ml							
今天是否大便过							
医师填写本行 夜间尿量 = 排尿量 + 尿布重量变化值							

表 19-3 预计膀胱容量、最大排尿量、夜间总尿量

年龄 / 岁	预计膀胱容量 EBC/ml	日间最大排尿量 MVV/ml[a]	夜间总尿量 TVV/ml[b]
		低于所示数值，提示膀胱容量偏小，考虑使用遗尿报警器	高于所示数值，提示夜间多尿，考虑使用去氨加压素
5	180	117	234
6	210	137	273
7	240	156	312
8	270	176	351
9	300	195	390
10	330	215	429
11	360	234	468
12～18	390	254	507

a：MVV 的测量（第一次早晨排尿除外）至少需进行 3～4 天；周末或学校假日是理想的时间。日间发生的任何漏尿和液体摄入量均应被记录。液体摄入量与治疗 / 建议的相关性尚未得到证实，但应记录以确保日记的最大可用性。

b：TVV 的测量须将第一次早晨排尿量（ml）与尿布重量差值相加以计算夜间产生的尿量。对于夜尿症患儿，应加上夜间排尿量。同时应记录排便情况，以提供关于存在便秘的额外信息。预计 NP 应仅出现于尿床的夜晚。

【诊断】

1. **诊断标准** 年龄 5 岁或 5 岁以上的儿童，每周至少 2 次睡眠中发生不自主排尿，并且持续 3 个月以上，可以诊断为夜遗尿。诊断要点包括：①患儿年龄≥5 岁（5 岁作为判断儿童夜遗尿的年龄标准虽带有一定主观性，却反映了儿童排尿控制能力的发育程度）；②患儿睡眠中不自主排尿，每周≥2 次，并持续 3 个月以上（疲劳或临睡前饮水过多而偶发遗尿的儿童不作病态）；③对于大年龄儿童诊断标准可适当放宽夜遗尿的次数。对于夜遗尿程度的判断，国际上大都采用美国精神卫生协会制定的 DSM-Ⅳ 标准，每周 2～3 个夜晚尿床属于轻度遗尿，每周 4～6 个夜晚尿床属于中度遗尿，每周 7 个夜晚尿床属于重度遗尿。作出正确的诊断，需掌握以下相关术语，做好以下方面。

2. 相关术语

（1）单症状性遗尿症（monosymptomatic enuresis，MNE）：除遗尿外，不伴有任何下尿路症状。

（2）原发性遗尿症（primary enuresis，PNE）：患儿遗尿症状持续存在，期间没有持续6个月的不尿床期。

（3）继发性遗尿症（secondly enuresis，SNE）：遗尿患儿之前已经停止尿床至少6个月，又出现遗尿。

（4）预期的膀胱容量（expected bladder capacity，EBC）：计算公式为[30+（年龄×30)]ml。

（5）最大排尿量（maximum voided volume，MVV）：排除早晨第一次排尿之外的24小时内最大尿量，该排尿量数值应该在连续3～4天记录膀胱日记后确定。

（6）夜间多尿（nocturnal polyuria，NP）：夜间尿量超过同年龄段儿童预期膀胱容量130%。

（7）合并症因素（comorbidity factors）：增加遗尿症发病率和/或增加治疗抵抗的相关因素。

3. 单症状性遗尿症的分型诊断　把日间排尿日记得到的MVV数值和夜间排尿日记得到的TVV数值与EBC进行比较，可以区分以下4种类型的单症状性夜遗尿：

（1）夜间多尿型：TVV数值超过同年龄段儿童EBC的130%。

（2）膀胱容量偏小型：MVV数值小于同年龄段儿童EBC的65%。

（3）夜间多尿并且膀胱容量偏小型：同时合并上述2种情况。

（4）夜间尿量正常并且膀胱容量正常型：排尿日记无上述2种情况。

【鉴别诊断】

1. 非单症状性遗尿症（non-monosymptomatic enuresis，NMNE）　除夜遗尿外，还伴有尿急、尿失禁、排尿次数增加/减少、排尿延迟、憋尿表现、排尿不畅等任何一种下尿路症状。此概念是相对于MNE而言，与以下的鉴别诊断概念多有重叠，需要采用综合治疗，个体化治疗，建议转诊至专科中心。

2. 膀胱过度活动症（overactive bladder，OAB）　一种以尿急症状为特征的综合征，可伴或不伴有急迫性尿失禁。表现为强烈的排尿意愿，常常需要下蹲通过外源性闭合尿道控制排尿（即文森特屈膝礼），可以出现在夜间，合并或者加重夜遗尿，与单纯夜遗尿不同，尿量较少，治疗上可以应用抗胆碱药物，如奥昔布宁等。

3. 排尿延迟（voiding postponement）　有些儿童专注于游戏或其他事情，一直等到他们尿急时才去排尿，人为地延迟排尿，以排尿频率减少和急迫性尿失禁为特征，有时伴发便秘，由于用力排便会导致疼痛，患儿不愿意上厕所导致排尿延迟。防治方法包括定时解小便（可以使用可编程手表）、不憋尿以及积极有效地治疗便秘。

4. 膀胱活动减弱（underactive bladder）　表现为儿童排尿频率低和膀胱容量过大（通常超过EBC 150%），通常出现排空障碍，尿流率检查可以发现膀胱逼尿肌活动减弱，表现为尿频、排尿间断，需要按压膀胱。建议转诊至专科中心，治疗手段包括膀胱功能训练和应用氯贝胆碱（bethanechol）等M胆碱受体激动剂，对仍不能排空膀胱者，可以进行间歇性清洁导尿（clean intermittent catheterization，CIC）。

5. 排尿功能异常（dysfunctional voiding）　排空期间括约肌和骨盆底放松不足，经常合并膀胱过度活动，特点以尿失禁和尿路感染为特征。建议转诊至专科中心，治疗手段包括膀胱功能训练和生物反馈治疗等,必要时行 CIC 治疗。

6. 尿液阴道回流(vesico-vaginal reflux) 存在小阴唇粘连或肥胖的女孩常会在排尿后出现小量尿失禁,前者需要手术矫正,后者注意改善如厕时的姿势,以防止尿液阴道回流。

7. 笑时尿失禁(giggle incontinence) 常发生于女孩,以尿失控为特点,有时在大笑时出现排尿。OAB 患儿有时在大笑时也会尿失禁,需注意鉴别。加强盆底肌肉训练有助于改善症状,生物反馈疗法值得推荐。

8. 白天尿频(extraordinary day time frequency) 不伴有夜间遗尿,尿常规检查正常,多为暂时性的,不需要使用抗生素,注意饮食饮水等生活管理,必要时可以短时间应用补气益肾的中医,严重者可以应用抗胆碱药。

9. 其他 如尿崩症、糖尿病等,也会引起夜间遗尿,通过详细地问询病史及相关实验室检查,不难鉴别。

三、治疗决策

1. 基础治疗 医师应当加强对夜遗尿患儿及家长的教育,向其讲解关于儿童夜遗尿的基本信息。夜遗尿并不是儿童的过错,家长不应因此对其进行责罚。同时,积极的生活方式的指导是儿童夜遗尿治疗的基础,某些夜遗尿儿童仅经生活方式、生活习惯的调整,夜遗尿症状便可消失。对于小年龄、遗尿对生活影响小的儿童可首先进行基础治疗。基础治疗的手段主要包括:

(1)调整作息习惯:规律作息时间,鼓励患儿白天正常饮水,保证每天饮水量。避免食用含茶碱、咖啡因的食物或饮料。晚餐宜早,且宜清淡,少盐少油,饭后不宜剧烈活动或过度兴奋。尽早睡眠,睡前 2~3 小时应不再进食,睡前 2 小时禁止饮水,包括粥汤、牛奶、水果、果汁等含水分较多的食品。

(2)奖励机制:家长不应责备患儿,应该多一些鼓励,减轻孩子对疾病的心理负担,让孩子自己积极地参与到治疗过程中。

(3)养成良好的排尿、排便习惯:养成日间规律排尿(每天 4~7 次)、睡前排尿的好习惯。多食用纤维素丰富的食物,每天定时排便,对伴有便秘的患儿应同时积极治疗便秘。

(4)记录排尿日记:按照医师指导,认真记录"排尿日记",以帮助判断夜遗尿的病情并指导治疗。

2. 一线治疗 去氨加压素和遗尿报警器是儿童夜遗尿的一线治疗方法,可有效治愈大部分的儿童单症状性夜遗尿。在治疗前应向患儿及家长详细讲解不同治疗方法的利弊,治疗策略的选择应由患儿具体病情及其具体的治疗意愿等共同决定。

夜间尿量正常且膀胱容量正常的儿童可给予警报器或去氨加压素治疗;小于年龄相应 EBC 的儿童可能出现去氨加压素抵抗而对报警器疗法更敏感;患有 NP 且膀胱容量正常的儿童将对去氨加压素更敏感;对于尿量过多且膀胱容量偏小的儿童,联用去氨加压素和报警器的治疗可能取得成功。若患儿及家长对选择遗尿报警器有抵触,无论患儿为哪一亚型的单症状性夜遗尿,均可首先考虑使用去氨加压素治疗。

(1)去氨加压素:去氨加压素(desmopressin)是一种人工合成的抗利尿激素,主要作用之一是将夜间尿量减少至正常范围内。目前有片剂或口服型速溶冷冻干粉(Melt)2 种剂型。Melt 剂型不受鼻充血或胃肠的影响,并且无需饮水送服,是所有患儿的推荐剂型,尤其受到 12 岁以下儿童欢迎。由于对某些服药困难的患儿,片剂有时需要多达 50ml 饮水送服,而这占到 7 岁儿童膀胱容量的 25%，Melt 剂型更适合于去氨加压素的抗利尿适应证，缺点是价格较贵，并且目前国内市场尚未有售。曾经有鼻腔吸入剂型，后来因为在一些遗尿患儿发生了水中毒，出现惊厥，甚至出现 2 例死亡病例，2007 年后美国 FDA 将该剂型从遗尿症的治疗中剔除。

去氨加压素推荐剂量为 0.2mg/d，建议从小剂量起开始使用，并根据患儿情况及疗效调整剂量，最大剂量 0.6mg/d。初始治疗建议每 2 周评价药物的治疗效果，无改善者应重新评估，包括记录排尿日记等。如果仍有夜间多尿，可以增加去氨加压素剂量。若治疗 6～8 周后仍改善不满意，可联合遗尿报警器治疗或转诊至遗尿专科诊治。去氨加压素治疗疗程一般为 3 个月，治疗 3 个月后评估疗效，以治疗第 3 个月与开始治疗前 1 个月尿床夜数进行比较，疗效包括完全应答（尿床夜数减少≥90%）、部分应答（尿床夜数减少 50%～90%）及无应答（尿床夜数减少<50%）。患儿达到完全应答后暂停用药 2 周进行观察，若 2 周内无遗尿或仅遗尿 1 次，可逐步撤药；若 2 周内遗尿 2 次或 2 次以上，则需要开始第二个疗程的治疗。如果患儿停药后夜遗尿复发，则可以再次使用去氨加压素治疗（图 19-1）。

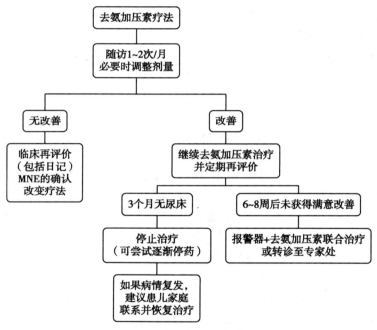

图 19-1 去氨加压素治疗流程

去氨加压素耐受性良好，尽管患儿出现低钠血症 / 水中毒（头痛、恶心和呕吐症状）的可能性极低，仍应就此对患儿家庭进行教育，避免自行调节药物剂量。

去氨加压素治疗注意事项：夜间睡前 1 小时服药，服药前 1 小时和服药后 8 小时禁止饮水（服药除外），以达到治疗效果避免药物副作用。若患儿发热，需要大量补充液体应暂停使用去氨加压素，以免引起水中毒，如果已经服用，仍需限制饮水。

（2）遗尿报警器：遗尿报警器（Alarm）是将尿湿感应器放在床单或内裤上，当患儿尿湿时，警铃报警唤醒患儿起床排尽余尿并清洁床单，通过反复训练使患儿最终能感受到尿意而自觉醒来排尿。遗尿报警器治疗有效率高达 65%～70%，且复发率较低，在西方国家使用较为普遍。遗尿报警器优点是疗效确切，复发率低，无副作用，缺点是使用遗尿报警器很容易打扰患儿和家长的睡眠，且起效时间往往较长，多需连续使用 8 周或更长时间，需要患儿和家长具有良好依从性。因而要提前告知患儿家庭治疗可能出现的困难，医师应在治疗初期实施监控以解决任何出现的问题，督促坚持治疗。每晚穿戴报警器，患儿连续 14 个夜晚不尿床为治疗成功，持续治疗 2～3 个月无效则为治疗失败。使用报警器成功治愈后，如果中断治疗后病情复发，应再次联系医师（图 19-2）。可以在医师指导下再次使用报警器治疗，仍然有效。

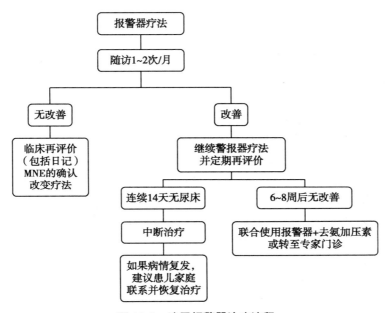

图 19-2　遗尿报警器治疗流程

　　常见问题是治疗依从性差和早期中断治疗，鉴于这些原因，报警器疗法可能不适合一些家庭，如果患儿或其家庭不愿意接受报警器疗法，可选用去氨加压素疗法。遗尿报警器治疗注意事项包括：①遗尿报警器可能不适用于每晚遗尿频率>2 次的患儿；②内裤或床单浸湿时触发报警器，发出警报声而唤醒患儿起床排尿，此时家长应积极配合协助患儿起床排尿；③患儿应每晚使用遗尿报警器，持续治疗 2～3 个月或至患儿连续 14 个夜晚无尿床（无论先达到哪个标准）；④遗尿报警器还适用于去氨加压素药物减量阶段，以促进患儿觉醒。

　　闹钟唤醒或人工叫醒常被家长作为遗尿报警器的替代方法，但在目前多个国际儿童夜遗尿指南中未被提及，并且这样人为干扰儿童夜间睡眠，会影响夜间去氨加压素的分泌，理论上对治疗夜遗尿具有反向作用。近年来，如何改善遗尿儿童睡眠质量已经成为一个新的治疗热点，欧洲的一些医疗机构正在进行应用褪黑素治疗儿童夜遗尿的研究。

　　（3）去氨加压素和遗尿报警器联合治疗：患儿使用去氨加压素或遗尿报警器症状无改善时需重新评估患儿病情，并可考虑去氨加压素和遗尿报警器的联合治疗。如果联合治疗仍无好转，需记录患儿发生遗尿的当天情况（表 19-4），再次记录排尿日记重新评估患儿病情，并转诊至遗尿专科进行诊治。

表 19-4 患儿随访记录表

日期				
治疗具体实施情况/药物用量				
遗尿次数				
遗尿发生时间				
晚餐后饮水情况				
是否有白天症状				
不良反应				
必要时肝肾功能、电解质检测				

3. 其他治疗

（1）抗胆碱药物：抗胆碱药物可以有效抑制膀胱逼尿肌过度活动症状，有效减少患儿夜间遗尿频率。当患儿有夜间排尿次数过多、疑似膀胱过度活动者，排除了神经源性膀胱等器质性疾病时可考虑联合使用抗胆碱药物和去氨加压素。在日本治疗儿童遗尿症的专家共识中，对于膀胱容量减小的患儿推荐使用抗胆碱药物治疗。

临床常用的抗胆碱药物为奥昔布宁（oxybutynin），它是美国 FDA 批准用于治疗儿童遗尿症的唯一的抗胆碱药物，最大剂量为 0.4mg/（kg·d），起始推荐剂量为 2～5mg，年龄较大者可增加至 10mg，睡前服用。它是非选择性抗胆碱能药物，主要副作用包括口干、皮肤潮红、便秘、视力模糊、瞌睡等，儿童副作用发生率比成人高。因此需严格在专科医师指导下使用，并注意监测残余尿量。

其他药物包括丙哌维林（propiverine），仅在少数欧洲国家被批准用于儿童遗尿症，推荐剂量 0.8mg/（kg·d）；托特罗定（tolterodine），尚无儿童用药经验，欧洲有些医疗机构研究用于治疗儿童 OAB，5～10 岁儿童每次 1mg，每天 2 次；索利那新（solifenacin）为新型的 M_3 受体拮抗剂，具有高度选择性，副作用较小，目前尚无儿童用药经验，成人 2mg，每天 1 次，用于治疗对丙哌维林及托特罗定耐药的 OAB。

（2）三环类抗抑郁药物：治疗儿童夜遗尿常用的三环类抗抑郁药物为丙咪嗪（imipramine），类似药物还有去甲替林、阿米替林等。因其抗胆碱作用可增加功能性膀胱容量、减少膀胱无抑制性收缩，故对尿流动力学紊乱的夜遗尿有效。但此类药物可能具有心脏毒性等副作用，如传导阻滞、心律不齐等，现临床已不推荐常规使用。

（3）中医药疗法：中医中药以及针灸、推拿、敷贴等外治法是我国传统中医学治疗儿童夜遗尿的特色。中医认为遗尿症属肾虚，治则补之，多以温补固肾醒脑为主。对肾气不足、下元虚寒者宜温肾固涩；对脾肺气虚者则益气固涩；肝经湿热者用泻火清热法。具体治则可参照中华中医药学会 2012 年发布的《中医儿科常见病诊疗指南》中遗尿症的诊疗规范进行。

（4）膀胱功能训练：膀胱功能训练有利于加强排尿控制和增大膀胱容量。可督促患儿白天尽量多饮水，并尽量延长 2 次排尿的间隔时间使膀胱扩张。训练患儿适当憋尿以提高膀胱控制力，当患儿排尿时鼓励时断时续排尿，然后再把尿排尽，以提高膀胱括约肌的控制能力。也可通过生物反馈治疗训练膀胱功能，治疗频率一般为每周 1～2 次，疗程至少持续3 个月。

（5）生物反馈治疗：生物反馈（biofeedback）基本原理是用仪器将人体内极微弱的生理活动及生物电活动的信息加以转换、放大并显示出来，个体通过反馈信息了解自身变化，并根据变化逐渐学会在一定程度上控制和纠正某些活动的过程。通过互动式电脑游戏的形式，将生物反馈用于盆底肌的训练，则可以改善盆底肌的舒缩，强化整个骨盆底肌群，从而纠正膀胱尿道功能紊乱，而膀胱功能紊乱可能是 PNE 的重要病因之一。每周训练 2 次，每次持续 30 分钟，1 个疗程训练 8 次。

（6）经皮骶神经电刺激疗法：对于合并泌尿系症状的复杂性遗尿，常用的遗尿治疗药物以及其他辅助方法如排尿训练、生物反馈等疗效不尽理想，可以采用微电脑低频脉冲治疗仪，进行经皮骶 2、3 神经根电刺激，电流为双向方波，波宽 20 毫秒，频率 20Hz。电极位置在脊柱两侧平骶嵴上缘，每周治疗 2 次，每次持续 30 分钟，疗程 1 个月。其作用机制尚不明确，电刺激最初的目的是增加尿道的闭合功能，由于对阴部和肛周的刺激可以抑制反射性逼尿肌活动，有助于改善逼尿肌过度活动的症状。

（7）心理治疗：对于伴有明显心理问题的患儿除上述治疗外，建议同时心理专科治疗。遗尿症患儿自我评价低、同伴交往差、有较多的焦虑和抑郁等不愉快情绪。接受过心理治疗的患儿自我意识评价得到明显改善。

（8）5 岁以下遗尿儿童的治疗：小于 5 岁的儿童排尿中枢可能尚未发育完全，目前临床建议可首先对其进行生活方式和生活习惯的调整以及排尿习惯的引导，其次可采用较安全的治疗方法如中药、推拿等。有强烈治疗意愿的遗尿儿童也可使用遗尿报警器等治疗。

四、常见问题和误区防范

1. 报警器或去氨加压素治疗无应答的最多见的原因是诊断错误，也就是说，实际诊断应该是 NMNE，而不是 MNE。

详细询问病史时，可以发现这些对报警器或去氨加压素治疗无应答患儿中的大部分会有或多或少的日间症状，因此采集一份完整的临床病史是至关重要的。如果患儿出现治疗抵抗却没有完成排尿日记，则应该强调先完成排尿日记再决定以后的治疗，或者将患儿转至专科中心，因为这些患儿可能存在 OAB 和功能性排尿障碍。

日间 OAB 的主观标志为尿急。然而，患有 OAB 的患儿可能在日间极少饮水，因此隐藏了该症状。如果怀疑患有 OAB，则应以标准化[25～30ml/（kg·d）]饮水摄入来重复记录排尿日记。对于部分患儿，尽管患儿清醒时不会出现 OAB 症状，但是在睡梦中存在明显的逼尿肌过度活动。患有重度 OAB 或 MVV 降低的患儿和日间失禁的患儿可能受益于膀胱功能康复训练，如按时排尿（使用或不使用可编程手表）。

有些儿童可能患有功能性排尿障碍，即排尿中尿道括约肌出现习惯性收缩，在日间症状的普通筛查中不易识别。如果出现反复性尿路感染和便秘，则提示存在功能性排尿障碍。如果疑似出现本症和 / 或患儿出现治疗抵抗，则建议转诊至排尿异常专科中心进行尿流率测定和排尿后残余量评估等。

2. 小部分 MNE 患儿可能出现去氨加压素治疗抵抗，他们是一组特殊的亚型群体。

这部分患儿通常可被分为两种亚型——有或没有持续性 NP。夜间尿量可对鉴别患儿是否有持续 NP 提供重要信息。对于患有持续 NP 的患儿，在增加剂量前应排除以下可能性：依从性不佳，睡前未排尿，睡前最后一次排尿前 1 小时内服药，去氨加压素给药后或给药前 1 小时期间饮水量过多，睡眠习惯不良，患有尿崩症（肾性 / 中枢性，部分性）。对于不同患儿，需要达到最大尿浓缩能力的去氨加压素剂量可能各不相同。因此，如果已经完成排尿日记并且充分排除了 NMNE，则治疗抵抗可能归结于药物剂量不足。如果患儿早晨未排尿，则不应增加剂量，因为这表明药物的生物活性延长。

3．与治疗抵抗相关的合并症　排便习惯与下泌尿道症状尤其是尿失禁相关。对于遗尿症和治疗抵抗，便秘是一个重要的合并症因素，应在开始治疗遗尿症之前就积极治疗并治愈便秘。所有出现小量尿失禁的患儿均应被疑患有便秘。应该向患儿及其家长提供相关治疗建议，比如充分饮水，摄入足够的膳食纤维，养成定期如厕的习惯（比如每天早晨早餐后定时排便），必要时应用导泻药物。

五、热点聚焦

中国儿童遗尿疾病管理专家共识要点解读

我国对儿童遗尿症的研究和治疗起步相对较晚，虽然部分专家积累了丰富的临床经验，也进行了一些科研工作，然而在全国范围内尚缺乏统一、规范的诊疗标准，导致一部分儿童不能得到很好的治疗。因此我国现亟需一套符合中国国情及患儿家庭需求的《儿童遗尿疾病管理指南》或《中国专家共识》。"中国儿童遗尿疾病管理协作组"于 2013 年成立，之后召开了多次"儿童遗尿疾病管理专家研讨会"。来自小儿肾内科、泌尿外科、儿童保健科、心理科和中医科等各领域的专家对国外儿童遗尿疾病管理指南或共识进行了解读和分析，主要包括《国际小儿尿控协会 ICCS 遗尿症治疗实践指南》、《2009 年国际尿失禁咨询委员会 ICI 会议报告》、《英国国家卫生研究院和临床优化中心 NICE 儿童夜遗尿管理指南》和《日本儿童夜遗尿专家共识》等，并针对我国诊疗现状进行了专题讨论，旨在确定适合我国国情、经济有效并且简洁实用的儿童遗尿症诊疗管理方案，最终达成了《中国儿童单症状性夜遗尿疾病管理专家共识》并于 2011 年 10 月发表于《临床儿科杂志》。

该共识服务于我国各级医疗机构中致力于治疗儿童遗尿症的相关领域的医务人员，对儿童遗尿症的定义、诊断及治疗等各方面进行了规范，指出详尽的病史采集、体格检查、相关辅助检查以及详细的排尿日记是儿童夜遗尿必需的诊断和评估流程，同时也是具体治疗策略选择的依据。积极的临床教育和生活方式指导是儿童夜遗尿的治疗基础，个体化的治疗策略是治疗成功的关键，去氨加压素和遗尿报警器是该共识推荐的一线治疗方法，可有效治愈大部分的儿童单症状性夜遗尿。临床医师可根据儿童夜遗尿的具体类型选择适合患儿的治疗方案，并在选择时充分考虑家长和患儿的意愿。该共识以简洁而全面的指南和实践工具（检查表、日记模板和治疗流程图）来指导各级医疗机构中的常规医疗实践，提供关于遗尿症合理而实际的诊断和治疗方法，主要针对最为多见的单症状性遗尿症，最终实现对儿童夜遗尿的全面评价和有效治疗（包括转诊）。

该共识强调儿童遗尿症是一种常见病，在大多数情况下，单症状性夜遗尿症完全可以由普通儿科医师或全科医师通过对患儿及其家庭实施教育而有效治愈，该教育包括病因和对于日常饮食和排尿习惯等方面的管理，以及在进行正确评估后给予基础治疗或进一步的治疗（报警器和 / 或去氨加压素）。需要的是详细的询问病史、仔细的体格检查和耐心的记录排尿日记，并不需要尿动力学研究、X 线造影和膀胱镜检查等比较复杂的检查，适合我国基层医院的实际情况，值得大家仔细阅读和学习。

（徐 虹 郭 维）

参考文献

1. VANDE WALLE J，RITTIG S，BAUER S，et al. Practical consensus guideline for the management of enuresis. Eur J Pediatr，2012，171（6）：971.

2. 中国儿童遗尿疾病管理协作组. 中国儿童单症状性夜遗尿疾病管理专家共识. 临床儿科杂志，2014，32（10）：970.

3. VAN DE WALLE J，VAN HERZEELE C，RAES A. Is there still a role for desmopressin in children with primary monosymptomatic nocturnal enuresis? a focus on safety issues. Drug Saf，2010，33（4）：261.

4. 郭维，徐虹，沈茜，等. 遗尿报警器治疗特定亚型儿童单一症状遗尿症疗效观察. 临床儿科杂志，2015，33（3）：223.

5. EVANS J，MALMSTEN B，MADDOCKS A，et al. Randomized comparison of long-term desmopressin and alarm treatment for bedwetting. J Pediatr Urol，2011，7（1）：21.

6. National Institute for Health and Clinical Excellence Nocturnal enuresis：the management of bedwetting in children and young people. London：NICE，2010：1-43.

7. KANEKO K. Treatment for nocturnal enuresis：the current state in Japan. Pediatr Int，2012，54（1）：8.

8. HAJIYEV P，GOKCE MI，SUER E，et al. Does structured withdrawal of desmopressin improve relapse rates in monosymptomatic enuresis? A prospective randomized placebo controlled multicenter study. J Urol，2014，192：1.

第二十章

先天性肾病综合征

培训目标

1. 掌握先天性肾病综合征诊断、治疗及管理。
2. 熟悉先天性肾病综合征病因。
3. 了解导致原发性先天性肾病综合征致病基因。

一、概述

先天性肾病综合征（congenital nephrotic syndrome）是指生后 3 个月内起病的肾病综合征，多数由于基因突变所致，且预后很差。不同类型的先天性肾病综合征病因见表 20-1。先天性肾病综合征最常见的类型为芬兰型，呈常染色体隐性遗传，在芬兰的发病率为 1.2/10 000 例新生儿，部分地区甚至可达 1/2 600，估计其基因频率约为 1 : 200。现已有来自世界各地的芬兰型先天性肾病综合征的报道。自 1998 年明确了芬兰型先天性肾病综合征致病基因为 *NPHS1* 基因后，随后的研究显示几乎 90% 的芬兰籍该病患者突变为两种类型：一种为外显子 2 的 2 个碱基的缺失突变（Finmajor），约占 78%；一种为外显子 26 的无义突变（Finminor），约占 16%。此外不足 30% 的非芬兰籍芬兰型先天性肾病综合征患者也检测到 *NPHS1* 基因突变。*NPHS1* 基因突变致编码蛋白 nephrin 改变而使肾小球滤过屏障对蛋白通透性改变、大量蛋白漏出而导致芬兰型先天性肾病综合征一系列病理生理改变。

表 20-1　先天性肾病综合征病因

原发性先天性肾病综合征
NPHS1 基因（编码 nephrin 蛋白）突变（导致芬兰型先天型肾病综合征）
NPHS2 基因（编码 podocin 蛋白）突变
WT1 基因突变（导致 Denys-Drash 综合征及孤立型先天性肾病综合征）
LAMB2 基因突变（导致 Pierson 综合征及孤立型先天性肾病综合征）
PLCE1 基因突变
LMX1B 基因突变（导致甲 - 髌综合征）
LAMB3 基因突变（导致赫力茨大疱性表皮松解症）
WDR73 基因突变（导致 Galloway-Mowat 综合征）
线粒体疾病
伴或不伴脑部及其他畸形的先天性肾病综合征（致病基因尚未明确）

续表

继发性先天性肾病综合征

    先天性梅毒

    弓形虫病

    疟疾

    巨细胞病毒

    风疹

    乙型肝炎

    人免疫缺陷病毒

    母源系统性红斑狼疮

    新生儿产生抗中性内肽酶自身抗体

    接受激素 - 氯苯那敏治疗的母亲

    溶血尿毒综合征

    肾母细胞瘤

    药物反应

    汞中毒

二、诊断与鉴别诊断

【临床表现】

先天性肾病综合征最常见的特征包括：

1. 开始于胎儿期的大量蛋白尿。

2. 羊水甲胎蛋白浓度增加。

3. 早产，平均出生体重 2 500g。

4. 羊水常常被胎粪污染。

5. 大胎盘，超过出生体重的 25%。

6. 生后不久出现明显水肿和腹胀。

7. 血白蛋白常常<10g/L。

8. 大量白蛋白尿。

9. 尿中丢失许多其他蛋白，包括：IgG、转铁蛋白、抗凝血酶Ⅲ、维生素 D 结合蛋白以及甲状腺结合蛋白。

【实验室检查】

1. **尿液常规** 尿蛋白定性≥3+，可见少量红细胞和白细胞。

2. **血生化** 白蛋白通常<10g/L、高脂血症，生后 1 个月出现或不出现血肌酐升高。

3. **继发性先天性肾病综合征病因的有关检查。**

4. **肾活检组织检查** 由于组织病理学检查结果存在重叠或者呈节段改变，肾活检组织检查并不能揭示先天性肾病综合征的病因，且行肾活检组织检查的指征不明确。

5. **基因检查** 先天性肾病综合征的确诊有赖于基因检查。明确病因有助于症状的评估、管理、判断预后以及遗传咨询。

【诊断】

出生 3 个月内出现的肾病综合征诊断为先天性肾病综合征。

【鉴别诊断】

鉴别诊断主要是明确先天性肾病综合征病因。首先除外继发性先天性肾病综合征，进而通过基因检查明确原发性先天性肾病综合征致病基因突变。值得注意的是并不是所有原发性先天性肾病综合征均可找到致病基因突变。

先天性肾病综合征的产前诊断有赖于基因检查。阳性家族史、孕妇羊水中甲胎蛋白浓度增高以及胎儿超声示胎盘厚、肾脏高回声均有助于先天性肾病综合征的产前诊断。

三、治疗决策

先天性肾病综合征无特异性治疗，主要是对症和支持治疗（表20-2）。限盐及利尿以减轻水肿，防治合并症如感染和血栓，提供含有足够热量和蛋白质的饮食使得患儿尽可能正常地生长发育。一侧或双侧肾切除可终止先天性肾病综合征时大量蛋白自尿中丢失。肾移植是唯一彻底治疗手段。移植肾发生肾病综合征的概率很低，可见于 *NPHS1* 基因突变患者移植后产生抗 nephrin 抗体。肾移植患者 5 年存活率>90%、移植肾存活率>80%。

表 20-2　先天性肾病综合征保守性治疗

输注 25% 白蛋白[3～4g/(kg•d)]
输注白蛋白时给予呋塞米(0.5mg/kg)
抗尿蛋白药物(血管紧张素转换酶抑制剂和吲哚美辛)
补充甲状腺素
抗凝
高热卡饮食[130kcal/(kg•d)]
补充蛋白[4g/(kg•d)]
补充脂类
补充维生素 A、D、E 以及水溶性维生素
补充钙镁

四、常见问题和误区防范

1. 未明确先天性肾病综合征病因而予以类固醇激素甚至联合免疫抑制剂治疗　儿童期肾病综合征最常见的类型是特发性肾病综合征，其肾活检病理改变大多数为肾小球微小病变，且绝大多数患者(>90%)对类固醇激素治疗有效。然而，此类型肾病综合征往往生后 1 岁发病，出生后便发病者罕见。先天性肾病综合征则为生后 3 个月内起病的肾病综合征，大多数患者因基因突变所致，且对免疫抑制剂治疗无效。因此，对先天性肾病综合征患者对症和支持治疗的基础上首先应做的工作是明确病因，而不是试用类固醇激素甚至联合免疫抑制剂治疗。

2. 在不具备基因检查条件时通过肾活检明确先天性肾病综合征病因　肾活检组织检查对许多肾脏疾病的明确诊断、病变程度和活动性判断、指导治疗以及预后判断都有至关重要的价值，且对肾脏病的发展起了巨大的推动作用。但是，不同致病基因导致的先天性肾病综合征肾小球病理改变存在重叠，肾小管扩张、间质纤维化和炎症细胞浸润见于各种蛋白尿性肾脏疾病，因此肾活检组织检查并不能揭示先天性肾病综合征的病因。

五、热点聚焦

高通量测序技术在先天性肾病综合征分子诊断中的应用　大多数先天性肾病综合征病例因基因突变所致，最常见的致病基因依次为 *NPHS1*、*NPHS2*、*WT1* 和 *LAMB2*；而来自国内首个且最大的多中心儿童激素耐药肾病综合征队列基因检测研究结果显示，导致先天性肾病综合征的致病基因以 *NPHS1* 最常见，其次为 *WT1*、*LAMB2* 和 *ADCK4*，可见人种的差异使得采用 Sanger 测序技术检测先天性肾病综合征致病基因的策略存在不同。日臻完善的二代捕获测序技术可以将先天性肾病综合征所有已知基因一次性测序检测，可以高效快速的做出准确的分子诊断。该技术越来越多地被国内从事临床诊治的医师采纳，然而由于临床遗传病学家明显不足，导致基因检测结果解读、遗传咨询等欠缺规范化。

（王　芳）

参考文献

1. JALANKO H. Congenital nephrotic syndrome. Pediatr Nephrol，2009，24：2121-2128.
2. FRED AVNI E，VANDENHOUTE K，DEVRIENDT A，et al. Update on congenital nephrotic syndromes and the contribution of US. Pediatr Radiol，2011，41：76-81.

第二十一章

薄基底膜肾病

培训目标

1. 掌握薄基底膜肾病的诊断和管理。
2. 熟悉薄基底膜肾病自然病程。
3. 了解薄基底膜肾病致病基因。

一、概述

薄基底膜肾病（thin basement membrane nephropathy，TBMN）是一种遗传性肾小球基底膜疾病，是引起儿童和成人持续性血尿最常见的原因。该病普遍和典型的临床表现是持续性血尿，伴有显著蛋白尿、高血压、肾外症状及发展至终末期肾病很罕见。肾小球基底膜弥漫性变薄是薄基底膜肾病的典型病理改变，也是诊断该病的"金标准"。绝大多数该病患者肾功能正常、预后良好。估计该病的疾病频率约为 1/10 000；另外，发现用于移植的供体肾脏中，约 5.2%～9.2% 的肾脏表现为薄基底膜肾病；在持续性镜下血尿和发作性肉眼血尿患者中，薄基底膜肾病分别约占 26%～51% 和 10%。该病遗传方式为常染色体显性遗传，因 *COL4A3* 或 *COL4A4* 基因杂合突变所致。然而，值得注意的是，部分经肾活检诊断为薄基底膜肾病的家系进行基因连锁分析，发现与 *COL4A3*、*COL4A4* 以及 *COL4A5* 基因均不连锁，从而提示本病可能存在遗传异质性。

二、诊断与鉴别诊断

【临床表现】

1. **血尿**　持续性肾小球性镜下血尿是薄基底膜肾病的典型临床表现。大多数患者仅表现为血尿，不伴有其他症状或进展至肾衰竭，往往在体检时方发现。诊断时的年龄差异很大，1～86 岁。5%～22% 的患者至少有过一次肉眼血尿发作，通常见于运动后或感染时。而反复发作的肉眼血尿则常见于 Alport 综合征和 IgA 肾病。薄基底膜肾病时偶尔血尿会随着时间消失。

2. **蛋白尿**　通常薄基底膜肾病患者无蛋白尿或蛋白尿很轻微。正常情况下蛋白尿较血尿出现晚。儿童期罕见蛋白尿，然而相当一部分成年患者表现为轻 - 中度蛋白尿，老年患者罕见肾病水平蛋白尿。

3. **其他**　薄基底膜肾病儿童患者肾功能是正常的，然而有报道显示较低比例的成年患者出现肾衰竭。这一现象一方面反映了与 Alport 综合征鉴别诊断的困难，另一方面不能除外合并其他肾脏疾病。同样，薄基底膜肾病患者出现罕见的耳聋也表明了鉴别诊断的困难。

高血压在薄基底膜肾病儿童患者中是非常罕见的,但是11%~31%的薄基底膜肾病成年患者出现高血压。对这些结果的解释是困难的,然而不能排除高血压与薄基底膜肾病巧合的可能性。通常真正的薄基底膜肾病肾脏预后是良好的。

【实验室检查】

1. 尿液常规　血尿往往是唯一的异常结果。

2. 肾功能　通常是正常的。

3. 肾活检组织检查　薄基底膜肾病患者光镜下观察到的肾脏组织病理变化是非特异的;常规免疫荧光学检查往往显示免疫球蛋白和补体呈阴性,但是有时可见节段系膜区IgM或补体C3微量沉积、罕见IgG或IgA沉积;电子显微镜下可以观察到该病特征性的病理改变,即肾小球基底膜弥漫性变薄,然而该检查并不能区别纯的薄基底膜肾病和Alport综合征早期肾小球基底膜变薄。正常情况下肾小球基底膜厚度随年龄和性别不同而不同,同时也受肾活检组织制备及方法的影响。世界卫生组织建议的肾小球基底膜厚度界限值分别为成人250nm以及2~11岁儿童180nm,而有研究者提出薄基底膜肾病时肾小球基底膜厚度的标准为儿童<200nm和<250nm,成人<200nm、<250nm以及<264nm。薄基底膜肾病患者的肾小球基底膜厚度可以存在差异,但是至少50%的肾小球基底膜异常薄;仅个别区域可见肾小球基底膜分层或局部增厚。

肾活检组织IV型胶原α3、α4和α5链免疫荧光学检查有助于薄基底膜肾病和表现为镜下血尿及肾小球基底膜变薄的Alport综合征早期相鉴别。前者未发现存在这3种α(IV)链的分布异常,而后者这3种α(IV)链往往缺乏或分布异常。

4. 基因检查　虽然薄基底膜肾病因*COL4A3*或*COL4A4*基因杂合突变所致,然而该病预后良好,通常不建议行*COL4A3*或*COL4A4*基因检查明确诊断。但是行*COL4A5*基因检查以除外X连锁型Alport综合征尤为重要。

【诊断】

当患儿表现为持续性肾小球性血尿,无蛋白尿,血压及肾功能均正常,且无其他原因解释时临床可怀疑薄基底膜肾病。可有血尿家族史,但无Alport综合征或肾衰竭家族史(常染色体隐性遗传型Alport综合征家系除外)。怀疑薄基底膜肾病的患者出现以下情况时考虑肾活检:①临床表现不典型[成人患者尿蛋白>1.0g/d或估算的肾小球滤过率<90ml/(min·1.73m^2)]。②不能除外X连锁型Alport综合征或合并肾小球或小管间质异常。表21-1中的指标在诊断薄基底膜肾病具有不同的敏感性和特异性。

表21-1　薄基底膜肾病的诊断

典型特征	敏感性	特异性	评价
持续肾小球性血尿、少量蛋白尿、正常血压和肾功能	高(80%)	中度	薄基底膜肾病是最常见原因;也可见于IgA肾病,然而常常表现为红细胞数目较多伴蛋白尿(较少见)
血尿家族史	中度(70%)	高	X连锁型Alport综合征也常见血尿家族史
肾小球基底膜普遍变薄、无局灶分层	95%	高	
肾小球基底膜表达IV型胶原α3、α4和α5链	100%	中度	支持但不能证实薄基底膜肾病诊断
皮肤表达IV型胶原α5链			支持但不能证实薄基底膜肾病诊断

续表

典型特征	敏感性	特异性	评价
血尿与 COL4A3/COL4A4 基因共分离	40%	高	
血尿不与 COL4A5 基因共分离	高	高	连锁分析要求仔细分析其他家系成员的表型,但是有可能家系成员非常少
COL4A3 或 COL4A4 杂合突变	80%	非常高	

【鉴别诊断】

1. **Alport 综合征** Alport 综合征和薄基底膜肾病的病程进展截然不同：Alport 综合征患者往往于青壮年时期发展至终末期肾病、预后差,而绝大多数薄基底膜肾病患者肾功能正常、预后良好。因此鉴别这两个疾病至关重要。然而年幼的 Alport 综合征男性患儿、任何年龄的 Alport 综合征女性患者及个别 Alport 综合征成年男性患者的肾小球基底膜可表现为弥漫性变薄,需要与薄基底膜肾病鉴别。可借助家族成员有无耳聋、眼部异常或肾衰竭家族史、皮肤或肾活检组织基底膜Ⅳ型胶原 α 链免疫荧光学检查进行鉴别诊断。必要时行 COL4A5 基因分析明确或除外 X 连锁型 Alport 综合征。

2. **IgA 肾病** 虽然有时依据临床表现难以鉴别 IgA 肾病和薄基底膜肾病,但是依据肾活检组织免疫病理学检查可鉴别两者。

3. **其他疾病** 如链球菌感染后肾炎、膜增生性肾小球肾炎、狼疮性肾炎,除血尿外,这些疾病往往表现有蛋白尿、高血压、肾功能损伤以及其他系统受累,易与薄基底膜肾病相鉴别。

三、治疗决策

对薄基底膜肾病患儿要评估有无不良预后因素如高血压、蛋白尿和肾衰竭。有不良预后因素者应在肾脏专科门诊随诊,可应用血管紧张素转换酶抑制剂以延缓肾衰竭的发生；反之则间隔 1~2 年评估有无高血压、蛋白尿或肾衰竭的发生。应告知薄基底膜肾病患儿及其家人诊断、遗传方式及进展至肾衰竭的风险低。

虽然薄基底膜肾病是一种遗传肾脏疾病,然而其血尿外显率仅 70%。致病基因新发突变率低,几乎所有患儿的家系成员中会有另一人具有致病性突变,但不一定表现有血尿。薄基底膜肾病患者的孩子中 1/2 会遗传致病基因突变,但有血尿者少。父母均为 COL4A3 或 COL4A4 杂合突变所致薄基底膜肾病患者的话,其子女有 25% 的风险患常染色体隐性遗传型 Alport 综合征。

如果薄基底膜肾病患者血压、尿蛋白及肾功能均正常,且基因检测和肾活检检查除外了 X 连锁型 Alport 综合征及合并其他肾脏病的可能,可以考虑作为移植肾供者,但是要求捐献肾脏前行肾活检评估肾损伤。

薄基底膜肾病女性患者血压、尿蛋白及肾功能均正常的话,怀孕不会增加发生高血压、蛋白尿和肾衰竭的风险。先兆子痫不常见。

四、常见问题和误区防范

1. **薄基底膜肾病是一种遗传性肾脏疾病,需积极治疗血尿以防止发展至肾衰竭** 持续性血尿是薄基底膜肾病普遍和典型的临床表现,然而该病出现显著蛋白尿、高血压、肾外症状及发展至肾衰竭很罕见，且迄今尚无药物特异性治疗血尿，因此对于该病正确的管理方式是定期评估有无高血压、蛋白尿和肾衰竭的发生。一旦出现高血压、蛋白尿等则在肾脏专科门诊随诊，可应用血管紧张素转换酶抑制剂以延缓肾衰竭的发生。

2. 薄基底膜肾病患者往往预后良好，因此即便父母一方为薄基底膜肾病患者，生育后代不需要遗传咨询　由于薄基底膜肾病并不罕见，且血尿外显率仅 70%，父母均为薄基底膜肾病患者生育的后代有一定风险患常染色体隐性遗传型 Alport 综合征，因此夫妻一方为薄基底膜肾病患者建议生育前遗传咨询，行 COL4A3 或 COL4A4 基因检测，为以后的产前基因诊断奠定基础。

五、热点聚焦

薄基底膜肾病管理专家共识的要点解读：薄基底膜肾病是一种并不罕见的遗传性肾脏病，其预后往往良好。该病的确诊并不需要行 *COL4A3* 和 *COL4A4* 基因检测，行 *COL4A5* 基因分析以除外 X 连锁型 Alport 综合征相对更重要。该病患者定期随诊着重评估有无高血压、蛋白尿或肾衰竭的发生。父母为 *COL4A3* 或 *COL4A4* 杂合突变所致薄基底膜肾病患者，其子女患常染色体隐性遗传型 Alport 综合征的风险为 25%。

（王　芳）

参考文献

1. TRYGGVASON K，PATRAKKA J. Thin basement membrane nephropathy. J Am Soc Nephrol，2006，17：813-822.

2. SAVIGE J，GREGORY M，GROSS O，et al. Expert guidelines for the management of Alport syndrome and thin basement membrane nephropathy. J Am Soc Nephrol，2013，24：364-375.

第二十二章

Alport 综合征

培训目标

1. 掌握 Alport 综合征的诊断和治疗。
2. 熟悉需与 Alport 综合征进行鉴别诊断的疾病。
3. 了解 Alport 综合征致病基因。

一、概述

Alport 综合征（Alport syndrome）是一种因编码基底膜Ⅳ型胶原的基因发生突变所致的遗传性肾炎，主要的临床表现为血尿、肾功能进行性减退、感音神经性耳聋和眼部异常，特征性的病理改变为肾小球基底膜呈极不规则外观、肾小球基底膜弥漫性增厚或增厚与变薄相间、致密层劈裂、分层、篮网状改变。虽然该病目前尚无人群中确切发病率的报道，但并不是一个罕见病。有资料显示发生 Alport 综合征的基因频率大约为 $1:5\,000\sim1:10\,000$，终末期肾病中 Alport 综合征占 $0.2\%\sim5\%$，约占儿童慢性肾衰竭患者的 3%，占各年龄接受肾移植患者的 $0.6\%\sim2.3\%$，但是在持续性血尿患者尤其儿童患者中，Alport 综合征约占 $11\%\sim27\%$。

该病存在三种遗传方式：X 连锁显性遗传（约占 80%）、常染色体隐性遗传（约占 15%）和常染色体显性遗传（极少数），其中 X 连锁显性遗传型 Alport 综合征因编码Ⅳ型胶原 α5 链的基因 *COL4A5* 或 *COL4A5* 和编码Ⅳ型胶原 α6 链的基因 *COL4A6* 突变所致、常染色体隐性遗传型 Alport 综合征和常染色体显性遗传型 Alport 综合征因编码Ⅳ型胶原 α3 链的基因 *COL4A3* 或编码Ⅳ型胶原 α4 链的基因 *COL4A4* 突变所致。该病患者往往于青壮年时期发展至终末期肾病、预后差，因而危害极大。

Alport 综合征时肾衰竭的发生与肾小球硬化及间质纤维化密切相关。然而目前对这一过程知之甚少。

二、诊断与鉴别诊断

【临床表现】

1. **肾脏表现**　血尿为最常见的症状，且大多数为肾小球性血尿。X 连锁显性遗传型 Alport 综合征的男性患者均表现为持续性镜下血尿，血尿甚至可以发生在生后几天，其中许多人在 $10\sim15$ 岁前可因上呼吸道感染或劳累后出现阵发性肉眼血尿。有些作者认为 Alport 综合征家系中的男孩，如果至 10 岁尚未发现血尿，则该男孩很可能未受累。X 连锁显性遗传型 Alport 综合征女性患者 90% 以上有镜下血尿，少数女性患者出现肉眼血尿。几乎所有常染色体隐性遗传型 Alport 综合征的患者（不论男性还是女性）均表现血尿；而常染色体隐性遗传型 Alport 综合征的杂合子亲属，大约 50%~60%、至多 80% 出现血尿。

蛋白尿在小儿或疾病早期不出现或极微量，但随年龄增长或血尿的持续而出现，甚至发展至肾病水平。肾病综合征的发生率大约为 30%~40%，并预示预后不佳。同样高血压的发生率和严重性，也随年龄而增加，且多发生于男性患者。

X 连锁显性遗传型 Alport 综合征男性患者肾脏预后极差，几乎全部将发展至终末期肾脏病，进展速度各家系间有差异，通常从肾功能开始异常至肾衰竭大约 5~10 年。但各家系中男性患者出现肾衰竭的年龄不同，因而有些作者根据家系中男性发生终末期肾脏病的年龄将 Alport 综合征家系分为青少年型（31 岁前发生）和成年型（31 岁以后）。部分 X 连锁显性遗传型 Alport 综合征女性患者也会出现肾衰竭，至 40 岁大约 12%、60 岁以上大约 30%~40% 的患者出现肾衰竭。许多常染色体隐性遗传型 Alport 综合征的患者于青春期出现肾衰竭，30 岁前几乎所有患者均出现肾衰竭。常染色体显性遗传型 Alport 综合征的患者临床表现相对轻些。

2. **听力障碍**　Alport 综合征可伴有感音神经性耳聋（sensorineural hearing loss），听力障碍发生于耳蜗部位。尚无报道耳聋为先天性的，但确实可在 10 岁前发现。病初诊断耳聋要依赖听力计（audiometry），听力下降多在 2 000~8 000Hz 范围内。两侧耳聋程度可以不完全对称，但 Alport 综合征的耳聋为进行性的，耳聋将波及全音域，甚至影响日常的对话交流。X 连锁显性遗传型 Alport 综合征男性患者发生感音神经性耳聋较女性多，而且发生的年龄较女性早。约 2/3 的常染色体隐性遗传型 Alport 综合征患者于 20 岁前即表现出感音神经性耳聋。

3. **眼部病变**　对 Alport 综合征具有诊断意义的眼部病变为：前圆锥形晶状体（anterior lenticonus）、黄斑周围点状和斑点状视网膜病变（perimacular dot and fleck retinopathy）及视网膜赤道部视网膜病变（midperipheral retinophty）。前圆锥形晶状体表现为晶状体中央部位突向前囊，患者可表现为变性近视，甚至导致前极性白内障或前囊自发穿孔。前圆锥形晶状体并非出生时即有，多于 20~30 岁时出现，迄今报道的最小患者为 13 岁男孩。确认前圆锥形晶状体常需借助眼科裂隙灯检查，有作者认为检眼镜下见到"油滴状"改变也可诊断。大约 60%~70%X 连锁显性遗传型 Alport 综合征男性、10%X 连锁显性遗传型 Alport 综合征女性以及约 70% 的常染色体隐性遗传型 Alport 综合征患者伴前圆锥形晶状体病变。黄斑周围点状和斑点状视网膜病变和视网膜赤道部视网膜病变表现为暗淡甚至苍白的斑点状病灶，最好用视网膜摄像的方法观察，这种病变常不影响视力，但病变会伴随肾功能的减退而进展。大约 70%X 连锁显性遗传型 Alport 综合征男性、10%X 连锁显性遗传型 Alport 综合征女性以及约 70% 的常染色体隐性遗传型 Alport 综合征患者伴有这种视网膜病变，而且视网膜病变常与耳聋和前圆锥形晶状体同在，但视网膜病变发生的较前圆锥形晶状体早。

4. **血液系统异常**　目前认为 AMME 综合征（AMME complex）是伴有血液系统异常的 Alport 综合征，该综合征表现为 Alport、精神发育落后、面中部发育不良以及椭圆形红细胞增多症，已经证实此类 Alport 综合征基因突变为缺失全部 COL4A5 基因，且基因缺失范围超越 3′ 端。此外，以往报道的血液系统异常，如巨血小板（Epstein 综合征）、血小板异常伴白细胞包涵体（Fechtner 综合征）以及仅有血小板异常（Sebastian 综合征）等表现，又伴有"Alport 样"表现的疾病，现已证实为非 IV 型胶原基因的突变，即编码非肌性肌球蛋白重链 9 的基因 MYH9 突变，因此不是 Alport 综合征，称之为 MYH9 相关疾病，为常染色体显性遗传。

5. 弥漫性平滑肌瘤（diffuse leiomyomatosis） 某些青少年型 Alport 综合征家系或患者伴有显著的平滑肌肥大，受累部位常为食管、气管和女性生殖道（如阴蒂、大阴唇及子宫等），并因此出现相应的症状，如吞咽困难、呼吸困难等。目前已确定这些家系和患者的基因缺失为部分 *COL4A5* 基因缺失再加上 *COL4A6* 基因 5′ 端的前两个外显子缺失。Alport 综合征伴弥漫性平滑肌瘤者均为 X 连锁遗传型，但难以理解为何在杂合子的女性很早即已表现平滑肌肥大。

6. 其他表现 有些作者报道了某些尚不能被确定为 Alport 综合征特异性的临床表现和病变，如甲状腺病、IgA 缺乏症、脑桥后神经炎、升主动脉动脉瘤、肛门直肠畸形、精神病纤维肌发育不良、I 型神经纤维瘤病及 Turner 样综合征等，这些异常很可能仅为与 Alport 综合征共存（coexistence）的疾病。

【实验室检查】

1. 尿液常规 血尿最早出现，随疾病进展渐出现蛋白尿。

2. 肾功能 疾病早期肾功能正常，随年龄增长可出现 24 小时肌酐清除率下降、血肌酐升高。

3. 纯音测听检查 寻找有无听力障碍的依据。

4. 眼裂隙灯检查 寻找有无眼部异常的依据。

5. 组织基底膜Ⅳ型胶原 α 链免疫荧光学检查 应用抗Ⅳ型胶原不同 α 链单克隆抗体，在肾活检及简单易行的皮肤活检组织进行免疫荧光学检查，可用于诊断 X 连锁显性遗传型 Alport 综合征患者、筛查基因携带者以及判断遗传型（表 22-1）。

表 22-1 Alport 综合征患者基底膜Ⅳ型胶原 α 链的免疫荧光学检查

	肾小球基底膜	包曼囊	远曲肾小管基底膜	皮肤基底膜
正常情况（包括男性和女性）				
α3	+	+	+	/
α4	+	+	+	/
α5	+	+	+	+
X 连锁显性遗传男性患者				
α3	−	−	−	/
α4	−	−	−	/
α5	−	−	−	−
X 连锁显性遗传女性患者				
α3	S	S	S	/
α4	S	S	S	/
α5	S	S	S	S
常染色体隐性遗传患者				
α3	−	−	−	/
α4	−	−	−	/
α5	−	+	+	+

注：+：染色呈阳性；−：染色呈阴性；S：染色呈间断阳性；/：正常情况下不表达。

6. **肾活检组织电镜检查**　根据电镜下肾小球基底膜典型病变可以确诊。然而值得注意的是年幼的男性患者、任何年龄的女性杂合子及个别成年男性患者的肾活检所见，往往为肾小球基底膜弥漫性变薄或以肾小球基底膜弥漫性变薄为主。

7. **基因分析**　对于确定遗传型、基因携带者和进行产前诊断十分重要，也有助于临床和病理检查结果均不确定病例的诊断。

【诊断】

诊断 Alport 综合征主要依据临床表现、家族史、肾活检组织电镜检查、组织基底膜Ⅳ型胶原 α 链免疫荧光学检查以及Ⅳ型胶原基因分析。其中确诊 Alport 综合征主要依赖：①肾活检电镜下观察到肾小球基底膜典型的超微病理改变；或②组织（皮肤以及肾小球）基底膜Ⅳ型胶原 α 链异常表达；或③$COL4An$（n=3、4 或 5）基因突变。

结合北京大学第一医院儿科在诊断 Alport 综合征方面的经验，认为对临床表现伴或不伴系谱分析提示可能为 Alport 综合征的患者进行确诊的有效途径之一是先检测皮肤基底膜中 α5（Ⅳ）链的表达。若皮肤基底膜无 α5（Ⅳ）链的表达或间断表达 α5（Ⅳ）链，可以确诊为 X 连锁显性遗传型 Alport 综合征；若皮肤基底膜 α5（Ⅳ）链正常表达，则下一步行肾穿刺活组织病理检查和 α（Ⅳ）链的表达分析：①电镜下肾小球基底膜出现典型 Alport 综合征的形态学改变，可以诊断 Alport 综合征，但不能确定遗传型，尚须结合肾组织中Ⅳ型胶原 α 链的染色结果加以判断，即：如果 α3（Ⅳ）、α4（Ⅳ）和 α5（Ⅳ）链染色均阴性可以诊断为 X 连锁显性遗传型 Alport 综合征，如果仅 α5（Ⅳ）链在包氏囊染色阳性、α3（Ⅳ）和 α4（Ⅳ）链染色均阴性可诊断为常染色体隐性遗传型 Alport 综合征；②既不能确诊也不能除外 Alport 综合征，尤其如表现为基底膜变薄的儿童患者，应定期随访，并建议进一步行基因分析；③除外 Alport 综合征。

【鉴别诊断】

1. **薄基底膜肾病**　如前所述，年幼的 Alport 综合征男性患儿、任何年龄的 Alport 综合征女性患者及个别 Alport 综合征成年男性患者的肾小球基底膜可表现为弥漫性变薄，需要与薄基底膜肾病（thin basement membrane nephropathy）进行鉴别诊断。同 Alport 综合征一样，薄基底膜肾病亦是一种遗传性肾小球基底膜疾病。该病主要表现为持续性血尿，伴有显著蛋白尿、高血压、肾外症状及发展至终末期肾病很罕见，预后良好。肾小球基底膜弥漫性变薄是该病典型的病理改变，也是诊断该病的"金标准"。遗传方式主要为常染色体显性遗传，因 $COL4A3$ 或 $COL4A4$ 基因杂合突变所致，但肾小球基底膜中 α（Ⅳ）链免疫荧光学染色未发现 α3（Ⅳ）、α4（Ⅳ）及 α5（Ⅳ）链的表达存在异常。

2. **HANAC 综合征**　HANAC 综合征肾脏受累表现为血尿及轻度肾衰竭，需要与 Alport 综合征进行鉴别诊断。但前者无蛋白尿及高血压表现，不发展至终末期肾病，双侧肾脏的皮质和髓质可出现囊肿，且肾外受累表现为视网膜血管扭曲、肌肉痉挛、血清肌酸激酶增高及颅内动脉瘤，肾活检组织电镜下看到肾小管、肾小囊及间质毛细血管基底膜不规则异常增厚，而肾小球基底膜的超微结构是正常的；遗传方式为常染色体显性遗传，因 $COL4A1$ 基因突变所致。

3. **Epstein/Fechtner 综合征**　Epstein 综合征和 Fechtner 综合征主要的临床表现为巨大血小板、血小板减少、粒细胞内包涵体、肾脏受累（表现为血尿和 / 或蛋白尿、进行性肾衰竭）及感音神经性耳聋，Fechtner 综合征尚表现有白内障，而血小板减少症或白细胞包涵体曾被作为 Alport 综合征诊断标准之一，故两者需要进行鉴别诊断。前者的遗传方式为常染色体显性遗传，因 *MYH9* 基因突变所致。

4. **补体因子 H 相关蛋白 5（CFHR5）肾病** 该病以血尿为主要临床表现，可伴有高血压及发展至 ESRD，因而需要与 Alport 综合征进行鉴别诊断。但前者仅见于塞浦路斯人，无显著蛋白尿及肾外症状，且肾活检组织典型病理改变为 C3 肾小球肾炎（免疫荧光检查显示肾小球仅 C3 沉积，而无免疫球蛋白沉积），遗传方式为常染色体显性遗传，因 *CFHR5* 基因突变所致。

5. **IgA 肾病** IgA 肾病以发作性肉眼血尿和持续性镜下血尿为最常见临床表现，可伴有不同程度的蛋白尿以及合并肾功能减退，需要与 Alport 综合征进行鉴别诊断。但前者无肾外症状，且肾小球系膜区有 IgA 或以 IgA 为主的免疫复合物沉积是该病典型的免疫病理改变，也是诊断该病的必备条件。而 Alport 综合征肾活检组织免疫荧光学检测多为阴性，且往往具有肾衰竭家族史、皮肤和肾小球基底膜Ⅳ型胶原 α 链表达异常以及 *COL4An*（*n*=3、4 或 5）基因突变。

三、治疗决策

迄今尚无治愈 Alport 综合征的药物或治疗方案。对于 Alport 综合征进展至终末期肾病的患者，肾移植是有效的治疗措施之一。

1. **药物干预** 目的是延缓 Alport 综合征肾脏病进展，但目前并不能完全阻止疾病进展。2013 年来自美国、中国、法国、德国以及加拿大的专家共同研讨发表了 Alport 综合征治疗的专家建议。该建议中提及的主要药物包括一线用药血管紧张素转换酶抑制剂（ACEI）和二线用药血管紧张素受体阻滞剂（ARB）及醛固酮抑制剂螺内酯，螺内酯可直接用作二线药物，或用于 ARB 治疗无效时的替代药物。建议认为少部分患者联合应用 ACEI 及螺内酯控制尿蛋白程度比 ACEI 联用 ARB 强，当然这些药物的联合治疗都应警惕诱发高钾血症。该建议还提出开始干预用药的指征：①具有微量白蛋白尿的男性患儿，家族中有 30 岁前进入 ESRD 的患者或有严重 *COL4A5* 突变（无义、缺失、剪接突变），即可开始干预治疗；②具有蛋白尿的所有患儿均建议干预治疗。目前较大宗的关于应用 ACEI 或（和）ARB 干预 AS 疾病进展的研究报道显示，经干预可以使 Alport 综合征患者延缓 13 年开始肾透析。

2. **肾移植** Alport 综合征时的肾移植与其他疾病时的肾移植基本相似，但有以下几个特殊问题：①关于供体的选择：除了常规供体以外，杂合的 *COL4A5* 基因女性携带者如患儿的母亲，如果临床表现没有蛋白尿、高血压、肾功能减退和耳聋，可以作为供肾者。而男性 Alport 综合征不能作为供肾者，因为他们可能处于肾脏疾病的进展期，移植肾脏的存活期下降。②移植的效果与其他疾病时的肾移植效果相似甚至更优。③约 3%～5% 接受肾移植的 Alport 综合征患者移植后体内产生针对移植的正常肾脏中肾小球基底膜的抗体，进而发生抗肾小球基底膜肾炎，致使移植失败，且大多数（约 75%）均在肾移植后一年内发生；再移植可再次发生抗肾小球基底膜；因此移植后应密切追踪血清抗肾小球基底膜抗体、尿常规及肾功能至少一年。

四、常见问题和误区防范

问题和误区：临床实践中仅限于是否能够诊断 Alport 综合征而忽视了对遗传型的判断。

对于 Alport 综合征这样一种预后极差的遗传性肾脏病，早期、正确的诊断十分重要。

持续性肾性血尿或血尿伴蛋白尿的患者符合以下任一条标准便可确诊 Alport 综合征：①肾小球基底膜 IV 型胶原 α3、α4、α5 链免疫荧光染色异常或皮肤基底膜 IV 型胶原 α5 链免疫荧光染色异常；②肾组织电镜示肾小球基底膜致密层撕裂分层；③COL4A5 基因具有一个致病性突变或 COL4A3 或者 COL4A4 基因具有两个致病性突变。

　　不同遗传方式的 Alport 综合征患者预后是不同的。X 连锁显性遗传型 Alport 综合征男性患者中约 50% 在 25 岁前需要透析或肾移植治疗，约 90% 在 40 岁前发展至终末期肾脏病。X 连锁显性遗传型 Alport 综合征女性患者也会出现肾衰竭，至 40 岁大约 12%、60 岁以上大约 40% 的患者出现肾衰竭。常染色体隐性遗传型 Alport 综合征患者于 20 岁前出现肾衰竭，典型的常染色体显性遗传型 Alport 综合征患者直至中年出现肾衰竭。此外，不同遗传方式的 Alport 综合征患者生育后代患病概率是不同的：①X 连锁显性遗传型 Alport 综合征男性患者与正常女性婚配，女儿都是患者，儿子正常；X 连锁显性遗传型 Alport 综合征女性患者与正常男性婚配，其子女各 1/2 发病。②生育常染色体隐性遗传型 Alport 综合征患者的双亲再生育子女中 1/4 发病，男女机会相等。③常染色体显性遗传型者 Alport 综合征患者的双亲有一人患病，其生育的子女中有一半是患者，无性别差异。由此可见，恰当估计 Alport 综合征患者预后以及客观地为 Alport 综合征患者和其家庭提供生育咨询离不开遗传型的诊断。Alport 综合征遗传型诊断可借助系谱图分析、组织（肾组织和 / 或皮肤组织）基底膜 α（IV）链免疫荧光染色以及 COL4An（n=3，4，5）基因分析。

五、热点聚焦

肾素 - 血管紧张素 - 醛固酮系统阻滞剂治疗 Alport 综合征：Alport 综合征肾衰竭的发生与肾小球硬化及间质纤维化密切相关，且蛋白尿程度是该病预后不良的一个标志物。已有研究显示，肾素 - 血管紧张素 - 醛固酮系统阻滞剂应用于 Alport 综合征可以减少尿蛋白和抑制肾间质纤维化，进而减慢进展至肾衰竭的速度。2013 年国际 Alport 综合征专家组发表的诊治建议中将 ACEI 作为一线用药，ARB 及醛固酮抑制剂螺内酯作为二线用药。应用此类药物需定期注意监测血钾、血肌酐和血压。

（王　芳）

参考文献

1. HUDSON BG，TRYGGVASON K，SUNDARAMOORTHY M，et al. Alport's syndrome，Goodpasture's syndrome，and type IV collagen. N Engl J Med，2003，348：2543-2556.

2. WANG F，ZHAO D，DING J，et al. Skin biopsy is a practical approach for the clinical diagnosis and molecular genetic analysis of X-linked Alport's syndrome. J Mol Diagn，2012，14：586-593.

3. KASHTAN CE，DING J，GREGORY M，et al. Clinical practice recommendations for the treatment of Alport syndrome：a statement of the Alport Syndrome Research Collaborative. Pediatr Nephrol，2013，28：5-11.

第二十三章

囊性肾脏病

培训目标

1. 掌握囊性肾脏病分类。
2. 熟悉常见囊性肾脏病临床表现。
3. 了解常见囊性肾脏致病基因。

一、概述

遗传或非遗传因素均可导致肾囊肿。囊性肾脏病（cystic kidney disease）是一组因不同病因（表 23-1）所致的肾脏出现单个或多个囊肿的疾病，可见于胎儿、婴儿、儿童或成人。

表 23-1　儿童囊性肾脏病分类

非遗传性肾脏畸形

多囊性肾发育不全（MCDK）：多囊肾发育不良最严重的类型，通常产前超声检查便可发现。无特异性治疗，常规随访包括系列超声检查、血压监测、尿常规和肾功能检查

遗传性单基因病所致囊性肾脏病

多囊肾

常染色体显性遗传：双侧肾进行性囊肿形成是其主要特点，可伴有肝脏、胰腺、脑及动脉血管的异常。致病基因为 *PKD1* 和 *PKD2*

常染色体隐性遗传：主要表现为囊性肾发育异常及肝脏病变。致病基因为 *PKHD1*

综合征性的肾皮质囊性疾病

肾囊肿糖尿病综合征：呈常染色体显性遗传。青年成人糖尿病 5 型伴肾囊肿被称为肾囊肿糖尿病综合征。肾皮质囊肿最常见（肾病严重性差异很大，可以表现为严重的产前肾衰竭，或者是成年肾功能正常），肾外症状包括高尿酸血症、低镁血症、转氨酶升高和生殖器畸形。致病基因为 *HNF1B*（编码肝细胞核因子 1β）

NPHP2 突变所致肾单位肾痨：呈常染色体隐性遗传。典型表现为肾皮质微囊肿、慢性小管间质性肾炎、严重高血压和 2 岁前出现终末期肾病

口 - 颜面 - 指 / 趾综合征 I 型：呈 X 连锁显性遗传。颜面、口腔及指 / 趾畸形是其主要表现，脑畸形和多囊肾也常见。致病基因为 *CXORF5*

Jeune 窒息性胸廓萎缩：是一种呈常染色体隐性遗传的软骨发育不全。主要表现为短肋、胸部狭窄、短长骨、多指 / 趾及髋臼顶部呈三叉状。致病基因位于 15 号染色体 q13

Zellweger 综合征：主要表现为新生儿张力减退、严重的神经发育迟滞、肝大、肾囊肿、感音神经性耳聋、视网膜异常及面部畸形。致病基因为 *PEX1*、*PEX2*、*PEX3*、*PEX5*、*PEX6*、*PEX12*、*PEX14* 及 *PEX26*

13 三体综合征

综合征性的肾小管扩张或损伤所致的囊性疾病

　　Meckel-Gruber 综合征：呈常染色体隐性遗传。主要表现为肾囊肿、中枢神经系统发育畸形（典型表现如脑膨出）、肝管发育异常和囊性变以及多指。致病基因为 *MKS1*、*TMEM67*、*CEP290*、*RPGRIP1L*、*CC2D2A* 及 11 号染色体 q13 的位点

　　Bardet-Biedl 综合征：呈常染色体隐性遗传。主要表现为肥胖、色素性视网膜病、轴后性多指症、多囊肾、生殖腺发育不全及智力发育迟缓。致病基因包括从 *BBS1* 到 *BBS19* 共 19 个基因

　　Beckwith-Wiedemann 综合征：巨舌、前腹壁缺如和巨大躯体是其典型表现。此外，可伴有面部毛细血管瘤、耳畸形、半身肥大症、新生儿低血糖症、内脏肥大、泌尿生殖器畸形及胚胎肿瘤。最常见的肾脏畸形包括巨肾、单纯性囊肿、肾积水及髓质囊性变。致病基因为 11 号染色体 p15.5 的印记基因 *CDKN1C*、*H19*、*KCNQ1* 及 5 号染色体 q35 的 *NSD1*

　　结节性硬化：呈常染色体显性遗传。以面部皮脂腺瘤、智能低下及癫痫为主要表现，可伴有肾脏血管肌脂瘤、肾囊肿及肾癌。致病基因为 *TSC1* 和 *TSC2*

　　Ivemark 综合征：散发或呈常染色体隐性遗传。主要表现为胰腺囊性纤维化、肾发育不良及肝脏发育不全。*NPHP3* 是其致病基因之一

　　肾单位肾痨：呈常染色体隐性遗传。30 岁以前出现终末期肾病，可合并肾外表现。致病基因包括从 *NPHP1* 到 *NPHP19* 共 19 个基因

　　髓质囊性病：呈常染色体显性遗传。出现终末期肾病的年龄≥40 岁，除高尿酸血症和痛风外无其他肾外表现。致病基因为 *MUC1* 和 *UMOD*

　　髓质海绵肾：为弥漫性肾盏前集合小管扩张。肾钙质沉着和尿石病是主要表现，可伴有肾小管酸化和浓缩功能障碍。致病基因尚未明确

单纯性肾囊肿：为后天形成，罕见于 <20 岁者。多无症状，对肾功能和周围组织影响小。诊断主要依据影像学检查如 B 型超声或 CT

获得性肾脏囊性疾病：儿童罕见

　　长期透析相关性肾囊肿

　　肝移植后相关性肾囊肿

　　在上述囊性肾脏病分类中，将组织病理学改变为包曼囊囊样扩张且同时伴有多种临床疾病者统称为肾小球囊性肾脏病。分为 5 类：早发的常染色体显性遗传型多囊肾（*PKD1* 基因突变）；伴有其他单基因缺陷（如 *HNF1B* 和 *UMOD*）的遗传性肾小球囊性肾脏病；伴有综合征的肾小球囊性肾脏病［如 Bardet-Biedl 综合征、口 - 颜面 - 指 / 趾综合征以及结节硬化］；伴或不伴肾发育不良的梗阻性肾小球囊性肾脏病；以及孤立的、散发的肾小球囊性肾脏病。

二、诊断与鉴别诊断

【临床表现】

常见囊性肾脏疾病临床表现见表 23-1。

【实验室检查】

1. **超声检查**　具有敏感度高、无放射性和创伤性、经济、简便的优点，是囊性肾脏病首选诊断方法。直径 1.5～2.0mm 的微小囊肿可经高敏感度超声检测到。

2. **腹部平片**　用于观察有无肾钙化和肾结石。

3. **排泄性尿路造影**　可发现位于肾盏间的囊肿。

4. **CT 和 MRI** 可检出 0.3～0.5cm 的囊肿。同时可观察肝胰等部位有无囊肿。

5. **分子诊断** 用于明确诊断、症状前诊断和产前诊断。

【诊断】

儿童囊性肾脏病临床诊断流程如图 23-1。

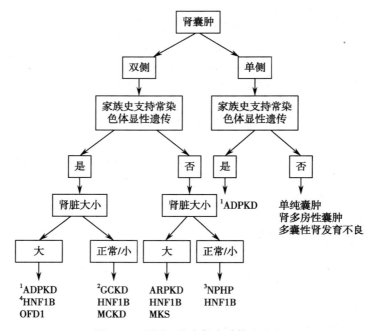

图 23-1 婴儿 / 儿童肾囊肿筛查流程

注：[1]ADPKD =5%～10% 患者因新发突变所致；[2]GCKD = 典型表现是肾脏缩小至正常大小，但是有的患者可表现为肾脏增大；[3]NPHP= 婴儿型 NPHP 例外（*NPHP2* 和 *NPHP3*）- 患者典型表现为肾脏增大；[4]HNF1B 相关囊性病 =30%～50% 患者因新发突变所致，肾脏大小差异很大。ADPKD 常染色体显性遗传型多囊肾；ARPKD：常染色体隐性遗传型多囊肾；GCKD：肾小球囊性肾脏病；HNF1B：肝细胞核因子 1β；MCKD：髓质囊性病；MKS：Meckel-Gruber 综合征；NPHP：肾单位肾痨；OFD1：口 - 颜面 - 指 / 趾综合征 I 型。

【鉴别诊断】

一般而言，肾脏影像学特征如囊肿的分布以及有无肾外表现有助于囊性肾脏病的鉴别诊断（表 23-2）。

表 23-2 遗传性囊性肾脏疾病鉴别诊断

遗传性疾病	肾囊肿病变	伴有先天性肝纤维化
常染色体隐性遗传型多囊肾	集合管	总是
常染色体隐性遗传型多囊肾伴骨骼、颜面异常	集合管	是
常染色体显性遗传型多囊肾	整个肾单位	不足 10% 的患儿伴有
肾小球囊性病	包氏囊	不足 10% 的患儿伴有
畸形综合征		
Meckel-Gruber 综合征	弥漫性囊性发育不良	伴有肾 - 胆囊 - 胰腺发育不良
Ivemark 综合征	囊性发育不良	伴有肾 - 胆囊 - 胰腺发育不良

续表

遗传性疾病	肾囊肿病变	伴有先天性肝纤维化
Jeune 窒息性胸廓萎缩	囊性发育不良	伴有肾 - 胆囊 - 胰腺发育不良
Bardet-Biedl 综合征	囊性发育不良	是
Zellweger 综合征	囊性发育不良（主要累及肾小球）	是
短肋 - 多趾综合征	囊性发育不良	是；其中 I 型伴有肾 - 胆囊 - 胰腺发育不良
Beckwith-Wiedemann 综合征	肾母细胞瘤；囊性发育不良	无
代谢性疾病		
戊二酸血症 2 型	囊性发育不良	伴有肾 - 胆囊 - 胰腺发育不良
染色体病		
9 三体综合征	囊性发育不良	伴有肾 - 胆囊 - 胰腺发育不良

三、治疗决策

至今对于遗传性单基因病所致囊性肾脏病无有效干预措施和治疗药物，治疗重点在于治疗并发症、缓解症状、保护肾功能。当进展至终末期肾病需采取替代治疗。

四、常见问题和误区防范

仅依据影像学检查笼统诊断囊性肾脏病，未进行病因及肾外表现寻找　囊性肾脏病包含一大组疾病，可因遗传或非遗传因素所致。因遗传因素所致者根据遗传特点分为常染色体显性、隐性和 X 连锁遗传 3 种；非遗传因素所致者依据有无先天发育异常分为先天发育异常、单纯性肾囊肿和获得性肾囊肿。肾脏囊肿可仅仅累及肾脏或多个系统受累，可无临床影响或引起进展性肾实质破坏从而导致肾衰竭。因此，对于囊性肾脏病患者，一方面对其家族中有血缘关系的成员，尤其是父母、兄弟姐妹、子女等进行相应影像学检查以明确有无囊性肾脏病家族史，另一方面借助分子生物学技术尽可能明确病因，同时定期随访其肾功能、血压以及肾外脏器如肝脏、胰腺等有无受累。

五、热点聚焦

高通量测序技术在囊性肾脏病管理中的应用　相关致病基因的明确带动并促进了对囊性肾脏病发病机制的认识，且提高了诊断的准确性。借助二代捕获测序技术可以快速对临床高度怀疑遗传因素所致囊性肾脏病进行分子诊断，从而提高基因型与表型相关性的认识，为以后指导肾移植以及进行产前基因诊断奠定基础。

（王　芳）

参考文献

1. CRAMER MT, GUAY-WOODFORD LM. Cystic kidney disease: a primer. Adv Chronic Kidney Dis, 2015, 22: 297-305.

2. ARTS HH, KNOERS NV. Current insights into renal ciliopathies: what can genetics teach us? Pediatr

Nephrol，2013，28：863.

3. AVNI FE，HALL M. Renal cystic diseases in children：new concepts. Pediatr Radiol，2010，40：939.

4. GASCUE C，KATSANIS N，BADANO JL. Cystic diseases of the kidney：ciliary dysfunction and cystogenic mechanisms. Pediatr Nephrol，2011，26：1181.

第二十四章

急性肾衰竭

培训目标

1. 掌握急性肾衰竭的病因、诊断、治疗原则。
2. 掌握肾前性和肾性肾衰竭的鉴别和透析指征。
3. 熟悉急性肾损伤的定义和分期。

一、概述

急性肾衰竭（acute renal failure，ARF）是由多种原因引起的肾功能在短时间（数小时或数天）内急剧下降或丧失而出现的临床综合征，主要表现为患儿体内代谢产物堆积，出现氮质血症，水及电解质紊乱，代谢性酸中毒及全身各系统并发症。近年来，为了早期诊断、早期治疗、降低病死率，国际肾脏病和急救医学界趋向采用急性肾损伤（acute kidney injury，AKI）的概念取代急性肾衰竭。

急性肾衰竭是儿科临床常见的危重症肾脏病，据北京儿童医院资料统计，儿童急性肾衰竭占北京儿童医院肾脏疾病出院病例数由 1985～1995 年的 0.44% 上升至 1996～2006 年的 1.68%。因此，早期诊断、早期治疗和尽力改善儿童急性肾衰竭的预后是儿科医师关注的焦点。

【病因】

急性肾衰竭的病因可分为肾前性、肾性和肾后性三类。

1. **肾前性肾衰竭** 任何原因引起有效循环血容量降低，致使肾血流量不足、肾小球滤过率（GFR）显著降低所致。常见的原因包括：呕吐、腹泻和胃肠减压等胃肠道液体的大量丢失、大面积烧伤、手术或创伤出血等引起的绝对血容量不足；休克、低蛋白血症、严重心律失常、心脏填塞和心力衰竭等引起的相对血容量不足。

2. **肾实质性肾衰竭** 亦称为肾性肾衰竭，系指各种肾实质病变所导致的肾衰竭，或由于肾前性肾衰竭未能及时去除病因、病情进一步发展所致。常见的原因包括：急性肾小管坏死（ATN）、急性肾小球肾炎、溶血尿毒综合征、急性间质性肾炎、肾血管病变（血管炎、血管栓塞和弥散性血管内栓塞）以及慢性肾脏疾患在某些诱因刺激下肾功能急剧衰退。

3. **肾后性肾衰竭** 各种原因所致的泌尿道梗阻引起的急性肾衰竭，如输尿管肾盂连接处狭窄、肾结石、肿瘤压迫、血块堵塞等。

三种类型中肾性最为常见，其中急性肾小管坏死占大部分，既往狭义的 ARF 即是指 ATN。

【发病机制】

根据来自欧洲透析移植会（EDTA）32 个透析中心统计每年透析的急性肾衰竭患者人数分析，发现 ARF 平均发病率为 29/100 万人口，但各个国家发病率变化大，其中急性肾小管坏死仍占主要部分。ATN 主要是由肾缺血和中毒引起，但其发生机制仍未完全明确，现研究认为多种因素参与 ATN 的发病过程，包括肾脏管 - 球反馈机制异常、肾小管阻塞、肾素 - 血管紧张素系统、细胞内钙离子内流增加等，此外内皮素、一氧化氮、心钠素等多种物质也参与了 ATN 发病。缺血性急性肾小管坏死发病机制如图 24-1。

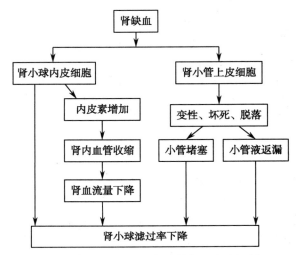

图 24-1　缺血性急性肾小管坏死发病机制

二、诊断与鉴别诊断

当患儿尿量急剧减少、肾功能急剧恶化时，均应考虑 ARF 的可能。

【诊断依据】

1. **尿量显著减少**　少尿（每天尿量 <250ml/m² 或每小时尿量 <1.0ml/kg 超过 24 小时）或无尿（每天尿量 <50ml/m² 或每小时尿量 <0.5ml/kg 超过 8 小时）。

2. **氮质血症**　血清肌酐 ≥176μmol/L，血尿素氮 ≥15mmol/L，或每天血肌酐增加 ≥44μmol/L，或血尿素氮增加 ≥3.57mmol/L，或 24～72 小时内血肌酐相对增加 25%～100%；有条件者测肾小球滤过率（如内生肌酐清除率），常每分钟 ≤30ml/1.73m²。

3. **有酸中毒、水电解质紊乱等表现，无尿量减少为非少尿型 ARF。**

【新生儿诊断】

出生后 48 小时无尿或出生后少尿（每小时 ≤1ml/kg），血肌酐 ≥88～142μmol/L，血尿素氮 ≥7.5～11mmol/L；或每天血肌酐增加 ≥44.2μmol/L，或每天血尿素氮增加 ≥3.57mmol/L。

【临床分期】

1. **少尿期**　一般持续 1～2 周，长者可达 4～6 周，持续时间越长，肾损害越重。持续少尿大于 15 天或无尿大于 10 天者，预后不良。少尿期出现水钠潴留、电解质紊乱、代谢性酸中毒及因氮质血症引起的各系统中毒症状。

2. **利尿期**　当 ARF 患儿尿量逐渐增多，全身水肿减轻，24 小时尿量达 250ml/m² 以上时，即为利尿期。一般持续 1～2 周（长者可达 1 个月），此期由于大量排尿，可出现脱水、低钠和低钾血症。早期氮质血症持续甚至加重，后期肾功能逐渐恢复。

3. **恢复期** 利尿期后，肾功能改善，尿量恢复正常，血尿素氮和肌酐逐渐恢复正常，而肾浓缩功能需要数月才能恢复正常，少数病人遗留不可逆性的肾功能损害。此期患儿可表现为虚弱无力、消瘦、营养不良、贫血和免疫功能低下。

【鉴别诊断】

ARF 诊断一旦确定，须进一步鉴别是肾前性、肾性还是肾后性 ARF。①肾前性和肾性 ARF 的鉴别（表 24-1）。②肾后性 ARF：泌尿系统影像学检查有助于发现导致尿路梗阻的病因。腹平片、超声波、CT、磁共振等检查有助于了解肾脏的大小、形态，血管及输尿管、膀胱有无梗阻，也可了解肾血流量、肾小球和肾小管的功能，使用造影剂可能加重肾损害，须慎用。

表 24-1　肾前性和肾性肾衰竭的鉴别

指标	肾前性	肾性
脱水征	有	无或有
尿沉渣	偶见透明管型、细颗粒管型	粗颗粒管型和红细胞管型
尿比重	>1.020	<1.010
尿渗透压	>500mOsm/L	<350mOsm/L
尿肌酐/血肌酐	>40	<20（常<5）
肾衰指数*	<1	>1
尿钠	<20mmol/L	>40mmol/L
滤过钠排泄分数△	<1%	>1%
中心静脉压	<50mmH$_2$O	正常或增高
补液试验□	尿量增加	无效
利尿试验†	有效	无效

* 肾衰指数 $= \dfrac{尿钠（mmol/L）\times 血浆肌酐（\mu mol/L）}{尿肌酐（\mu mol/L）}$

△ 滤过钠排泄分数 $= \dfrac{尿钠（mmol/L）\times 血浆肌酐（\mu mol/L）}{血清钠（mmol/L）\times 尿肌酐（\mu mol/L）}\times 100\%$

□补液试验：用 2∶1 等张液，15～20ml/kg 快速输入（30 分钟内输完），2 小时尿量增加至 6～10ml/kg，为肾前性少尿；尿量无增加则可能为肾性肾衰。

†利尿试验：如补液后无反应可使用 20% 甘露醇 0.2～0.3g/kg，在 20～30 分钟内推注，2 小时尿量增加至 6～10ml/kg 为有效，需继续补液改善循环；无反应者给呋塞米 1～2mg/kg，2 小时尿量增加至 6～10ml/kg 为有效，若仍无改善，为肾性肾衰竭。对已有循环充血者，慎用甘露醇。

三、治疗决策

治疗原则：去除病因，积极治疗原发病，减轻症状，改善肾功能，防止并发症的发生。

1. **少尿期的治疗**

（1）去除病因和治疗原发病：肾前性 ARF 应注意及时纠正全身循环血流动力学障碍，

包括补液、输注血浆和白蛋白、控制感染等。避免接触肾毒性物质，严格掌握肾毒性抗生素的用药指征，并根据肾功能调节用药剂量，密切监测尿量和肾功能变化。

（2）饮食和营养：应选择高糖、优质蛋白、富含维生素的食物，尽可能供给足够的能量。供给热量 210～250J/（kg•d），蛋白质 0.5g/（kg•d），应选择优质动物蛋白，脂肪占总热量 30%～40%。

（3）控制水和钠摄入：坚持"量出为入"的原则，严格限制水、钠摄入，有透析支持则可适当放宽液体入量。每天液体量控制在：尿量 + 显性失水（呕吐、大便、引流量）+ 不显性失水 - 内生水。无发热患儿每天不显性失水为 300ml/m^2，体温每升高 1℃，不显性失水增加 75ml/m^2；内生水在非高分解代谢状态约为 100ml/m^2。所用液体均为非电解质液。髓袢利尿剂（呋塞米）对少尿型 ARF 可短期试用。

（4）纠正代谢性酸中毒：轻、中度代谢性酸中毒一般无须处理。当血浆 HCO$_3^-$<12mmol/L 或动脉血 pH 值<7.2，可补充 5% 碳酸氢钠 5ml/kg，提高 CO$_2$CP 5mmol/L。纠正酸中毒时应注意防治低钙性抽搐。

（5）纠正电解质紊乱：包括高钾血症、低钠血症、低钙血症和高磷血症的处理。严重高钾血症，特别是伴有心电图改变（QRS 波增宽、T 波高尖）时，应予紧急处理：①10% 葡萄糖酸钙，1mg/kg，3～5 分钟内静推；②5% 碳酸氢钠，0.5～1mmol/kg，5～10 分钟内静推；③标准胰岛素 0.1U/kg，加入 1ml/kg 的 50% 葡萄糖溶液中，1 小时内静滴。严重低钠血症，出现惊厥或血钠低于 120mmol/L 时，可给予 3% 氯化钠静滴，钠的 mmol 数 =0.6× 体重 ×[125- 血钠浓度（mmol/L）]。

（6）透析治疗凡上述保守治疗无效者，均应尽早进行透析。透析的指征：①严重水潴留，有肺水肿、脑水肿的倾向。②血钾≥6.5mmol/L 或心电图有高钾表现。③严重酸中毒，血浆 HCO$_3^-$<12mmol/L 或动脉血 pH 值<7.2。④严重氮质血症，血尿素氮>28.6mmol/L，或血浆肌酐>707.2μmol/L，特别是高分解代谢的患儿。⑤临床有明显尿毒症症状，少尿 2～3 天，频繁呕吐，有周围神经或精神症状者；现透析指征有放宽的趋势。透析的方法包括腹膜透析、血液透析和连续动静脉血液滤过三种技术。

2. 利尿期的治疗 利尿期早期，肾小管功能和 GFR 尚未恢复，血肌酐、尿素氮、血钾仍继续升高，酸中毒加重，伴随着多尿，还可出现低钾和低钠血症等电解质紊乱，故应注意监测尿量、电解质和血压变化，及时纠正水、电解质紊乱，当血肌酐接近正常水平时，应增加饮食中蛋白质摄入量。

3. 恢复期的治疗 此期肾功能日趋恢复正常，但可遗留营养不良、贫血和免疫力低下，少数患儿遗留不可逆性肾功能损害，应注意休息和加强营养，防治感染。

因病因而异，肾前性 ARF 如恰当治疗多可恢复，肾性 ARF 患儿中以急性肾小球肾炎预后最好。非少尿型 ARF 预后较少尿或无尿好。年龄越小、原发病越重、病程中有严重并发症者预后差。

四、常见问题和误区防范

1. ARF 的高危因素 急性肾衰竭的病死率高，其预后与原发病的性质、肾脏损害的程度、少尿持续时间的长短、早期诊断和早期治疗与否、是否早期透析治疗等因素密切相关。因此，临床上需要重视和警惕 ARF 的高危因素，以早期发现、早期诊断、及时干预。

（1）PICU 中 2%～3% 的病人、NICU 中 8% 的新生儿可出现 ARF，因此，对重症病人应加强尿液监测,特别是缺氧,伴有呕吐、腹泻等体液丢失的病人,尤其要注意保持足够尿量,警惕 ARF 的发生。

（2）在使用非甾体抗炎药、氨基糖苷类抗生素、ACEI 类药物、造影剂等可能引起肾损伤的药物,或接触生物性毒素（如口服蛇胆、蜂蜇）,也应密切关注尿量,以早期发现可能的肾损害,并及时治疗。

2. ARF 的肾活检指征　及时了解 ARF 的原发病及肾脏损伤程度,以便针对性地采取有效的治疗措施,可改善预后、有效降低病死率。临床上对肾功能急剧恶化而原因不明时,应在充分准备的前提下,行肾活检病理检查。现多数学者认为以下情况可尽快考虑行肾活检:①急进性肾炎;②ARF 病因不明;③怀疑间质性肾炎,但临床依据不足;④ARF 3～6 周后肾功能仍未恢复;⑤慢性肾脏疾病肾功能急剧恶化。但需注意,ARF 肾活检后明显出血倾向,因此,肾穿刺前后应注意减少或避免出血并发症。

五、热点聚焦

1. 急性肾损伤定义和分类标准　急性肾损伤（AKI）至今尚无统一及广为接受的标准。目前对儿童急性肾损伤暂无统一标准。2005 年 9 月,全球专家在阿姆斯特丹商讨 AKI 定义。2006 年我国急性肾损伤专家共识小组对该会议内容进行解读。2012 年 3 月,提高肾脏病整体预后工作组（KDIGO）发布了《KDIGO 急性肾损伤临床实践指南》。

AKI 定义:急性肾损伤是指不超过 3 个月的肾脏功能或结构方面的异常,包括血、尿、组织检测或影像学方面的肾损伤标志物的异常。

AKI 的诊断标准:肾功能在 48 小时内突然的减退,血肌酐升高绝对值>26.5mmol/L（0.3mg/dl）;或血肌酐较前升高>50%;或尿量减少[尿量<0.5ml/（kg·h）,时间超过 8 小时]。

2. AKI 的分期标准见表24-2。

表 24-2　AKI 的分期标准

分期（级）	估计肌酐清除率	血清肌酐（Cr）标准	尿量
1 期（Risk）	eGFR 下降超过 25%	48 小时内 Cr 绝对值升高 >26.5 μmol/L（0.3mg/dl）;或 7 天内 Cr 较原水平升高 > 50%～99%	<0.5ml/（kg·h）,时间超过 8 小时
2 期（Injury）	eGFR 下降超过 50%	7 天内 Cr 较原水平升高 > 100%～199%	<0.5ml/（kg·h）,时间超过 16 小时
3 期（Failure）	eGFR 下降超过 75% 或 eGFR<35ml/（min·1.73m²）	7 天内 Cr 较原水平升高 > 200%	<0.3ml/（kg·h）,时间超过 24 小时或无尿 12 小时

3. 急性肾损伤生物学标志物　目前临床使用的 AKI 标准多以血肌酐和尿量作为诊断标准,这两种指标受多种因素影响,单独根据尿量改变进行诊断和分期时需除外尿路梗阻或其他可导致尿量减少的可逆因素。血肌酐变化是非特异性的,易受肾外因素的影响,如年龄、性别、种族、体重、蛋白质摄取等,无法区分肾损伤的性质和类型,也不能明确肾小球或肾小管病变的位置和程度。因此,血肌酐并不是最佳、最灵敏和最准确可靠的肾损伤标志物,不能早期反映肾功能的改变。目前正在研究的一些判断肾损伤的生物学标志物,如中性粒细胞明胶酶相关脂质运载蛋白（NGAL）、血清胱抑素 C（cystatin C）、肾损伤因子 1、

白介素 18（IL-18）等。这些标志物与肌酐、尿量相比，在 AKI 早期诊断方面具有一定优势，但多数仍局限于评估肾小管缺血性损伤，故实际临床意义尚需进一步证实。探索敏感的 AKI 早期诊断的方法依然是肾脏病学研究的热点，寻找判断 AKI 预后的生物学标志物也是临床中的重要课题。

（1）NGAL：NGAL 是 1993 年 Kjeldsen 等在研究中性粒细胞时发现的一种特殊颗粒组分，其相对分子量为 25 000，共价结合在中性粒细胞明胶酶上的脂质运载蛋白。生理状态下，中性粒细胞、肾小管上皮细胞、肺泡巨噬细胞、支气管上皮黏液细胞等分泌少量 NGAL，而脑和周围神经、结肠、子宫和卵巢、胎盘、甲状腺等组织细胞中 NGAL 的表达呈阴性。肾损伤后，NGAL 作为一种铁离子转运蛋白，在早期被原始的上皮细胞摄取，通过介导铁的转运促使原始肾脏上皮细胞成熟，因而有可能作为早期诊断 AKI 的一种新标志物。但也有研究认为，对于重症脓毒症等疾病患者来说，因受到炎症反应等因素影响，NGAL 可能并不适用于 AKI 的早期诊断，诊断特异性欠佳。

（2）血清胱抑素 C：Cystatin C 是一种低分子量、非糖基化的碱性蛋白，是胱氨酸蛋白酶的内源性抑制剂，由所有有核细胞产生，其生成速度稳定，持续地释放入血，不受年龄、性别、种族、体重及炎症反应的影响。它在近曲小管细胞中被完全重吸收及分解代谢，因此 Cystatin C 清除率取决于肾小球滤过率，可作为估计肾小球滤过率的良好指标。

（3）肾损伤因子 1：正常肾脏几乎不表达，其在损伤后肾近曲小管上皮细胞中高表达，与肾损伤的严重程度相关；参与肾小管上皮细胞的早期损伤和修复、肾间质纤维化，具有黏附、凋亡细胞清除和参与免疫反应等功能。在肾脏缺血状态或肾脏毒性作用时肾损伤因子 1 均显著升高，特别是因缺血而致 AKI 的患者其肾损伤因子 1 值的升高程度远高于其他原因所致 AKI。

（4）IL-18：IL-18 是 IL-1 家族的成员之一，以前体形式表达于单核 - 巨噬细胞、未成熟树突状细胞、T 及 B 细胞等表面，在半胱天冬氨酸蛋白酶 1 的作用下激活并参与炎症和免疫反应。肾小管上皮细胞是半胱天冬氨酸蛋白酶 1 和 IL-18 的重要来源，当受到缺血等刺激后前体 IL-18 迅速表达并被半胱天冬氨酸蛋白酶 1 激活并参与肾损伤和修复过程。有研究报道尿 IL-18 水平在 AKI 患者中显著增高，而在尿路感染、慢性肾脏病、肾病综合征及肾前性氮质血症则改变甚微。这预示着 IL-18 可能成为诊断 AKI 的新的标志物。

4. 透析治疗 透析疗法是治疗急性肾衰竭最有效的措施，包括腹膜透析、血液透析和连续动静脉血液滤过三种技术。上述透析技术各有适应证和禁忌证及其利弊，应根据具体情况选择，以血液透析及腹膜透析为主。腹膜透析是最适合小年龄儿童的透析方式，方法简便、安全，在基层医院也易于开展。血液透析迅速快捷，可在短时间内纠正水和电解质紊乱，控制氮质血症的进展。随着透析技术的开展和技术的成熟，现透析指征有放宽的趋势，一旦急性肾衰竭的诊断成立，尿量在短期内不能迅速增多，又无禁忌证时即可开始早期预防性和充分性的透析治疗，可显著提高小儿治愈率。

（黄松明）

参考文献

1. PALEVSKY PM，LIU KD，BROPHY PD，et al. KDOQI US commentary on the 2012 KDIGO clinical practice guideline for acute kidney injury. Am J Kidney Dis，2013，61（5）：649-672.

2. YANG L, XING G, WANG L, et al. Acute kidney injury in China: a cross-sectional survey. Lancet, 2015, 386（10002）: 1465-1471.

3. SIEW ED, WARE LB, IKIZLER TA. Biological markers of acute kidney injury. J Am Soc Nephrol, 2011, 22（5）: 810-820.

第二十五章

慢性肾脏病

培训目标

1. 掌握慢性肾脏病的诊断和分期标准。
2. 掌握儿童慢性肾脏病的综合管理和治疗。
3. 熟悉儿童慢性肾脏病的病因和流行病学。
4. 了解儿童慢性肾脏病的病生理特点。

一、概述

慢性肾脏病（chronic kidney disease，CKD）泛指任何原因导致的慢性肾脏病变，根据改善全球肾脏病预后组织（Kidney Disease：Improving Global Outcomes，KDIGO）的定义，各种原因引起的肾脏结构和功能异常>3 个月，包括肾脏损害指标异常，即蛋白尿、尿沉渣异常、生化异常（肾小管疾病导致）、肾脏病理形态学异常、肾脏影像学检查异常或既往肾移植；或者不明原因导致估算肾小球滤过率（estimated glomerular filtration rate，eGFR）下降（<60ml/min·1.73m^2）>3 个月，均可称之为 CKD。

【病因】

和成人不同，儿童 CKD 的病因中，相当一部分为先天/遗传性泌尿系统疾病，如膀胱输尿管反流、尿路梗阻、肾发育不良等；有数据显示先天/遗传性泌尿系统疾病占儿童慢性肾衰竭的 24.2%～67.5%，甚至可排在肾小球疾病之前。

【发病机制】

无论 CKD 的病因如何，一旦肾脏损伤进展至一定程度，患儿即不可避免地进入肾功能慢性进行性下降阶段。肾功能进行性损害的机制尚不完全清楚，目前认为与下列因素有关，包括肾小球高滤过、肾素-血管紧张素系统、高蛋白饮食、肾小管间质病变、持续性蛋白尿及高血压等。

作为维持人体内环境稳定的重要器官，肾脏的基本功能是排泄代谢废物和水分，同时也具备一定的内分泌功能。而一旦患儿进展至终末期肾脏病，肾脏不能行使正常的生理功能，具有毒性作用的物质在体内积聚，即可导致患儿出现尿毒症症状和多系统功能受累。例如：①肾性贫血，导致贫血发生的病生理机制包括促红细胞生成素（erythropoietin，EPO）的相对缺乏、红细胞寿命的缩短、尿毒症毒素和红细胞生成抑制因子的存在、造血原料的缺乏、甲状旁腺功能亢进、铝中毒和失血等；②残存肾功能下降会继发高磷血症、钙磷乘积增高和甲状旁腺功能亢进，可增加血管钙化和发生心血管事件的危险，钙磷代谢紊乱及骨病是慢性肾脏病特别是透析患儿的重要并发症之一；③和成人不同，儿童 CKD 还会出现生长发育落后,多种因素参与了生长障碍的发生,包括钙质摄入减低、代谢性酸中毒、肾性骨病、生长激素抵抗、胰岛素抵抗、贫血和高血压等。此外,随着肾功能进行性下降,患儿还可能并发循环系统、消化系统、免疫系统、神经系统损害和水电解质酸碱平衡紊乱等。

【流行病学】

近年来的统计资料显示我国儿童慢性肾衰竭的人数呈逐年上升趋势,我国 91 家医院住院儿童的回顾性统计资料显示儿童慢性肾衰竭占泌尿系统疾病的构成比近 10 年增加了 4.3 倍。同样,美国全国健康与营养调查的数据显示,在过去的二十年间,CKD 的患病率从 10.0% 升至 13.1%,呈不断上升趋势。慢性肾脏病常呈慢性进展性病程,一旦进展至终末期肾脏病,需要进行肾脏替代治疗(透析或者移植)。目前,全球逾 1.5 亿人接受透析治疗,而且这个人群正在以每年 7% 的速度增长,给家庭和社会都带来巨大的经济负担和精神负担。

二、诊断与鉴别诊断

【临床表现】

慢性肾脏病除原发肾脏疾病的临床表现外,还可随肾功能损伤的进展逐渐出现如下并发症,必须重视并定期监测评估。具体包括:

1. **血液系统损害**　可出现肾性贫血,多为正细胞正色素性贫血;此外,血液系统损害还可以表现为血小板功能异常和凝血缺陷。

2. **矿物质代谢紊乱及骨代谢异常**(chronic kidney disease-mineral and bone disorder, CKD-MBD)　常具有下列一个或多个表现:①矿物质代谢紊乱,即钙、磷、PTH 或维生素 D 代谢异常;②肾性骨营养不良(renal osteodystrophy, ROD),包括骨转化、矿化、骨容量、骨骼线性生长或骨强度的异常;③血管或其他软组织钙化。在儿童不仅会导致生长迟缓,还会发生骨骼畸形。

3. **生长落后**　慢性肾脏病患儿普遍存在身高增长速度减低、青春期延迟和生长加速降低。当肾小球滤过率降低到 $75ml/(min \cdot 1.73m^2)$ 时,患儿的生长速率即开始降低,在婴幼儿更为明显。

4. **营养不良**　指蛋白质能量营养不良,主要发生于 CKD4 期和 5 期。与各种感染和非感染并发症密切相关,是死亡率升高的独立危险因素。

5. **水、电解质和酸碱平衡紊乱**　常并发低钙血症、高钾血症和代谢性酸中毒。

6. **心血管病变**　是影响 CKD 患儿预后的主要因素,主要表现为心肌疾病和动脉血管疾病(包括动脉粥样硬化和小动脉硬化),两者均可导致缺血性心脏病、慢性心力衰竭、脑血管病变和外周血管病变等临床表现。

7. **其他**　CKD 还可继发免疫功能障碍以及由此而引起的各种感染,可出现神经系统并发症包括中枢和外周神经病变。

【实验室检查】

1. **血常规**　不同程度的贫血。

2. **尿常规**　不同程度的血尿、蛋白尿、糖尿或低比重尿,具体表现取决于肾脏基础疾病。

3. **血生化**　血肌酐、尿素氮升高,常伴有电解质紊乱,如高钾血症、低钙血症、高磷血症或代谢性酸中毒。

4. **其他**　血甲状旁腺激素(parathyroid hormone, PTH)升高,肌酐清除率下降。

【诊断】

1. **慢性肾脏病的诊断**　目前多采用改善全球肾脏病预后组织(Kidney Disease: Improving Global Outcomes, KDIGO)的 CKD 定义,具备下列情况之一者即可诊断:

(1) 肾脏损伤(结构或功能异常)时间>3 个月,有以下一项或多项表现,而不论肾小球滤过率(glomerular filtration rate, GFR)是否下降:①血液、尿液检查异常;②影像学检查结果异常;③肾活检异常;④肾移植病史。

(2) 肾小球滤过率(GFR)<60ml/(min·1.73m²),时间>3 个月,而不论有无上述肾损伤之表现。GFR 在 60~90ml/(min·m²)、而临床无肾损害表现者可能为正常情况,如老年人、婴儿、素食者等均可导致肾脏灌注下降,仅据此一项诊断 CKD 依据不足。

诊断慢性肾脏病的同时,还应尽可能作出病因诊断。明确病因并进行针对性治疗,才有可能控制原发疾病,并在一定程度上延缓肾脏损害的进展。

2. **慢性肾脏病的分期**　多采用 2012 年 KDIGO 制定的适用于儿童及青少年的分期标准,见表 25-1。需要注意的是,儿童 GFR 与成人不同,因年龄、性别和体表面积而异;如在青年、成人的正常值是 120~130ml/(min·1.73m²),但新生儿、婴儿的肾脏功能没有发育成熟,出生时平均 GFR 仅为 20ml/(min·1.73m²),直到 2 岁时方接近成人水平。故表 25-1 中的分期标更适用于 2 岁以上儿童。

表 25-1　慢性肾脏病的肾功能分期

分期	GFR	描述	诊治原则
G1	≥90ml/(min·1.73m²)	肾功能正常或升高	治疗原发病和疾病状态
G2	60~89ml/(min·1.73m²)	肾功能轻度下降	同上,延缓进展和危险
G3a	45~59ml/(min·1.73m²)	肾功能轻到中度下降	同上,评估和治疗合并症
G3b	30~44ml/(min·1.73m²)	肾功能中到重度下降	同上,评估和治疗合并症
G4	15~29ml/(min·1.73m²)	肾功能严重下降	同上,准备肾脏替代治疗
G5	<15ml/(min·1.73m²)	肾衰竭	肾替代治疗

【鉴别诊断】

1. **急性肾脏病**　可根据既往病史、体格检查(有无生长障碍)和超声检查(肾脏大小)等判断肾功能损害属于急性还是慢性,必要时可行肾脏病理检查协助鉴别。

2. **慢性肾脏病基础上的急性肾损伤(A/C)**　当存在基础慢性肾脏病时,某些诱因(如脱水、感染、尿路梗阻、某些肾毒性药物的应用)常易导致急性肾功能减退,去除诱因后肾功能常可恢复至基础水平。

三、治疗决策

1. **治疗原则**　①尽可能明确和治疗导致、加重慢性肾脏损害的病因;②强调慢性肾脏病的综合管理与治疗,治疗目的为维持内环境稳定,防治并发症,保护残余肾功能、延缓肾脏病变进展;③已发展至终末期肾脏病(end-stage kidney disease, ESKD)者需给予肾脏替代治疗(透析或肾移植)。

2. **营养和饮食管理**　根据推荐的每天摄入量(相应年龄阶段)、肾功能状态管理饮食中的蛋白质,通常从肾功能失代偿期开始给予优质低蛋白饮食治疗,已接受血液透析或腹膜透析治疗者应适当增加蛋白质的摄入量。如肾功能进一步恶化、GFR<25ml/(min·1.73m²)

或摄入困难可给予必需氨基酸或 α- 酮酸制剂，除可提供营养外，还有助于利用体内尿素氮转为氨基酸，从而降低尿素氮水平。

3. 降压药物 选用既能有效地控制高血压、又有保护靶器官（心、肾、脑等）作用的药物，要求控制血压在同年龄、性别和身高第 90 百分位以下。具体包括：

（1）血管紧张素转化酶抑制剂（angiotensin converting enzyme inhibitors，ACEI）、血管紧张素受体拮抗剂（angiotensin receptor blocker，ARB）：伴有蛋白尿高血压者首选血管紧张素转化酶抑制剂和 / 或血管紧张素受体拮抗剂，依那普利 0.1mg/（kg·d）、每天 2 次（最大剂量 20mg），雷米普利 0.05mg/（kg·d）、每天 1 次（最大剂量 10mg）或氯沙坦 0.5mg/（kg·d）、每天 1 次（最大剂量 50mg）。使用过程中谨防低血压、肾功能恶化和高钾血症，若 2 周内肾小球滤过率（glomerular filtration rate，GFR）降幅>30%，进行剂量调整；若降幅>50%，需停用药物。

（2）利尿剂：高血容量相关的高血压可使用利尿剂。氢氯噻嗪[GFR>30ml/（min·1.73m^2）]，起始剂量 1mg/（kg·d），每天 1 次，最大量 3mg/（kg·d）（50mg/d）；或呋塞米（谨防低血容量和低钾血症），初始剂量 0.5～2.0mg/（kg·次），每天 1～2 次，最大量 6mg/（kg·d）。

（3）选择性 β 受体阻断剂：阿替洛尔，起始 0.5～1mg/（kg·d），每天 2 次，最大量 2mg/（kg·d）、成人最大量 100mg/d，GFR<50ml/（min·1.73m^2）时应减量、延长时间服用。美托洛尔，起始 1～2mg/（kg·d），每天 2 次，最大量 6mg/（kg·d）、成人最大量 400mg/d。普萘洛尔，起始 1～2mg/（kg·d），每天 2～3 次，最大量 4mg/（kg·d）、成人最大量 640mg/d。

（4）钙通道阻断剂（calcium channel blockers，CCB）：氨氯地平，起始 0.1～0.2mg/（kg·d），每天 1 次，最大 0.6mg/（kg·d），成人最大量 10mg/d；硝苯地平，起始 0.25～0.5mg/（kg·d），每天 1～2 次，最大 3mg/（kg·d），成人最大量 120mg/d。

（5）血管扩张剂：肼屈嗪，0.75mg/（kg·d），每天 4 次，最大 7.5mg/（kg·d）（200mg/d），肾功能不全时需延长时间服用。

4. 纠正肾性贫血 目标血红蛋白值 110～120g/L。可应用：①人重组促红细胞生成素：初始剂量，透析前患儿 150U/（kg·周），腹膜透析患儿 225U/（kg·周），血液透析患儿 300U/（kg·周），每周 1～3 次；给药途径，透析前和腹膜透析患儿多推荐皮下注射，血液透析推荐静脉注射；之后每 1～2 周监测血红蛋白、血细胞比容，据此调整治疗剂量。②长效促红细胞生成制剂（darbepoetin-α）已开始应用于儿童 CKD，但经验有限，建议剂量为 0.45μg/（kg·周）。③促红细胞生成治疗同时应口服或静脉补充铁剂，以维持转铁蛋白饱和度≥20% 和血清铁蛋白≥100ng/ml。

5. 钙磷代谢紊乱和肾性骨病的治疗 儿童 CKD 建议从 G2 期开始监测血清钙、磷、PTH 和碱性磷酸酶活性（2D），必要时检测血 25- 羟维生素 D、进行骨密度检查。主要治疗药物包括磷结合剂和维生素 D，具体用药、治疗剂量需根据肾功能、血钙、血磷和甲状旁腺激素（parathyroid hormone，PTH）水平制定，治疗过程中必须定期监测血钙、血磷和 PTH，定期调整药物用量，注意根据生化指标的变化趋势制定治疗方案。

（1）降低高血磷：如果经过饮食控制血清磷水平仍进行性升高或持续升高，即开始使用磷结合剂（与食物同服，剂量决定于膳食中磷的含量）。首选含钙磷结合剂（碳酸钙和醋酸钙），碳酸钙 50～100mg/（kg·d）、分次口服，含钙磷结合剂和膳食提供的元素钙总量不超过同年龄段每天饮食推荐量的 2 倍（低于 2 500mg/d），注意将血钙控制在相应年龄的正常范围内（2C）。

（2）甲状旁腺功能亢进：对于 PTH 水平进行性升高或持续高于正常上限的患者，建议首先评估是否存在高磷血症、低钙血症、高磷摄入或维生素 D 缺乏（2C）、积极干预，必要时给予活性维生素 D（阿法骨化醇、骨化三醇），CKD-G5D 期建议将血 PTH 维持在正常上限的 2-9 倍之间。其中，骨化三醇的初始参考剂量为，体重<10kg 0.05μg qod、10～20kg 0.1～0.15μg qd、>20kg 0.25μg qd，注意定期监测血钙、血磷和 PTH 以调整活性维生素 D 的剂量。在严重甲状旁腺功能亢进的 CKD G3a-G5D 期患者，如果常规治疗失败，建议进行甲状旁腺切除术（2B）。

（3）补充维生素 D：儿童 CKD 2-5 期血 25- 羟维生素 D［25（OH）D］的目标范围为>30ng/ml（75nmol/L），若在此范围以下，建议补充维生素 D2 或维生素 D3（表 25-2）。对于慢性肾脏病透析患儿，维生素 D 的建议补充剂量参见表 25-3。

表 25-2 慢性肾脏病患儿伴有维生素 D 不足或缺乏时的推荐补充量

血清 25（OH）D（ng/ml）	维生素 D$_2$ 剂量
<5	口服 8 000IU/d（或 50 000IU/ 周），共 4 周
	→ 4 000IU/d（或 50 000U/ 次，每月 2 次），共 2 个月
5～15	口服 4 000IU/d（或 50 000IU/ 次，隔周 1 次），共 12 周
16～30	2 000IU/d（或 50 000IU/ 次，每 4 周 1 次），共 12 周

注：适用于 GFR 15～59ml/（min·1.73m²）的患儿；

需在 3 个月后复查血 25（OH）D，调整方案。

表 25-3 慢性肾脏病透析患儿的维生素 D 建议补充量

年龄	血 25（OH）D（nmol/L）	维生素 D 剂量	监测指标及监测频率
强化阶段			
<1 岁		600IU/d[a]	血钙、尿钙：每 1～3 个月 1 次
>1 岁[a]	<12	8 000IU/d	血 25（OH）D：3 个月后复测
	12～50	4 000IU/d	
	50～75	2 000IU/d	
维持阶段			
<1 岁	>75[c]	400IU/d	血 25（OH）D：每 6～12 个月 1 次
>1 岁[b]		1 000～2 000IU/d，根据 CKD 分期而定	

注：[a] 在<1 岁儿童，推荐固定剂量，与血 25（OH）D 无关；

[b] 根据体重或体表面积调整剂量；

[c] 如血 25（OH）D<75nmol/L，需遵照强化阶段的剂量方案，随后复查。

6. 纠正代谢性中毒 可补充碳酸氢钠 1～2mmol/（kg·d），分次口服。血碳酸氢根应控制在目标范围：>2 岁，≥22mmol/L；<2 岁及新生儿，≥20mmol/L。

7. 生长激素 儿童 CKD 应定期测量身长 / 身高，若患儿在营养管理、纠正酸中毒和控制肾性骨营养不良之后，身高、生长速率仍低于同年龄组 2 个标准差且骨骺尚未闭合，可考虑使用生长激素，0.05mg/（kg·d）或 30IU/（m²·周），皮下注射。存在以下情况时不宜使用生长激素：X 线片显示急性佝偻病或股骨头骺滑脱；PTH>2 倍目标范围上限值［GFR≥15ml/（min·1.73m²）］

或>1.5 倍目标上限值［GFR<15ml/（min•1.73m^2）］；血磷>1.5 倍目标上限值。

四、常见问题和误区防范

1. 慢性肾脏病和营养　营养问题直接关系到慢性肾脏病的三级预防：一级预防，即通过合理饮食配合药物治疗预防 CKD 的发生；二级预防，即延缓 CKD 进展和肾功能恶化、通过合理饮食配合药物治疗 CKD 各期的并发症；三级预防，即对 CKD4～5 期的患儿，及时检出营养不良并给予适当的干预措施，减少因营养不良导致的死亡。儿童 CKD 的营养问题极易被忽视，临床亟待建立规范化的营养管理体系，即基于患儿对饮食和营养治疗的需要，由具备专业知识的肾脏医生和营养师建立规范化的健康教育、营养评估和营养指导体系。

2. 慢性肾脏病的心血管病变　心血管疾病是影响 CKD 患儿预后的主要因素，是导致慢性肾衰竭患儿死亡的第一位原因。除高血压、脂质代谢异常等心血管疾病的"传统危险因素"，贫血、细胞外液容量增加、透析方式、蛋白尿、炎症与营养不良、氧化应激、高同型半胱氨酸、钙磷代谢紊乱和促凝血因子被认为是 CKD 心血管病变的"非传统危险因素"。CKD 患儿心血管病变的治疗和危险因素干预都非常重要。

3. 肾性骨营养不良　慢性肾功能不全时出现的骨矿化及代谢的异常称之为肾性骨营养不良，具体包括高转化性骨病（甲状旁腺功能亢进性骨病）、低转化性骨病和混合性骨病。双四环素标记的骨活检是确定骨转化状态异常的最有价值的"金标准"。

五、热点聚焦

1. 慢性肾脏病筛查　慢性肾衰竭的防治工作已经成为当今国内外重要的公共卫生课题。CKD 早期多无明显症状，且呈慢性进展性病程特点，如果不能早期发现、及时治疗，相当一部分病例会逐渐进展至慢性肾功能不全甚至需要透析和肾移植；尿液检测可能有助于早期发现泌尿系疾患，减少危害严重的慢性肾衰竭的发生。许多亚洲国家和地区已陆续开展了一次性或常规性的儿童尿筛查工作，我国儿肾学组于 20 世纪 80 年代对全国 21 个省市的 20 余万儿童进行尿液筛查，其结果也具备一定的参考意义。但关于尿液筛查的适宜人群、标准流程甚至是否有必要常规进行儿童尿液筛查，国内外学者还没有统一观点。迄今为止，我国也尚未将尿液检测列入儿童常规体检项目。

2. 肾脏替代治疗　一旦进入终末期肾脏病，即应考虑开始肾脏替代治疗，具体包括血液透析、腹膜透析和肾脏移植。目前关于儿童替代治疗方式选择、儿童适宜的透析技术、透析方案以及透析诊疗规范等是研究焦点所在；此外，儿童肾脏移植在国内刚刚起步，关于儿童供肾配型、各种排斥反应的机制／诊断／治疗、长期免疫抑制方案、移植后管理和长期预后等还存在很多问题亟待解决。

（钟旭辉）

参考文献

1. 王海燕. 肾脏病学. 第 3 版. 北京：人民卫生出版社，2008.
2. MAN CHUN CHIU, HUI KIM YAP. 实用儿科肾脏病学——最新实践指南. 丁洁，译. 北京：北京大学医学出版社，2007.
3. 杨霁云. 小儿肾脏病基础与临床. 北京：人民卫生出版社，1999.
4. 王天有，申昆玲，沈颖. 诸福棠实用儿科学. 9 版. 北京：人民卫生出版社，2022.

5. AVNER E，HARMON W，NIAUDET P，et al. Pediatric Nephology. 7th edition. Berlin：Springer-Verlag，2016.

6. Kidney Disease：Improving Global Outcomes（KDIGO）CKD-MBD Update Work Group. KDIGO 2017 Clinical Practice Guideline Update for the Diagnosis，Evaluation，Prevention，and Treatment of Chronic Kidney Disease-Mineral and Bone Disorder（CKD-MBD）. Kidney Int Suppl. 2017，7：1-59.

7. 中华医学会儿科学分会肾脏学组. 91 所医院 1990～2002 年小儿慢性肾衰竭 1268 例调查报告. 中华儿科杂志，2004，42（10）：724-730.

8. 全国儿科肾脏病学组. 儿童泌尿系疾病流行病学调查 - 全国 21 省市尿过筛检查小结. 中华儿科杂志，1989，27（6）：344-346.

9. SHROFF R，WAN M，NAGLER EV，et al. Clinical practice recommendations for native vitamin D therapy in children with chronic kidney disease Stages 2-5 and on dialysis. Nephrology Dialysis Transplantation，2017，32：1098-1113.

下　篇

技　术　篇

第二十六章

肾脏替代治疗

培训目标

1. 掌握各种肾脏替代治疗的适应证及禁忌证。
2. 熟悉肾脏替代治疗常见急慢性并发症及处理。
3. 了解各种肾脏替代治疗的操作流程。

肾脏替代治疗（renal replacement therapy，RRT）包括透析疗法（血液透析、腹膜透析以及其他血液净化疗法）和肾移植术。透析疗法包括间断性肾脏替代治疗和持续性肾脏替代治疗（continuous renal replacement therapy，CRRT）。

一、血液透析

【目的】

采用弥散、超滤和对流原理清除血液中有害物质和过多水分，是最常用的肾脏替代治疗方法之一，也可用于治疗药物或毒物中毒等。

【适应证】

（一）急性透析指征

1. **急性肾衰竭伴有下述症状者**

（1）有严重容量负荷（肺水肿、重度高血压、左心衰）。

（2）血钾≥6.5mmol/L。

（3）严重酸中毒（HCO_3^-<15mmol/L）；以上情况不能用药物缓解者。

（4）严重的氮质血症（BUN>50mmol/L）并伴明显尿毒症症状，包括恶心、呕吐、嗜睡或精神不振。

2. **外源性毒物或药物中毒。**

3. **其他非肾性疾病**　如多种原因导致的肝衰竭、肿瘤溶解综合征等。

急性肾衰竭的透析指征目前没有完全统一的认识，但趋向于放宽指征及尽早予以支持治疗，在决策时，不应仅拘泥于尿素氮（BUN）或SCr值，而应对指标的变化趋势作出预判。

（二）维持性透析指征

主要决定于终末期肾病（ESRD）患儿的生化指标和临床症状。

1. 肌酐清除率降至5ml/（min·1.73m²），即便临床症状不明显，也应开始透析。

2. 贫血（Hb<60g/L）、明显酸中毒（HCO_3^-<10mmol/L）、高磷酸血症（血磷>3.2mmol/L）、高血钾（血钾>6.5mmol/L）。

3．严重高血压、肾性骨病、水潴留和心包炎。

4．肾小球滤过率<15ml/（min·1.73m^2），伴有营养不良或生长迟缓。

【禁忌证】

由于血液透析方法学的进展，医护技术水平的提高，血液透析无绝对禁忌证．在血流动力学不稳定和出现下列情况时应为相对禁忌证：

1．严重感染如败血症等。

2．严重出血或严重贫血。

3．严重低血压、休克及严重心功能不全。

4．严重高血压及脑血管病或恶性肿瘤。

5．未控制的严重糖尿病。

6．精神不正常不合作者或患儿监护人不同意者。上述情况最好选用其他血液净化方式。

【操作前准备】

（一）择期建立血管通路

1．对患儿进行血管通路的维护、保养、锻炼等教育，为以后建立血管通路创造好的血管条件。

2．于透析前合适的时机建立血管通路（具体见第二十八章）。

3．建立血管通路。

4．定期随访、评估及维护保养血管通路。

（二）开始透析前的检验

1．检测患儿肝炎病毒指标、HIV 和梅毒血清学指标。

2．凝血功能评估，为透析抗凝方案作准备。

3．与患儿监护人及大年龄患儿签署知情同意书。

【操作方法】

（一）血液透析操作的流程（图26-1）

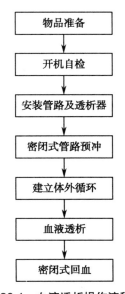

图 26-1　血液透析操作流程图

（二）透析处方确定及调整

1. 首次透析患儿（诱导透析期）

（1）透析前应有肝炎病毒、HIV 和梅毒血清学指标，以决定透析治疗分区及血透机安排。

（2）确立抗凝方案：

1）治疗前患儿凝血状态评估和抗凝药物的选择参照本章"六、抗凝剂的应用"。

2）抗凝方案：

①普通肝素：一般首剂量 25～50U/kg，追加剂量 10～25U/（kg·h），间歇性静脉注射或持续性静脉输注（常用）；血液透析结束前 30～60 分钟停止追加。应依据患儿的凝血状态个体化调整剂量。

②低分子肝素：一般选择 30～50U/kg，推荐在治疗前 20～30 分钟静脉注射，无需追加剂量。

③局部枸橼酸抗凝：枸橼酸浓度为 4%～46.7%，枸橼酸钠以 0.005mmol/（kg·min）滤器前持续注入；在静脉端补钙 2～3.1mmol/h，控制滤器后的游离钙离子浓度 0.25～0.35mmol/L，患儿体内游离钙离子浓度 1.0～1.35mmol/L；直至血液净化治疗结束。重要的是，临床应用局部枸橼酸抗凝时，需要考虑患儿实际血流量并应依据游离钙离子的检测相应调整枸橼酸钠（或枸橼酸置换液）和钙剂的输入速度。

④阿加曲班：一般首剂量 250μg/kg、追加剂量 2μg/（kg·min），或 2μg/（kg·min）持续滤器前给药，应依据患儿血浆部分活化凝血酶原时间的监测调整剂量。

⑤无抗凝剂：治疗前给予 4mg/dl 的肝素生理盐水预冲、保留灌注 20 分钟后，再给予生理盐水 500ml 冲洗；血液净化治疗过程每 30～60 分钟，给予 100～200ml 生理盐水冲洗管路和滤器。

3）抗凝治疗的监测和并发症处理参照血液净化的抗凝治疗章节。

（3）确定每次透析治疗时间建议首次透析时间 1.5～2 小时，不超过 3 小时，以后每次逐渐延长透析时间至每次 3～5 小时。

（4）确定血流量：首次透析血流速度可设定为 3ml/（kg·min）。以后根据患儿情况逐渐调高血流速度 3～5ml/（kg·min）。

（5）根据患儿体重选择合适膜面积透析器（首次透析应选择相对小面积透析器），以减少透析失衡综合征发生。

（6）透析液流速可设定为 500ml/min。婴幼儿可减为 250ml/min。

（7）透析液成分常不作特别要求，可参照透析室常规应用。但如果患儿严重低钙，则可适当选择高浓度钙的透析液。高钾血症患儿透析液钾浓度以 2mmol/L 为宜，血钾正常或低钾血症患儿透析液钾浓度可调整至 3mmol/L。

（8）透析液温度常设定为 37℃左右。

（9）确定透析超滤总量和速度：根据患儿容量状态及心肺功能、残肾功能等情况设定透析超滤量和超滤速度。建议每次透析超滤总量不超过体重的 3%～5%。存在严重水肿、急性肺水肿等情况时，超滤速度和总量可适当提高。在 1～3 个月内逐步使患儿透后体重达到理想的"干体重"。

（10）透析频率：诱导透析期内为避免透析失衡综合征，建议适当调高患儿每周透析频率。根据患儿透前残肾功能，可采取开始透析的第一周透析 3～5 次，以后根据治疗反应及残肾功能、机体容量状态等，逐步过渡到每周2～3次透析。

2. **维持透析期**　维持透析患儿每次透析前均应进行症状和体征评估，观察有无出血，测量体重，评估血管通路，并定期进行血生化检查及透析充分性评估，以调整透析处方。

（1）确立抗凝方案同上。

（2）超滤量及超滤速度

1）干体重的设定：干体重是无透析间期高血压和透析中低血压时患儿所能耐受的最低透析后体重。由于儿童生长发育、营养状态等的变化会影响体重，故建议每2周评估一次干体重。

2）每次透析前根据患儿既往透析过程中血压和透析前血压情况、机体容量状况以及透前实际体重，计算需要超滤量。

3）根据透析总超滤量及预计治疗时间，设定超滤速度。同时在治疗中应密切监测血压变化，避免透析中低血压等并发症发生。

（3）透析治疗时间：依据透析治疗频率，设定透析治疗时间。建议每周2次透析者为5.0～5.5h/次，每周3次者为3～4h/次，每周透析时间至少10小时以上。

（4）透析治疗频率：一般建议每周3次透析；对于残肾功能较好、刚开始透析患儿，可予每周2次透析，但不作为常规透析方案。随着残肾功能的丧失，很快需要一周3次透析。

（5）血流速度：每次透析时，先予2～3ml/（kg·min）血流速度治疗15分钟左右，如无不适反应，调高血流速度至3～5ml/min。永久性血管通路患儿血流量可达6～8ml/（kg·min）。

（6）透析液设定

1）每次透析时要对透析液流速、透析液溶质浓度及温度进行设定。

2）透析液流速：一般设定为500ml/min。如采用高通量透析，可适当提高透析液流速至800ml/min。婴幼儿可减为250ml/min。

3）透析液溶质浓度

①钠浓度：常为138～140mmol/L，应根据血压情况选择。顽固高血压时可选用低钠透析液，但应注意肌肉抽搐、透析失衡综合征及透析中低血压或高血压发生危险；反复透析中低血压可选用透析液钠浓度由高到低的可调钠透析。

②钾浓度：为2.0～3.0mmol/L，常设定为2.0mmol/L。对慢性透析患儿，根据患儿血钾水平、存在心律失常等合并症或并发症、输血治疗、透析模式（如每天透析者可适当选择较高钾浓度透析液）情况，选择合适钾浓度透析液。过低钾浓度透析液可引起血钾下降过快，并导致心律失常甚至心搏骤停。

③钙浓度：常用透析液钙浓度为1.25～1.75mmol/L。透析液钙浓度过高易引起高钙血症，并导致机体发生严重异位钙化等并发症，因此当前应用最多的是钙浓度1.25mmol/L透析液。当存在高钙血症、难以控制的继发性甲状旁腺功能亢进时，选用低钙透析液，但建议联合应用活性维生素D和磷结合剂治疗；血iPTH水平过低时也应选用相对低浓度钙的透析液；当透析中反复出现低钙抽搐、血钙较低、血管反应性差导致反复透析低血压时，可短期选用高钙透析液，但此时应密切监测血钙、血磷、血iPTH水平，并定期评估组织器官的钙化情况，防止出现严重骨盐代谢异常。

4）透析液温度为35.0～37.0℃，常设定为37.0℃。透析中常不对透析液温度进行调整。但如反复发作透析低血压且与血管反应性有关，可适当调低透析液温度。对于高热患者，也可适当调低透析液温度，以达到降低体温作用。

【注意事项】

1. 建议每次透析超滤总量不超过体重的 5%。存在严重水肿、急性肺水肿等情况时,在有血容量监测下超滤量可达体重的 10%。

2. 维持性血液透析时要求每次透析时血流速度最低 3ml/(kg•min)。但存在严重心律失常患者,可酌情减慢血流速度,并密切监测患者治疗中心律变化。

【并发症及其处理】

(一)血液透析急性并发症及处理

1. **透析失衡综合征** 早在 1962 年 Kennedy 等描述了透析失衡综合征,认为与全身溶质失衡继发水的异常分布有关。透析时当组织溶质浓度相对高于血浆时,形成血液和组织间渗透压力梯度,使水分进入细胞、肺和颅腔内,引起肺间质和颅内水分增多,前者表现为肺型;后者为脑型透析失衡综合征。脑型透析失衡综合征发病机制有两种学说:尿素梯度学说、脑细胞酸中毒学说。在重度尿毒症或透析前存在精神症状的患者在透析过程中若血尿素水平下降过快,无论 ARF 还是 CRF 都可以发生。

透析失衡综合征是可以预防的,首先要控制血流速度和透析时间,以减少溶质排除效率和避免血 pH 值迅速改变。可通过缩短透析时间、增加透析频度来预防。首次透析过程中尿素降低应小于 30%～40%。首次透析时间一般为 2 小时,连续每天透析 2～3 次后延长至每次 3～4 小时。如透析前患儿血尿素氮达到 35.7～71.4mmol/L,为防止透析过程中渗透压下降,可静脉滴注甘露醇(0.5～1g/kg),30% 在透析前 1 小时内滴入,余在透析过程中均匀滴入。最近的研究应用 PHD 可减少失衡综合征的发生。临床经验表明,首次透析后渗透压浓度下降 40mmol/L 以上多发生失衡综合征。PHD 是在透析初期应用高钠透析液,提高血浆渗透压,改善血管再充盈,降低失衡综合征的发生率,而后期透析液钠浓度的下降可防止钠的蓄积。我院应用 PHD,有效地减少了小儿失衡综合征和低血压的发生。

2. **低血压** 低血压是小儿血液透析最常见的并发症,发生率 10%～50%,多阵发性,偶持续性。低血压的发生原因主要有:①有效血容量减少:HD 时快速超滤而从组织间液至血液的再灌注不足,即超滤率大于血管的再充盈率,引起有效循环血容量的减少,使回心血量减少,心输出量相应减少,导致低血压;②血浆渗透压下降:透析中溶质快速清除,血液渗透压下降,水分进入细胞内,加重血容量的减少;③血管反应性变化:透析前服用降压药、透析液温度较高、透析中进食、自主神经功能紊乱等引起;④其他:重度贫血、低白蛋白血症、出血、透析中发生心力衰竭、自身心血管病变等。低血压的发生一般是多因素的。透析过程中出现的低血压可以引起恶性循环,形成高血压和容量超负荷,即当患者出现低血压时,临床往往频繁输入等张或高张盐水,引起患儿高血压并需进一步降压治疗,后者抑制心率增快、血管收缩等反射,反过来恶化透析过程中的低血压。透析过程中维持血容量的稳定,是保证小儿血液透析顺利进行,降低病死率的重要措施。透析中除监测血压、心率外需注意:①限制小儿体外循环的血容量小于 8ml/kg,采用小面积透析器及儿童专用血液管路。应根据患儿体重选择相应容量和清除率的透析器。透析前用肝素盐水预冲透析器和管路。小婴儿、有低血压倾向、重度贫血或有出血倾向的患儿,预冲液可改用新鲜全血。②控制超滤量和超滤速度:超滤脱水不超过体重的 5%,控制血流量 3～5ml/(kg•min),维持性透析患儿需正确评价干体重,控制透析间期体重增长小于 5%,严重水负荷状态,在有血容量监测的情况下,除水可达体重的 10%。③透析过程中进行血容量监测(在线血容量监测)。④提高透析液的钠浓度及程序超滤，高钠透析有增加钠负荷的危险，为防止钠负荷的增加可应用 PHD。⑤降低透析液温度（低温透析）。⑥合理使用降压药和镇静剂。一旦发生低血压，采取患儿平卧位，予吸氧，减少或停止超滤，减慢血流量，立即输入生理盐水、高渗葡萄糖、白蛋白或血浆等措施予以纠正，持续低血压者使用升压药维持血压，如处理无效，应立即停止透析。

3. **高血压**　可以分为透析间期和透析中高血压。透析间期高血压多与细胞外液容量增加有关。透析中的高血压与下列因素有关：①肾素 - 血管紧张素 - 醛固酮系统活性增加、交感神经活性增高；②失衡综合征；③高钙透析液：增加动脉血管张力及心肌收缩力，导致血压升高；④低钾或无钾透析液，可引起血管张力增加，或通过引起肾素活性增加导致血管张力增加；⑤透析中降压药的清除等因素。

防治原则：首先要寻找原因、预防为主。如预防失衡综合征的发生，选择合适的透析液钙、钾离子浓度；其次要限制水钠摄入，正确评价干体重；降压药的应用也很重要，如血管紧张素转换酶抑制剂、钙通道阻滞剂等；精神过度紧张的患儿可予镇静剂；如仍控制困难可改变血液净化方法如血液滤过、血液透析滤过等。

4. **透析器反应**　也被称为首次使用综合征，但复用透析器也可发生。发生原因与透析器消毒剂、透析器生物相容性不好、合用药物影响、补体激活等因素有关。临床表现有胸痛、背痛、恶心呕吐、抽筋、呼吸困难、血管神经性水肿、皮肤瘙痒、胃肠道痉挛等。根据 Daugirdas JT 分型分为 A、B 两型。其处理主要是对症处理，严重者停止透析，应用肾上腺皮质激素。

5. **空气栓塞**　临床罕见，是由于空气逸入静脉，可由血泵前输液、血路管破裂、各管路连接不紧密或透析膜破损、肝素泵漏气等因素引起。轻者少量泡沫状空气慢入，临床无症状；若 1 次 5ml 以上空气进入可引起气栓症状，临床表现呼吸困难、咳嗽、发绀、胸部紧缩感、意识丧失甚至死亡。发现有空气栓塞的可能应立即停泵，夹注静脉管路；采取头低脚高、左侧卧位的体位防止脑栓塞；给予吸氧，必要时给予高压氧舱治疗。

6. **出血**　主要由于肾衰毒素蓄积致血小板功能障碍、凝血功能异常、透析中肝素的应用以及中心静脉创口过大等原因引起。临床以置管渗血最常见；其他如呕血、便血、泌尿系出血等。治疗予止血对症治疗，静脉插管深度、创口大小适宜；有出血倾向者应用低分子肝素或无肝素透析。

7. **痉挛**　90% 以上的透析患者可能出现过痉挛，多发生在透析后期，是提前终止透析的一个重要原因。可能与低钠血症、低血压、低血容量、低氧血症及肉碱缺乏有关。处理上尽可能减少透析间期的体重增加以避免过量超滤，预防低血压发生，高钠透析液或可调钠透析均有帮助。

8. **恶心、呕吐和头痛**　通常与低血压有关，也见于失衡综合征或严重尿毒症。处理：治疗和预防低血压。如非低血压所致，透析第一小时减低血流量有时有效，但需延长整体透析时间以保证透析充分性。

9. **溶血**　少见，可引起胸痛、腹痛和背痛、头痛、恶心和不适。若几个患儿同时出现相似症状，注意透析用水的纯度。

10. **凝血**　抗凝剂量不足、低血压时间长、血流量不足、血液浓缩、血流缓慢等均可诱发透析器及血液管道凝血。表现为血流缓慢、静脉压升高或降低、管道内出现凝血块。防治：监测凝血时间、合理应用抗凝剂、提高血流量、防止低血压、严重凝血时立即停止透析，禁止将血液驱回体内,防止血凝块进入循环系统。

11. 发热　透析开始后不久出现寒战、高热者,为管路污染或预充血液入体后引起的输血反应。透析 1 小时后出现的发热为致热源反应。防治:严格无菌操作、透析前仔细检查透析用品的包装是否完好及消毒有效期、做血培养、轻者地塞米松、重者停止透析;有感染证据者应用抗生素。

12. 其他　其他急性并发症可见心律失常、心力衰竭、穿刺部位血管痛等。

(二) 慢性并发症

慢性并发症在长期维持性透析过程中出现,可涉及各个系统。小儿处于生长发育时期,故营养不良、贫血、生长迟缓及精神情绪障碍等并发症更为突出。

1. 营养不良　主要表现为低白蛋白血症,是影响血透患儿生存的指标之一。发生原因有营养摄入不足、蛋白异化增加、透析中营养成分丢失等。小儿代谢率较成人快,尤其是小于 2 岁的婴幼儿和青少年更易发生营养不良。为防止营养不良的发生,血透患儿蛋白摄入量保证在 $1.5 \sim 2.0 g/(kg \cdot d)$,其中 70% 为优质蛋白,蛋白占总热量的 $8\% \sim 10\%$。能量摄入的供给,小儿需 $40 \sim 60 kcal/(kg \cdot d)$,婴儿需 $100 kcal/(kg \cdot d)$。

2. 生长发育迟缓　其发生原因除引起营养不良的原因外,还有尿毒症时胰岛素的拮抗状态、并发症的存在等。治疗为应用重组人生长激素(rhGH),用至肾移植、患儿身高达正常生长速度第 50 百分位或达到成人身高标准。

3. 肾性骨病　肾性骨病又称肾性骨营养不良(renal osteodystrophy, ROD),儿童发生率高于成人。发生原因主要与继发性甲状旁腺功能亢进(SHPT)和铝中毒有关。慢性透析患儿注意监测血钙、磷、碱性磷酸酶、碳酸氢根、甲状旁腺激素(PTH)、骨龄以调整钙剂和维生素 D 的用量。治疗上控制血磷水平,限制饮食中磷的摄入,婴儿控制在 $300 \sim 400 mg/d$,儿童 $500 \sim 1\,000 mg/d$。饮食控制外可使用磷酸盐结合剂,主要用碳酸钙 $20 \sim 50 mg/kg$,其他可用醋酸钙、酮酸钙、盐酸聚丙烯酰胺等,使血钙维持在 $2.62 \sim 2.80 mmol/L$。避免使用氢氧化铝,因小儿更易发生铝中毒。

4. 贫血　肾性贫血的原因有红细胞生成素合成障碍、血透过程中的失血及红细胞寿命缩短、溶血等。且多数透析儿童存在营养不良,贫血程度较成人更严重。治疗予重组促红细胞生成素(RhEPO),当血细胞比容(HCT)<0.3 开始应用 $50 \sim 150 U/(kg \cdot w)$,每周 $1 \sim 3$ 次,皮下或静脉注射。维持量为 $50 \sim 100 U/(kg \cdot w)$。HCT 目标值为 $0.33 \sim 0.36$。同时注意铁剂的补充。

5. 感染　感染是造成透析患儿死亡的主要原因。易于发生感染的相关因素有机体免疫功能低下、营养不良、应用免疫抑制剂、血制品;HD 相关因素有血管通路、体外循环、透析液、供液管路污染。临床常见细菌感染,如血管通路感染、败血症、泌尿系感染、呼吸道感染;其他如结核感染、血源病毒感染(庚型肝炎病毒、输血传播病毒)、巨细胞病毒及衣原体感染等。

6. 高血压　除上述引起高血压的原因外,慢性透析高血压需注意是否与 EPO 应用有关。EPO 可增加血液黏滞度、外周血管阻力、使缺氧所致的血管扩张作用减弱,从而引起高血压。对维持性透析患儿注意控制透析间期体重增长和充分透析,EPO 从小剂量开始皮下给药,使 HCT 缓慢上升至 33%,注意合理应用降压药。

7. 精神心理障碍　长期接受 HD 患儿,易发生精神抑郁、情绪低落、恐惧感甚至失去生活信心和勇气,应注意预防和给予相应的心理治疗。

二、腹膜透析

腹膜透析(peritoneal dialysis,PD)简称腹透,是抢救急、慢性肾衰竭和某些药物中毒的有效方法。

【目的】

利用人体腹膜作为半透膜,通过弥散和对流作用,清除体内过多水分、代谢产物和毒素,达到血液净化、替代肾脏动能的目的。

【适应证】

美国国家肾脏病基金会肾脏疾病预后与生存质量指导(NKF-K/DOQI)中推荐当残余肾肌酐清除率小于 $9\sim14ml/(min\cdot1.73m^2)$,或每周尿素清除指数(Kt/V)<2.0 时应开始透析。

当患儿出现持续的难以控制的营养不良、水潴留、高血压、高钾血症、高血磷、酸中毒和生长障碍或尿毒症所致的神经症状,应及早透析。

【禁忌证】

(一)绝对禁忌证

1. 脐疝。

2. 腹裂。

3. 膀胱外翻。

4. 膈疝。

5. 腹膜腔缺失或腹膜无功能。

(二)相对禁忌证

1. 即将进行或最近进行的大型腹部手术。

2. 缺乏适合的看护者。

【操作前准备】

环境消毒:清洁房间,关闭门窗,每天紫外线消毒一次持续 45 分钟。检查透析液,准备好药物。测量体温、脉搏、血压及体重,并做好记录。

【操作方法】

(一)透析方式的选择

1. 间歇性腹膜透析(IPD)方法简便易行,多用于急性肾衰或慢性肾衰做 CAPD 的最初 $3\sim10$ 天,每天透析 $8\sim10$ 次,每次透析液量从 $300\sim500ml/(m^2\cdot交换)$ 开始[婴儿为 $200ml/(m^2\cdot交换)$],逐渐增加至 $500\sim1\,100ml/m^2$,透析液在腹腔内保留 1 小时左右,然后放出,可较好清除毒素,纠正水电解质紊乱,为 CAPD 打下基础。

2. 持续性非卧床腹膜透析(CAPD)每天透析次数为 $4\sim5$ 次,白天透析液停留于腹腔 $3\sim4$ 小时后放出,夜间留置 $10\sim12$ 小时。患儿只在更换透析液的短暂时间内不能自由活动,其他时间可以自由活动。一天 24 小时内,患儿腹腔内基本都留有透析液,持续进行溶质交换。维持全天交换容量为 $4\,000\sim5\,000/m^2$。

3. 自动腹膜透析(automated peritoneal dialysis,APD)是一项新型的腹膜透析技术,操作过程由一台全自动腹膜透析机完成。操作模式可为间歇性腹膜透析(IPD)、持续循环腹膜透析(CCPD)、夜间间歇性腹膜透析(NIPD)、潮式腹膜透析(TPD)等。持续循环式腹膜透析(CCPD)是自动化腹膜透析的主要形式,是夜间快速交换和白天留腹状态的 PD 模式。

CCPD 方法为在患儿夜间入睡前与腹膜透析机连接，先将腹腔内透析液引流干净，然后进行透析液交换，每次交换量 900～1 100ml/m²，最大量可增至 1 400ml/m²，腹腔内留置 1～2.5 小时，每夜交换 5～10 次，每夜透析时间 8～12 小时，最末袋透析液灌入腹腔后关闭透析机，并与机器脱离。白天透析液在腹腔留置 12～16 小时，可用 50%～100% 的夜间灌入容量白天留腹。儿童 CCPD 的优点是：①操作方便，可以由机器设定不同的腹腔灌入量，低龄儿小剂量灌入量精确；②PD 机自动加温，自动控液，减少污染机会及护理量，可在开机前将所需全项透析参数 1 次输入，如透析量、次数、间隔时间等即可自动完成；③透析主要在夜间进行，对儿童白天参加各项活动影响较少，但需要机器设备，且价格较贵，有条件可采用。

（二）操作过程

1. 操作者戴好口罩，消毒双手。

2. 移出外接短管，碘酒消毒，连接"Y"型管主干与外接短管，引流腹腔内的液体入引流袋，新透析液灌入腹腔，分离"Y"型管与外接短管。

3. 测透出液重量，观察透出液性状，有无混浊、出血及絮状物，必要时送腹水化验检查。

4. 做好出入量记录。

【注意事项】

出入液障碍的可能原因及处理如下。

1. **导管阻塞** 双向性阻塞。纤维蛋白凝块堵塞，可用肝素液反复冲洗。术后及腹膜炎时，预防性使用肝素可防止导管阻塞。

2. **导管移位** 单向性阻塞即入液尚可而出液困难，X 线检查确诊，可予手法复位，必要时手术复位。

3. **大网膜包裹** 入液尚可而出液困难，X 线检查导管位置正常。插管时应将多余大网膜切除，必要时手术纠治。

4. **透析管扭曲** X 线有助诊断，可通过变换体位、轻揉腹部来改善。

【常见并发症及处理】

1. **腹膜炎** 是最常见并发症。如由熟练人员操作，腹膜炎的发生率可减少。腹膜炎的主要危害是：①感染可危及生命；②腹膜炎时对蛋白通透性增加，蛋白丢失量为平时 5～10 倍；③纤维素易阻塞导管；④可引起腹膜粘连、增厚，甚至造成分隔，使有效透析面积减少，影响透析效果。

临床表现：症状常于细菌侵入腹膜后 12 小时开始，表现为腹痛、发热、腹胀，透析液混浊、有凝块，白细胞升高等。轻者可仅有透析液混浊，白细胞升高。细菌培养可阳性，革兰氏阳性菌占 60%，阴性菌约占 40%，真菌性腹膜炎约占 3%，化学性 3%～30%，多为透析液本身质量所致。

治疗：强调早期诊断、早期治疗，可提高疗效。应认真检查每次透析液状态，如发现混浊及时给予以下处理：①加强透析：改 CAPD 为间歇性腹膜透析（IPD），冲洗 3～6 次直至透析液清亮，腹腔停留时间为 30 分钟；②透析液内加肝素 500～1 000U/L；③根据药敏在透析液内加抗生素 1～2 种，一般约需用药 2 周，必要时全身应用抗生素；④每天对透析液进行腹水常规检查及培养。

2. **营养不良** 在腹透时白蛋白、球蛋白、氨基酸和维生素均会丢失，使用高渗液及发生腹膜炎时，丢失可增加 5～10 倍，一般可在透析数月后，发生丢失综合征。轻者表现为体重下降、乏力、消瘦、衰弱、食欲缺乏；重者嗜睡、昏迷、抽搐。后期可出现周围神经炎。故限制钾、磷、水摄入的同时，提高蛋白质摄入 1.2～1.5g/d。

3. **腹膜衰竭**　主要表现为溶质和水分清除不充分。根据腹膜通透性改变可分为三种类型：Ⅰ型为高通透性腹膜，此型超滤衰竭最常见。此类病人具有高腹膜溶质转运率，导致透析液中的水分及葡萄糖迅速被吸收；Ⅱ型为低通透性膜，与腹腔内的多发粘连和腹膜硬化有关，腹膜溶质转运率低；Ⅲ型为淋巴回流过多导致。长期未缓解的尿毒症状态、长期使用高糖透析液和反复发生腹膜炎及腹膜纤维化是导致腹膜衰竭的常见原因。治疗措施包括：去除诱因，行腹膜平衡试验评估；调整透析方式、透析液浓度及种类；间断血透等。

三、血液滤过

【目的】

血液滤过（hemofiltration，HF）是模拟正常人肾小球的滤过及肾小管重吸收原理，以对流的方式清除血液中中小分子物质及水分的一种血液净化技术。

【适应证】

1. 急、慢性肾衰竭　对于急、慢性肾衰竭伴有高血容量、严重心力衰竭者，HF 在去除过多液体的同时，对循环状态影响较小。

2. 顽固性高血压　HF 无论是对容量依赖性高血压还是肾素依赖性高血压均能较好地控制。对于前者，HF 较血液透析能清除更多液体而不发生循环衰竭，且低血压发生频率大大降低。而对于后者，其降压机制尚不清楚，可能因肾素滤出增多或分泌减少而使血浆肾素水平下降有关。

3. 超滤不耐受症状性低血压和严重水、钠潴留　较多的临床观察表明 HD 时患者较易发生低血压，而 HF 则可使低血压发生率明显降低。Quellhorst 等用相同钠浓度（138mmol/L）透析液和置换液进行对比观察发现：行 HF 治疗患者可耐受脱水 3.5kg，而接受 HD 患者脱水 2.5kg 就发生低血压。

4. 心力衰竭与肺水肿　对利尿剂耐药的低钠性心衰患者，HF 是一有效的治疗方法。HF 可通过减少心脏的前后负荷来改善心功能。

5. 透析相关的周围神经病变。

6. 严重继发性甲状旁腺功能亢进。

7. 心血管功能不稳定、多脏器功能衰竭及病情危重患者。

【禁忌证】

血液滤过无绝对禁忌证，但下列情况应慎用：

1. 药物难以纠正的严重休克或低血压。

2. 严重心肌病变所致的心力衰竭。

3. 严重心律失常。

4. 精神障碍不能配合血液净化治疗。

【操作前准备】

环境消毒，准备好药物。测量体温、脉搏、血压及体重，并做好记录。

【操作流程】

（一）操作流程（图26-2）

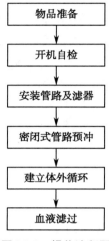

物品准备

开机自检

安装管路及滤器

密闭式管路预冲

建立体外循环

血液滤过

图26-2　操作流程图

（二）抗凝剂的应用

适当的抗凝不仅能减少透析器凝血和患者失血，而且保证了透析的充分性。理想的抗凝目标是使用最小抗凝剂量以保证血液透析正常进行，而且不影响透析膜的生物相容性，避免出血并发症的发生。血液滤过与血液透析抗凝剂的应用原则是一致的。目前在血液净化中临床最常用的抗凝剂是普通肝素或低分子肝素。具体抗凝方法如下。

1. **普通肝素**　一般首剂肝素按25～50U/kg静脉注入；追加剂量10～25U/（kg·h）。血液滤过结束前30～60分钟停止追加。注意应依据患者的凝血状态个体化调整剂量。普通肝素抗凝目标值是使活化凝血时间（ACT）延长至基础值的150%。

2. **低分子肝素**　一般给予60～80U/kg；在治疗前20～30分钟静脉注射，无需追加剂量。

3. **阿加曲班**　一般首剂250μg/kg静推，追加剂量2μg/（kg·min）或2μg/（kg·min），持续滤器前给药，应依据患者血浆部分活化凝血酶原时间（APTT）的监测，调整剂量。透析中应使APTT延长至正常的1.5～3.0倍。

【注意事项】

1. 目前国内市售置换液多含乳酸盐和醋酸盐，但对于多脏器功能衰竭（MODS）及败血症伴乳酸酸中毒或合并肝功能不全的患儿并不适宜。大量的醋酸盐可引起血流动力学不稳定。因此，在儿童血液滤过中推荐用以碳酸氢盐为碱基的置换液配方。

2. 置换液因直接入血，因此必须保证无菌、无致热源。在临床工作中采用3L静脉营养袋装配置换液，制备时注意无菌操作，现配现用。

【并发症及处理】

1. **由于技术问题所致并发症**　血液滤过时超滤液与置换液间的不平衡很容易导致危及生命的容量性循环衰竭。临床表现血容量不足产生低血压，或者血容量过多增加心脏负荷。因此连续监测以保证体液平衡至关重要。通常血液滤过机有重量平衡装置以保证血液滤过中液体的出入平衡。如果没有这种装置，而靠人工操作很难保持持续稳定的平衡。因此，选用具有高度精确的自动化容量平衡装置可避免该并发症发生。

2. 发热反应和败血症　HF 时需要输入大量的置换液，如果置换液被细菌或致热源污染，则可发生发热或败血症。防治措施为：①置换液配制过程中应严格无菌操作。②使用前严格检查置换液、过滤器及管路的包装及有效使用期，检查置换液的颜色与透明度。严禁使用过期、包装破损的 HF 产品和混浊变色的置换液。③对于可自动在线生产置换液的血滤机注意无菌的超滤器在原位和机器一起消毒。并定期更换超滤器以防止过饱和并清除内毒素。④在置换液的输入通道上连接一微滤器过滤。⑤避免重复使用血滤器及透析管路。⑥出现发热者，应同时作血液和置换液培养。⑦给予抗生素治疗。

3. 耗减综合征　HF 时一些中、高分子物质的滤过可引起耗减综合征。国外有报道每次 HF 治疗平均丢失 6.5g 氨基酸、3～14g 血浆蛋白。此外，长期 HF 治疗如置换液钙浓度低于 2mmol/L 易发生甲状旁腺功能亢进症。

4. 远期并发症　长期 HF 的患儿，由于大量置换液的输入，可能发生某些难以检测的微量元素慢性中毒。注意置换液中各种元素的含量，尤其是微量元素应控制在允许范围内。

5. 其他　HF 会发生轻度暂时性的血小板减少症和白细胞减少症，但一般经过一次血液滤过后在 24～48 小时内可恢复正常。

四、血液透析滤过

血液透析滤过（hemodiafiltration，HDF）是血液透析和血液滤过两种技术的结合。HDF 具有血液透析（HD）和血液滤过（HF）两者的优点；HDF 的总清除率不是弥散与对流的简单相加，而是相互影响，单位时间内比单独的 HD 或单独的 HF 清除更多的中、小分子物质。

【目的】

通过弥散和对流两种方式进行溶质清除；弥散主要清除小分子物质，而对流主要清除中分子物质。

【适应证】

血液透析滤过适应证与血液滤过相似，主要是急、慢性肾衰竭伴有高血容量、严重心力衰竭、肺水肿、代谢性酸中毒、顽固性高血压、低血压、高脂血症、高磷血症、神经病变等。

【操作前准备】

环境消毒，准备好药物。测量体温、脉搏、血压及体重，并做好记录。

【操作方法】

1. 开机自检。

2. 血液透析滤过器和管路的安装。

3. 密闭式预冲。

4. 建立体外循环（上机）。

5. 回血（下机）。

【并发症及处理】

1. 与透析液或水污染相关　HDF 治疗时，存在透析液或置换液污染的潜在危险，通常有两种类型反应：急性反应和慢性反应。

（1）急性反应：透析期间大量的致热原进入血液所致。临床表现为发热、低血压、心动过速、呼吸困难、发绀、腹痛或心绞痛等。发热多在数小时内缓解，血培养阴性。目前因多采用联机 HDF，使用的是超纯透析液，急性反应已很少见。

（2）慢性反应：当低剂量和／或反复细菌污染的产物进入患者血液中，可能会导致慢性微炎症状态而引起长期、透析相关的并发症，一般无临床症状。与常规血液透析相比，HDF常表现为轻微的炎症状态。

2. **反超滤** 当低静脉压、低超滤率或使用高超滤系数滤过器时，在透析器的出口处，血液侧的压力可能低于透析液侧，从而出现反超滤，严重可导致肺水肿。预防反超滤可采用调整好跨膜压、提高血流量、补液同时增加超滤等措施。

3. **蛋白丢失** 高通量透析膜的应用，很容易使血清蛋白丢失，在行 HDF 治疗，尤其是后稀释置换法时蛋白丢失增加。对于儿童患者而言，必须评估蛋白丢失的临床和生物学后果，关注其营养状态。

4. **缺失综合征** HDF 能增加可溶性维生素、蛋白、微量元素和小分子多肽等物质的丢失。当应用后稀释置换法时，丢失更加明显。长期 HDF 患儿应注意补充相关营养素，以避免或减轻由此造成的营养不良。

五、连续性肾脏替代治疗

连续性血液净化（continuous blood purification，CBP）是指连续、缓慢清除血液中水分和溶质分子、对脏器功能起支持作用的治疗方式总称。1995 年，第一届国际连续性肾脏替代疗法会议将该技术定义为连续性肾脏替代治疗（continuous renal replacement therapy，CRRT），其特点是长时间替代受损的肾功能。近年来，随着 CBP 管路、滤器型号及液体平衡控制装置的不断完善、儿科操作技术的进步及临床经验的增加，CBP 在儿童肾脏替代及危重症治疗等各个领域的应用也日趋成熟和广泛，已成为治疗儿童重症急性肾衰竭及非肾脏疾病危重患儿的重要治疗方法之一。

【目的】

模仿肾小球的滤过原理，通过对流、弥散及吸附作用清除外源性和内源性毒物、代谢废物。

CBP 技术的主要治疗模式见表 26-1。

表 26-1　CBP 的治疗模式

中文名称	英文名称	英文缩写
连续性动静脉血液滤过	continuous arterio-venous hemofiltration	CAVH
连续性动静脉血液透析	continuous arterio-venous hemodialysis	CAVHD
连续性动静脉血液透析滤过	continuous arterio-venous hemodiafiltration	CAVHDF
连续性静静脉血液滤过	continuous veno-venous hemofiltration	CVVH
连续性静静脉血液透析	continuous veno-venous hemodialysis	CVVHD
连续性静静脉血液透析滤过	continuous veno-venous hemodiafiltration	CVVHDF
连续性高通量透析	continuous high flux dialysis	CHFD
连续性血浆滤过吸附	continuous plasma filtration adsorption	CPFA
动脉静脉缓慢连续性超滤	Arterio-venous slow continuous ultrafiltration	AVSCUF
静静脉缓慢连续性超滤	Veno-venous slow continuous ultrafiltration	VVSCUF
高容量血液滤过	high volume hemodiafiltration	HVHF
日间连续性肾脏替代治疗	day-time continuous renal replacement therapy	DCRRT

【适应证】

CBP 的临床适应证从发展来看，已经分为两类：肾脏疾病和非肾脏疾病。

（一）肾脏疾病

CBP 由于其血流动力学稳定、溶质清除量大而受到关注，已被引入到危重症合并急性肾功能不全时的治疗，并已经证明具有良好的疗效。

临床上急性肾衰竭可以因肾脏原发疾病，病情进展而导致水钠潴留和尿毒症综合征；也可以是全身疾病危重而并发急性肾衰竭，多见于挤压伤、严重脓毒症、缺血缺氧性损伤、中毒等，这时治疗需要同时兼顾肾脏和全身两个因素，有时全身因素的干预更为重要。CBP 在 AKI/ARF 中的适应证、最佳时机和使用时间缺少统一标准，归纳而言基于两个方面：AKI/ARF 程度（水钠潴留和氮质血症水平，尤其是水钠潴留水平）和进展速度；全身性疾病特点。

1. **重症急性肾功能不全**（AKI） 对急性肾损伤进行 CBP 的最佳时机尚未统一。目前公认的指征包括容量过负荷、严重酸中毒、高钾血症、严重的尿毒症或进展性的氮质血症。危重症病例进行早期预防性透析仍是推荐的治疗。对于儿童单纯性严重急性肾功能损伤，Bock KR 等于 2005 年在 *Current Opinion Pediatrics* 提出了儿童急性肾功能不全的 CBP 治疗指征：①非阻塞性少尿（<200ml/12h）或无尿（<50ml/12h）；②严重酸中毒（pH 值<7.1）；③氮质血症（尿素氮>30mmol/L）；④高钾血症（血钾>6.5mmol/L）；⑤尿毒症脑病、心包炎、神经病、肌病等合并尿毒症；⑥无法控制的高热（>39.5℃）；⑦进展性无法控制的钠失衡；⑧利尿无效的明显脏器水肿（脑水肿、肺水肿、心力衰竭等）；⑨药物过量；⑩凝血功能紊乱需要快速大剂量血制品治疗者。目前儿童可参照的指征是：①严重水潴留，有肺水肿、脑水肿倾向；②血钾≥6.5mmol/L；③血尿素氮>28.6mmol/L，或血清肌酐>530μmol/L；④严重酸中毒，HCO_3^-<12mmol/L 或 pH 值<7.1；⑤无尿 12 小时以上。

对于全身疾病合并的急性 AKI/ARF，主要用于存在高分解代谢、血流动力学不稳定和代谢严重紊乱，急性呼吸窘迫综合征（ARDS），以及外科术后及全身炎症反应综合征或脓毒症合并 AKI，药物或毒物中毒引起。此时 CBP 治疗一方面是为了替代肾脏功能和减轻肾脏负荷，另一方面 CBP 可以通过其独特的机制对原发病如炎症介质、毒物等进行清除，同时起到治疗原发病和替代肾脏功能，减轻肾脏负荷的作用。对于这类患者何时进行 CBP 治疗较为合适，目前仍缺少研究。

2. **慢性肾衰竭**（CRF） 慢性肾衰竭采用 IHD，儿童采用 PD 多数能够得到较充分透析，但是对于合并急性肺水肿、尿毒症脑病、心力衰竭、血流动力学不稳定等的患儿，感染导致的慢性肾衰竭急性加重，CBP 治疗更为恰当。

（二）非肾脏疾病

儿童非肾脏性危重症病例中一般均伴有中分子或（和）大分子溶质的积聚，主要为炎症介质、内源性或外源性毒物，而且不断产生；免疫功能和内皮细胞功能紊乱；同时血流动力学不稳定、器官代偿功能低下，婴幼儿机体全血容量少。CBP 从机制上具备持续清除致炎和抗炎介质（峰浓度假说）、调节免疫紊乱（阈值免疫调节假说）、改善内皮损伤（介质传递假说）等功能，联合应用血浆置换或血浆吸附技术，以及持续性血浆滤过吸附（CPFA）、高容量血液滤过技术（HVHF）等新技术具有良好的治疗作用，对于血流动力学不稳定、小体重儿童（甚至 1.5kg 患儿）均能够良好进行，且溶质清除能力强。

1. 强烈全身炎症反应综合征（SIRS）和多器官功能障碍（MODS）。

2．急性呼吸窘迫综合征（ARDS）。

3．心肺体外循环手术　心肺旁路手术后患儿合并 MODS，或炎症介质激活，应采用 CBP 治疗。

4．急性肝功能衰竭。

5．急性坏死性胰腺炎。

6．药物或毒物中毒。

7．严重水电解质和酸碱代谢紊乱　对于严重代谢性酸中毒（pH 值<7.1）或严重乳酸性酸中毒、代谢性碱中毒、中重度低钠血症和高钠血症以及严重高钾血症（≥6.5mmol/L 或心电图提示高钾），采用 CBP 较 PD 和 IHD 能够更有效地清除，同时清除过程稳定，避免了快速纠正的并发症。

8．挤压综合征适于行 CBP 治疗的指征　合并 MODS；血流动力学不稳定，或普通血液净化治疗无法良好控制循环容量；严重感染、脓毒血症；顽固性高代谢综合征，难以纠正的电解质和酸碱平衡。

9．肿瘤溶解综合征往往伴有血肌红蛋白的升高而导致多个脏器损伤，尤其是对肾脏损伤最为严重，即使无 ARF 的发生，也需要尽早接受 CBP 治疗。

10．先天性代谢性疾病（甲基丙酸血症、枫糖尿症等）、乳酸酸中毒。

11．过高热或体温不升　CBP 血液管路可通路加温和降温，调节血液温度。

【禁忌证】

CBP 无绝对禁忌证，但存在以下情况时使用慎重。

1．**无法提供或建立合适的血管通路**　儿童尤其是婴幼儿、新生儿，建立深静脉置管较困难，使 CBP 无法进行。置管部位（颈部、第一肋外侧部、腹股沟）炎症、外伤等可使置管困难。

2．**无法获得适合于小婴儿的滤器**　这是婴幼儿、新生儿开展和推广 CBP 困难的重要原因，目前国内尤其缺少适用于新生儿的滤器。

3．**严重的凝血功能障碍及活动性出血，特别是颅内出血**　CBP 时多数需要进行抗凝治疗，对于严重凝血功能障碍的患儿除发生穿刺部位出血，严重者可出现或加重肺部、颅内出血，应慎重。

4．**恶性肿瘤等疾病的终末期。**

【操作前准备】

1．CBP 开始前应与家属沟通，并签署知情同意书，告知危重儿童进行血液净化的重要性，技术并发症和治疗并发症等风险。

2．CBP 专业医师应对患儿的生命指征、凝血系统状态、器官功能等进行评估。

3．建立血管通路　根据患儿体重和年龄选择合适的单针双腔管。

4．配制置换液、透析液。

5．检查并连接电源。

6．管路肝素化。

7．进行管路自动预冲及机器自检。

【操作流程】

1．设定血流量、置换液流速、透析液流速、超滤液流速及肝素输注速度等参数。

2．测定 ACT 或 APTT，然后推注肝素，使 ACT 达到 170～220 秒（前稀释），或 APTT 达

2～2.5 倍。

3．开始体外循环，机器运转治疗。

4．治疗完毕回血。

5．卸下透析器、管路及各液体袋。关闭电源，擦净机器待用。

六、抗凝剂的应用

临床上肝素抗凝以普通肝素抗凝最为常用，包括全身肝素化、体外肝素化、无肝素化方法；也可采用低分子肝素化；局部枸橼酸三钠肝素化；或肝素与枸橼酸三钠联合抗凝法。儿童应用较多的主要是肝素化方法。

全身肝素化法适用于无出血倾向的患者，经验较多，使用方便，过量可用等量鱼精蛋白中和。有出血倾向的患者可予无肝素法、体外肝素化或 LMWH 抗凝。无肝素法是通过治疗前给予 50～100mg/L 的肝素生理盐水预冲、保留 15～20 分钟后，再给予生理盐水冲洗管路；在血液净化治疗过程每 30～60 分钟，给予 100～200ml 生理盐水冲洗管路和滤器，目的是检查空心纤维透析器有无凝血，同时降低透析器凝血倾向；无肝素化法应选用生物相容性好的合成膜。体外肝素法（局部）适用于高出血风险的患儿，存在活动性出血、血小板<60×10^9/L、INR>2、APTT>60 秒或 24 小时内曾发生出血者在接受 CBP 治疗时，应首先考虑局部抗凝；通过肝素泵将肝素以 0.25mg/min 的速率持续注入动脉管道，同时在静脉管道将鱼精蛋白以 0.25mg/min 的速率注入，以中和肝素，抗凝作用仅局限在滤器内，减少对体内血凝的影响，透析结束后 3 小时静注鱼精蛋白 30～50mg，以防肝素反跳；该方法效果并不理想，存在鱼精蛋白的不良反应。边缘肝素化法首次肝素剂量为 0.5～0.7mg/kg，以后每小时补给肝素 5～7mg，保持透析器内血液凝血时间在 30 分钟左右，透析结束前 10 分钟停用肝素，目前该方法已经少用。

【注意事项】

1．全身肝素化存在出血倾向，对于存在凝血功能紊乱和局部出血尤其炉内出血的患儿并不安全，可引起和加重出血。此时一般选择无肝素化或局部肝素化。局部枸橼酸三钠抗凝相对于肝素抗凝更安全，但是对于肝脏功能异常的患者不适合。

2．婴幼儿进行 CBP 血流量、置换量可先采用低剂量（如新生儿血流量从 10ml/min 开始），生命指征稳定，再逐步调整血流量等参数至目标治疗量。期间注意心血管功能变化，尤其出现低血压。

【常见并发症及处理】

CBP 的并发症包括了技术并发症和治疗并发症两类。

（一）技术并发症

1．**置管失败** 成功置管是 CBP 治疗关键的第一步。儿童尤其婴幼儿、新生儿脂肪厚，血管相对较深、较细，腹股沟或颈部较短、锁骨与第一肋间隙较小，常导致置管困难，甚至最终难以置入，无法开展 CBP 治疗。在紧急情况下需要采取静脉切开的方法。

2．**血管通路血流不畅** 由于儿童尤其婴幼儿血管相对较细小，循环总量小，血流不畅是常见的并发症。常见的是出血端出血不畅，在采用单针双腔管时，由于血液通过导管侧孔吸出，在血容量不足、导管外径与静脉壁间隙相差不大的情况下，抽吸时可发生管路吸壁而出血不畅；其次管路扭曲，在插管固定不佳、护理不当、导管过于垂直于皮肤进入血管，均可能发生出血不畅；幼小儿童肢体易移动也常导致管路扭曲；肝素封管浓度低、导管口血栓形成可堵塞管腔。

3. **管路和滤器问题** CBP 时管路流量大，偶尔可发生管路从连接口分离甚至断裂，此时可危及生命和增加感染的概率。滤器质量、滤器内凝血、跨膜压过高致滤器破裂都可以导致体外循环阻断。虽静脉 - 静脉血液净化采用了血泵技术，但长时间使用，滤器仍可发生因凝血而通透性、筛选系数下降而丧失功能。

4. **空气或血栓栓塞** 现代的血液净化设备装有空气报警器，可避免空气进入机体。但是转流过程中仍然可以发生栓塞尤其血栓栓塞，尤其在低速转流时应注意。

5. **设备故障** 血液净化设备属于精细设备，有压力报警、空气报警、漏血报警等报警装置，同时有精密的容量监测装置，容易故障而发生停止工作。

（二）治疗并发症

对于凝血功能正常、血流动力学稳定的患儿进行 CBP 时并发症较少；对于婴幼儿尤其新生儿、血流动力学不稳定者、严重脓毒症或全身炎症反应综合征患儿，CBP 时容易发生凝血功能恶化（堵膜、出血不止甚至颅内出血）、血流动力学不稳定（休克加重）；幼小儿童易出现管路不通畅，与管路扭曲、管径太粗发生血管内吸壁现象等有关。

1. **低血压** 血液净化时需要建立体外循环。小儿血容量小，更易发生低血压。限制小儿体外循环量小于 8ml/kg，超滤量不超过体重的 5%，可减少低血压的发生。较大的体外循环容积、较快的血流速度、原有的心血管功能决定了危重儿童容易发生低血压。转流相关的低血压一般发生在转流开始时的一过性低血压，可通过几个方法预防或减轻：①采用胶体（羟乙基淀粉、白蛋白、血浆等）或全血预充管路；②转流开始同时通过静脉输入胶体液；③血流速度先低速，逐步加快，如新生儿可采用 10ml/min。低血压的一个重要原理是转流时血管的"流空效应"，随着交感神经代偿和补充胶体，大部分患儿 4～5 分钟后即可恢复。但是对于严重低血压患儿，开始转流时应慎重并密切观察血压和生命指征变化。

2. **出血与血栓** 由于体外循环需要肝素化，控制不佳时可能发生出血。一般对于凝血系统稳定的患儿如单纯急性肾功能不全，不易发生抗凝相关并发症。对于凝血系统不稳定的疾病，如脓毒症、中毒、创伤、心肺复苏后，本身存在严重的凝血功能异常，甚至活化凝血时间（ACT）超过 999 秒，同时危重病例血管内皮损伤，防止出血和凝血成为一个重要的问题。为防止出血和血栓形成，可选用低分子肝素、无肝素化、枸橼酸抗凝、前列腺环素，采用前稀释技术（后稀释易发生凝血）。上述技术并不能避免出血和血栓的发生，严重者可能发生颅内出血。除了全身出血，穿刺部位出血、血肿也容易发生，发生大血肿，要局部长时间压迫，并输注血制品。如果肝素使用过量，或转流结束 ACT 仍大于 300 秒伴全身出血，可采用鱼精蛋白拮抗，婴幼儿一般给 2～4mg，静脉推注。

3. **感染** 危重症患儿存在免疫功能抑制，体外循环易发生感染，且容易发生脓毒症。感染可以是导管相关性感染，来源于导管连接处、配制的透析或置换液、反复取样、导管经皮处感染。一般颈部导管感染以革兰氏阴性菌多见，腹股沟导管感染以阳性菌多见。近年发现，短暂使用的血液净化采用腹股沟置管并不增加感染概率，建议采用。目前市场上金宝公司的管路与滤器不可分拆，一定程度上避免了感染的发生。

4. **生物相容性和过敏反应** 血液在体外循环与人工膜、管路接触，可激活单核 - 巨噬细胞系统等产生多种细胞因子、补体，可发生生物不相容和过敏反应。传统的纤维素膜、反复消毒的滤器容易发生。近年由于采用了生物相容性良好的合成生物膜，已经基本避免了这类并发症的发生。

5. **低温** 血液净化时大量血液通过体外循环管路时可发生热量丢失,超滤量大也丢失部分热量,可导致患儿低体温。目前的血液净化机通过加温滤器前置换液和 / 或滤器后管路回血可保障回血的温度。

6. **堵膜** 体外循环发生滤器内凝血可导致堵膜。滤器内凝血与全身凝血状态有关,也与滤器质量、滤器复用有关。危重婴幼儿使用时常存在:反复停止转流和血流速度缓慢;由于血小板在运动状态不会发生凝集,而一旦停止运动即可发生凝血,反复停止转流和血流速度缓慢可使血小板凝聚在滤器空心纤维内,加快了滤器凝血和微小血块的发生,导致堵膜。常常可见到滤器变黑,滤器两端压力阶差扩大。

7. **营养丢失、血糖与水、电解质异常** 成人行 CBP 持续治疗每周约丢失 40～50g 蛋白质,但不改变球蛋白和白蛋白比例,肝脏再生可代偿;儿童 CBP 丢失量并不清楚,危重儿童肝脏合成可能下降,持续 CBP 可导致低蛋白血症,应定期随访并适当补充。置换液和透析液均为低钾液体,需要每天监测血钾水平。透析液和置换液的糖浓度可调节,改良 Ports 置换液为 11.1mmol/L。维生素和微量元素的丢失缺少报道,短期 CBP 一般不需要补充。

8. **肝素诱导的血小板减少症**(HIT) 是针对肝素的免疫反应,与血栓栓塞并发症的高风险相关。肝素诱导的血小板减少症至少可分为 2 类:I 型和 II 型。I 型较为常见,为非免疫反应,可自行恢复。II 型即为 HIT,是免疫介导的综合征,常发生于患者接受肝素治疗后 5～10 天,患者曾使用过肝素或血中有可检测到的 PF4- 肝素抗体,再次接触肝素时,将会很快甚至数小时内发病。曾接受肝素治疗的患者或发生过 HIT 的患者血栓栓塞相对危险明显升高。普通肝素、低分子量肝素均可诱发,普通肝素治疗 HIT 发生率约 5%,低分子量肝素约 1%。HIT 并发症包括深静脉血栓(DVT)、肺栓塞(PE)、血栓所致卒中等,约 10% 人群需要接受截肢治疗,其病死率约为 17%～30%。HIT 禁忌输注血小板治疗。

(沈 颖)

参考文献

1. Working Group for National Survey on Status of Diagnosis and Treatment of Childhood Renal Diseases. Survey of renal replacement therapy in childhood with chronic renal failure. Zhonghua Er Ke Za Zhi,2013,51(7):491-494.

2. JÖRRES A,JOHN S,LEWINGTON A,et al. A European Renal Best Practice(ERBP)position statement on the Kidney Disease Improving Global Outcomes(KDIGO)Clinical Practice Guidelines on Acute Kidney Injury:part 2:renal replacement therapy. Nephrol Dial Transplant,2013,28(12):2940-2945.

3. KARVELLAS CJ,FARHAT MR,SAJJAD I,et al. A comparison of early versus late initiation of renal replacement therapy in critically ill patients with acute kidney injury:a systematic review and meta-analysis. Critical Care,2011,15(1):R72.

4. 王海燕. 肾脏病学. 第 3 版. 第 12 卷. 北京:人民卫生出版社,2008:457-493.

5. HOOMAN N,ESFAHANI ST,MOHKAM M,et al. The outcome of Iranian children on continuous ambulatory peritoneal dialysis:the first report of Iranian National Registry. Archives of Iranian Medicine,2009,12(1):24-28.

6. 沈颖,易著文. 儿科血液净化技术. 北京:清华大学出版社,2012:216-218.

7. KOPPLE JD. National kidney foundation K/DOQI clinical practice guidelines for nutrition in chronic renal

failure. Am J Kidney Dis，2001，37（1 Suppl 2）：S66-70.

8. 沈颖. 儿童血液净化标准操作规程. 北京：人民卫生出版社，2013：26-49.

9. 褚志强. 血液透析患儿动静脉内瘘的临床应用. 国际移植与血液净化杂志，2013，11（5）：11-15.

10. 袁林，焦莉平，刘小梅，等. 可调钠透析预防儿童血液透析急性并发症的研究. 临床儿科杂志，2011，29（8）：780-784.

第二十七章

经皮肾穿刺活检

培训目标

1. 掌握经皮肾穿刺活检的适应证和禁忌证。
2. 熟悉经皮肾穿刺活检的准备工作。
3. 熟悉经皮肾穿刺活检的操作步骤。
4. 掌握经皮肾穿刺活检的并发症。

肾脏的组织病理学评价对于儿童肾脏疾病的准确诊断、指导治疗和判断预后非常重要。肾活组织检查（kidney biopsy）简称肾活检，作为获取人体肾脏活体组织的唯一手段，用于肾脏病的诊断已有 60 多年，在肾脏病理学的进步中起了巨大的推动作用；目前国内外采用的最广泛的肾活检技术是经皮肾穿刺活检（简称肾穿刺）。

【目的】

1. 明确肾脏疾病的病理变化、病理类型，并结合临床作出疾病的最终诊断。
2. 根据病理变化、病理类型和严重程度制订治疗方案。
3. 根据病理变化、病理类型和严重程度判断患者的预后。
4. 通过重复肾活检，探索该种肾脏疾病的发展规律，评价治疗方案正确与否，从而为治疗计划的继续实施或修正提供依据。

【适应证】

具体参见表 27-1。

表 27-1 肾穿刺的适应证

临床诊断	穿刺适应证
原发性肾脏病	
急性肾炎综合征	按急性肾炎治疗 2~3 个月病情不见好转
	肾功能急剧恶化，怀疑急进性肾炎时
	怀疑慢性肾炎急性发作时
肾病综合征	
单纯型	足量激素规律治疗 4 周无效
肾炎型	可试用激素治疗，多数建议先进行肾脏活检，再根据病理类型进行针对性治疗
无症状血尿	严重变形红细胞血尿，临床诊断不清
无症状蛋白尿	蛋白尿>1g/d 且诊断不清

续表

临床诊断	穿刺适应证
血尿伴蛋白尿	诊断不清,原则上应进行肾活检
继发性或遗传性肾脏病	临床怀疑,但无法确诊
	临床虽已诊断,但肾脏病理资料对指导治疗及判断预后有重要意义
急性肾衰竭	临床及实验室检查无法确定病因时,应及时穿刺
移植并发症	血肌酐不明原因持续上升
	疑有排斥反应
	原发病复发或新出现的蛋白尿等

【禁忌证】

1. **绝对禁忌证** 有明显出血倾向、应用抗凝药物、孤立肾、小肾、肾内肿瘤、肾动脉瘤、病人不合作。

2. **相对禁忌证** 肾盂积水、肾周围脓肿、多囊肾或肾脏囊性病变、游走肾或肾位置过高、严重高血压、肾钙化、重度贫血、显著肥胖、腹水、全身性感染等。

【操作前准备】

1. **患儿及家属的准备**

(1)向患儿及家属说明肾活检的必要性、安全性及可能出现的并发症,解除患儿的恐惧心理,征求患儿及家长同意,签署知情同意书。

(2)训练患儿在俯卧位时控制呼吸能力,吸气并憋气达10秒钟以上即可,同时训练患儿在床上排尿,为术后卧床作准备。

(3)年龄较小需要镇静的患儿,可考虑活检前剥夺睡眠,必要时请麻醉科会诊。

2. **医师方面的准备**

(1)仔细询问病史及全面的体格检查,控制血压。

(2)了解患儿出凝血状态,检查血小板计数、出凝血功能测定,必要时检查血型、配血以备急用。

(3)了解肾功能,测血肌酐、血尿素氮及肌酐清除率。

(4)双肾超声检查,了解泌尿系结构,了解双肾的位置、大小和结构。

(5)完善感染筛查。

(6)提前停用肝素等抗凝药物,停用阿司匹林、双嘧达莫、非甾体类抗炎药物至少5天。

【穿刺点选择】

定位是穿刺成功及避免严重并发症的关键,一般选择右肾下极外侧为穿刺点,因为右肾位置较左肾靠下、便于穿刺,且此处与大血管、肾盂及其他器官相距较远。定位时患儿体位应与实际穿刺时完全一致,目前常用定位方法有两种(移植肾穿刺前需超声定位)。

1. **体表定位法** 根据体表标志进行定位,可配合X线或B超进行调整。在儿科范围多采用右侧腰大肌外缘和肋下缘交点(脊肋点)外下方1~2cm(多为脊柱正中线旁开5.5~6.5cm与右侧第十二肋下1.0~1.5cm交界处)为穿刺点。此法优点是操作简便不需特殊设备,但缺点是当肾脏位置有变异时易招致失败及发生并发症,成功率约为60%~70%,现已很少单独应用此法进行定位穿刺。

2. **B型超声波定位** 在B超监测下,选择右侧肾脏纵切面(一般为距肾下极1~2cm)和横切面(一般位于中心)两者的交叉点为穿刺点。本法主要优点:定位准确、安全可靠、操作简便、成功率高。

【穿刺针选择】

肾脏活检针有多种，既往常采用负压吸引穿刺针和 Tru-cut 型穿刺针，但操作复杂，现临床已较少应用，下面主要介绍目前临床最常用的两种一次性肾活检针：

1. 半自动活检针　在 Tru-cut 型穿刺针基础上，推进套管针的过程改为由弹簧驱动，穿刺时需事先拉紧弹簧，刺入肾实质后，推进针芯，套管自动弹入完成取材。此针操作简便，成功率高，组织损伤少，在儿科应用广泛。

2. 全自动活检枪　将上面提到的两步动作分别交由两个弹簧完成，操作者仅需在穿刺前分别上好两个弹簧，进入肾被膜后，按动一个开关，即可启动两个弹簧，在一瞬间完成两步动作，大大简化了操作过程，提高了成功率，减少了并发症。全自动穿刺枪又分为一次性使用和可重复使用两种。

【穿刺步骤】

1. 患儿空腹、排尿后俯卧于检查台上，腹部下放置约 10cm 厚的沙袋或硬枕头，便于肾脏向背部固定，并保证后背平坦，同时进行体表定位。注意：移植肾穿刺为仰卧位。

2. 局部皮肤常规消毒、铺巾。

3. 以无菌单包好超声探头，以超声再次核定穿刺点位置，同时测量肾下极表面距皮肤的深度。

4. 1% 利多卡因进行局部麻醉，并逐层麻醉至肾被膜；麻醉充分后，将进针后的皮肤切开一个小而深的切口。

5. 超声引导下进针，当穿刺针接近肾实质时（感觉遇到阻力、进入肾实质可看到穿刺针随患儿呼吸摆动）令患儿吸气后憋住气（注意：憋气后再行操作，以免划伤肾脏），穿刺针进入肾实质、患儿憋气状态下取材、拔针。

注：对于不能配合的患儿术前需充分镇静，穿刺时可使助手用纱布捂住患儿口鼻协助憋气。

6. 一般需获得 2～4 条肾组织，如怀疑局灶病变，与弥漫性病变相比，需要得到更多条肾组织；几次尝试后不成功应放弃肾活检，≤4 次穿刺并不会增加并发症；将取得肾组织分成几段，分别送检光镜、免疫荧光及电镜检查。

注：穿刺取出的组织最好在现场用显微镜初步了解有无肾小球，如无肾小球应重复取材。

7. 穿刺后局部用力压迫，之后在穿刺部位覆盖纱布（沙袋），以腹带固定。患儿可保持俯卧位用担架或平车送回病房，然后平卧在病床上 24 小时。嘱患者不要用力活动，密切观察患儿的血压、心率、尿色（特别是第一个 8 小时），保证充分的水化和尿量，特别是有肉眼血尿存在时。

【并发症】

1. 血尿　镜下血尿发生率几乎 100%，因为有些肾脏病本身即存在镜下血尿，因此对于镜下血尿一般不作为肾穿刺的并发症处理，一般持续 1～2 天可自行消失。发生肉眼血尿者一般不大于 5%，大多 1～3 天内消失，少数可持续一周，仅极少数需要输血或外科手术止血。

2. 肾周血肿　发生较为普遍，其发生率为 48%～85%，但通常为小血肿，无临床症状，不需特殊处理，多在 1 个月内吸收消失；有临床症状的血肿较少见，发生率<2%，如有血压、

脉搏变化者需要输血,内科保守治疗无效者需要介入手术止血甚至肾切除。

3. 动静脉瘘 术后出现肉眼血尿不消失者,应想到此种可能,可通过肾动脉造影证实。小的动静脉瘘多可自行愈合,不需特殊处理;术后出现严重血尿、顽固高血压或心力衰竭者<0.5%,需积极处理,必要时介入手术治疗。

4. 其他 穿刺侧可有暂时性腰痛、腹部不适等,多在 1~3 天内消失。肾穿刺技术开展之初,尚可见到感染、误穿其他脏器等并发症,现在随着肾穿刺技术的进步,这些并发症已很罕见。

附:肾活检清单

术前准备:

1. 预先做肾脏超声,并得到知情同意
2. 保证病人状态良好、血压控制良好、无出血倾向病史、已停用肝素等抗凝药物且过去 5 天内无应用阿司匹林/非甾体类抗炎药物史
3. 放置静脉套管
4. 取血查 FBC、PT/PTT、出凝血时间,必要时查血型并保留血样以便能及时交叉配血、其他已安排好的检查
5. 术前禁食 6 小时
6. 术前 1/2~1 小时给予术前用药
7. 准备监护仪、备好镇静药如咪达唑仑

活检后护理:

1. 监测脉搏、呼吸、血压:每 15 分钟 1 次×4 次,每 30 分钟 1 次×2 次,每小时 1 次×6 次,然后每 4 小时 1 次
2. 如果血压下降<80/60mmHg 或脉搏>120 次/min,通知医师
3. 病人在床上平躺一夜
4. 有下列情况通知医师:腹痛、发热、持续肉眼血尿、呕吐
5. 必要时活检后 4 小时、24 小时检测血细胞比容
6. 保证足够的液体摄入,如果病人处于睡眠状态则静脉输液

(钟旭辉　王大海)

参考文献

1. MAN CHUN CHIU, HUI KIM YAP. 实用儿科肾脏病学——最新实践指南. 丁洁,译. 北京:北京大学医学出版社,2007.
2. 王海燕. 肾脏病学. 3 版. 北京:人民卫生出版社,2008.
3. 杨霁云. 小儿肾脏病基础与临床. 北京:人民卫生出版社,1999.
4. 王天有,申昆玲,沈颖. 诸福棠实用儿科学. 9 版. 北京:人民卫生出版社,2022.
5. 中华医学会器官移植学分会,中国医师协会器官移植医师分会. 中国儿童肾移植临床诊疗指南(2015 版). 中华移植杂志,2016,10(1):12-23.

第二十八章

血管通路的建立

培训目标

1. 掌握血管通路建立的适应证和禁忌证。
2. 了解各种常见血管通路的建立的操作过程。
3. 熟悉血管通路常见并发症及处理。

【目的】

血管通路的建立是患儿进行血液净化治疗的前提条件。血管通路分为临时性血管通路、半永久血管通路和永久性血管通路。

一、临时血管通路

临时性通路包括直接穿刺法和中心静脉置管。直接穿刺法简单、快速,应用静脉穿刺留置针直接穿刺外周动静脉或位置相对表浅的中心静脉,可选用桡动脉、足背动脉、肱动脉、前臂正中静脉及股静脉。由于要求血管条件好,血流量不易满足,不推荐使用。中心静脉留置管主要有单腔、双腔和三腔导管,目前双腔导管最常用。导管置入的部位有颈内静脉、股静脉和锁骨下静脉。

【适应证】

1. 有透析指征的急性肾损伤(急性肾衰竭)。
2. 急性药物或毒物中毒需要进行血液净化治疗的患儿。
3. 有可逆因素的慢性肾衰竭基础上的急性加重。
4. 内瘘成熟前需要透析的患儿。
5. 内瘘栓塞或感染时需临时通路过渡。
6. 腹膜透析、肾移植患儿因病情需要临时血液透析。
7. 其他原因需临时血液净化治疗。

【禁忌证】

无绝对禁忌证,相对禁忌证为:

1. 广泛腔静脉系统血栓形成。
2. 穿刺局部有感染。
3. 凝血功能障碍。
4. 患儿不合作。

【操作前准备】

1. 术前评估

（1）是否有可以供置管用的中心静脉：颈内静脉、股静脉及锁骨下静脉。

（2）根据条件选择患儿的体位和穿刺部位。

（3）必要时可采用超声定位或超声引导穿刺。

（4）操作可在手术室或治疗室内进行。

（5）操作应由经过培训的专业医师或护士完成。

2. 器材及药物准备

（1）导管穿刺包：含穿刺针、导丝、扩张器、肝素帽、导管（目前主要使用的是双腔导管）。

（2）注射器、无菌纱布、透气敷料等。

（3）缝皮针、缝线、小尖刀片。

（4）2% 利多卡因 5ml、肝素 100mg 和生理盐水 200ml。

【操作方法】

1. 经皮颈内静脉置管术　如有条件可在超声引导下操作。

（1）器材准备：20～40mg/dl 肝素生理盐水冲洗穿刺针、扩皮器及双腔管。

（2）体位：以右颈内静脉穿刺为例，患儿去枕平卧，头转向左侧，肩背部垫一薄枕，取头低位 10°～15°。

（3）穿刺点选择：因右颈内静脉与无名静脉和上腔静脉几乎成一直线且右侧胸膜顶低于左侧，右侧无胸导管，故首选右颈内静脉插管。根据穿刺点的不同分前、中、后三种路径，以中路最为常用。

1）前路法

①定位胸锁乳突肌前缘向内推开颈总动脉，胸锁乳突肌前缘中点与甲状软骨上缘水平线交点，触及颈总动脉，旁开 0.5～1.0cm 为穿刺点，最好有超声引导。

②进针针干与皮肤冠状面呈 30°～45° 角，针尖指向同侧乳头，胸锁乳突肌中段后面进入颈内静脉。此路径位置高，颈内静脉深，合并气胸机会少，但易误入颈总动脉。

2）中路法

①定位：以胸锁乳突肌的锁骨头、胸骨头和锁骨形成的三角区的顶端作为穿刺点，颈总动脉前外侧。

②进针：锁骨内侧端上缘切迹作为骨性标志，颈内静脉正好经此而下行与锁骨下静脉汇合。穿刺时左拇指按压此切迹。在其上方 2～5cm 进针。针干与皮肤呈 30°～45°，针尖略偏外。此路径颈内静脉较浅，穿刺成功机会大。

3）后路法

①定位：胸锁乳突肌外侧缘中、下 1/3 交点作为进针点。

②进针：针干呈水平位，在胸锁乳突肌的深部，指向胸骨柄上窝。

（4）常规消毒，戴无菌手套，铺无菌洞巾，用 0.5%～1% 利多卡因作穿刺点局麻。

（5）用含一定量生理盐水注射器连接穿刺针，穿刺针与皮肤冠状面呈 30°～45°，针尖指向同侧乳头，进针过程中边进边回抽。有突破感后如见暗红色回血，说明针尖已进入静脉内。

（6）进针深度一般 1～4cm，置管长度为身高 /10-（1～2）。

（7）保持穿刺针固定，由导丝口送入导丝。

（8）沿导丝将扩皮器送入皮下扩皮，如皮肤或皮下组织较紧，可以小尖刀侧切小口。

（9）拔出扩皮器，将已预冲肝素生理盐水的导管沿导丝插入颈内静脉，导管进入后即拔出导丝，关闭静脉夹。

（10）分别回抽导管动静脉两端观察回血是否顺畅，再于两端分别注入肝素生理盐水2～5ml，冲净残血，肝素帽封管。

（11）建议用皮针与缝线将导管颈部的硅胶翼与皮肤缝合，固定导管，再以敷料覆盖包扎。

（12）建议置管后行胸部X线摄片，导管位置在第4～6胸椎间。

【注意事项】

（1）颈内静脉穿刺较股静脉穿刺并发症相对要多，术前应向患儿及家长充分说明并签知情同意书。

（2）如患儿曾行同侧静脉插管，可能会存在颈内静脉狭窄或移位，可行血管超声定位。

（3）颈内静脉穿刺对体位要求较高，正确的体位是穿刺成功的前提；但心衰较重难以平卧的患儿建议做股静脉置管。

（4）穿刺针穿入血管后如见暗红色血液，说明进入静脉的可能大，如推注压力小，则静脉的可能性更大；但心衰患儿静脉压较高，而低氧血症患儿动脉血颜色较暗需要注意鉴别。

（5）当需要穿刺左侧颈内静脉时，因该侧颈内静脉与锁骨下静脉汇合成左头臂静脉后形成一定角度，注意扩皮器进入不要太深，以免损伤血管。

（6）避免同一部位反复穿刺，可变换不同部位，以减少组织和血管的损伤。

（7）如穿刺针误入动脉或难以确定是否静脉，则应拔出穿刺针充分压迫，一般穿入动脉需压迫20分钟左右，确认无出血后再继续穿刺，但建议改换其他部位。

【并发症及其处理】

（1）穿刺部位出血或血肿，局部压迫即可。

（2）误穿动脉：常见于颈动脉及锁骨下动脉。

处理：立即拔出穿刺针，指压20分钟，否则易发生血肿。

（3）气胸及血气胸：较锁骨下静脉穿刺少见，大多发生经锁骨下或锁骨下凹切迹穿刺患儿。

1）原因

A.患儿不配合。

B.胸廓畸形，胸膜有粘连。

C.穿刺点过低。

2）临床表现

A.一般发生局限气胸，患儿可无症状，自行闭合。

B.呼吸困难，同侧呼吸音减低，胸片确诊。

3）预防及处理：防止穿刺点过低，避免扩皮器进入太深，发生后可按一般气胸处理。

（4）空气栓塞：少见，但可致命。

1）临床表现：突发呼吸困难、缺氧。

2）诊断

A.心尖部可闻及水轮样杂音。

B.超声波检查有助于诊断。

C. 应与心律失常、大面积肺栓塞和心脏压塞鉴别。

3）处理

A. 左侧头低位。

B. 经皮行右心房或右心室穿刺抽气。

C. 呼吸循环支持，高浓度吸氧。

（5）感染：远较股静脉导管感染率低，但长期留置可增加感染的机会。

1）临床表现

A. 出现不能解释的寒战、发热，尤其是透析过程中。

B. 局部压痛和炎症反应。

C. 白细胞数增高，血培养确诊。

2）处理：严格无菌操作；确诊后即应拔除导管，并作细菌培养，应用抗生素治疗。

（6）心律失常

1）原因：导丝插入过深或导管过长。

2）临床表现：多为窦性心动过速或房颤，且为一过性；存在严重心脏疾病的患儿，有时可引起致命的室性心律失常。

3）预防：对于有严重心脏疾病的患儿，应避免颈内静脉或锁骨下静脉插管；操作可在心电监护下进行。

（7）窒息

1）原因：穿刺过程中损伤颈内静脉后压迫不准确，或者误刺动脉后继续操作造成大出血压迫气管。

2）临床表现：皮下血肿进行性或急骤增大，短时间内压迫气管，造成窒息甚至死亡。

3）处理：对持续性增大的血肿切开皮肤减压并压迫或缝合出血点，如患儿已出现严重的窒息症状，应及时做气管插管，必要时立即行气管切开。避免当日透析，如确实需要，应采用无肝素透析。

（8）导丝断裂或导丝留在血管内：

1）原因：操作不当，或患儿配合不当。

2）处理：请血管介入科或血管外科协助解决。

2. 经皮股静脉置管术

（1）双腔管，导管长度小年龄儿 10～15cm，大年龄儿 15～20cm。

（2）腹股沟穿刺处常规备皮。

（3）体位：患儿仰卧位，屈膝、大腿外旋外展 45°，特殊患儿如心衰，不能平卧可采用半坐位。完全坐位或前倾位则不宜行股静脉置管。

（4）穿刺点选择腹股沟韧带下 1～3cm，股动脉内侧 0.5～1cm 处。

（5）其余操作步骤同颈内静脉穿刺操作方法。

【注意事项】

（1）股静脉穿刺为有创性的治疗措施，术前应向患儿及家长说明手术的必要性及可能出现的并发症等，征得同意并签字后方可进行。

（2）如患儿血管条件差，术前触摸不到股动脉，应做血管超声检查。如有条件可在超声引导下操作。

（3）预冲导管时应注意避免混入气泡。

（4）如定位欠清晰或术者不熟练，穿刺前可予 5ml 注射器探查血管。

（5）穿刺针穿入血管后如见暗红色血液，说明进入静脉的可能性大，如再推注压力小，则为静脉的可能性更大。

（6）如穿刺针误入动脉或难以确定是否静脉，则应拔出穿刺针充分压迫。

（7）导丝进入过程中如遇阻力切勿强行推进，转动方向后再进。如仍有阻力，则需退出穿刺针和导丝，重新选择穿刺部位。

（8）扩皮器扩皮时动作应轻柔，避免将导丝压折。

（9）插导管前注意留在体外的导丝长度应长于导管，沿导丝插管时应及时打开静脉夹使导丝露出。

（10）需要较长的导管，一般股静脉临时导管的长度至少应在 10cm。

（11）由于股静脉影响患儿活动，易感染，不宜长时间使用。

【并发症及其处理】

穿刺部位出血或血肿（包括腹膜后），局部血肿压迫处理即可，腹膜后大血肿需要外科处理。其余同颈内静脉置管术。

3. 经皮锁骨下静脉置管术　由于该方法合并症严重，一般不推荐应用。

（1）锁骨下径路

1）体位：上肢垂于体侧并略外展，头低足高 15°，肩后垫小枕，使锁肋间隙张开，头转向对侧。

2）穿刺点定位：锁骨中、外 1/3 交界处，锁骨下 1.0cm。

3）皮肤消毒：按胸部手术要求消毒皮肤上至发际，下及全胸与上臂，铺洞巾。

4）穿刺：先用 0.5%～1% 利多卡因作穿刺点局麻；右手持连接注射器之穿刺针，保持针尖向内偏向头端直指锁骨胸骨端的后上缘进针；针干与皮肤表面呈 25°～30°，进针 3～5cm。余步骤同前所述。

（2）锁骨上径路

1）体位：肩部垫小枕、头转向对侧、暴露锁骨上窝。

2）穿刺点定位：胸锁乳头肌锁骨头外侧缘，锁骨上约 1.0cm。

3）穿刺：针干与锁骨或矢状切面呈 45° 角，在冠状面针干呈水平或略前偏 15°，朝向胸锁关节进针 1～2cm。余同前。

【注意事项】

（1）尽量保持穿刺针与胸壁呈水平位，贴近锁骨后缘。

（2）锁骨下静脉走行弯曲，扩张器扩皮时进入血管不宜过深，一般以 1～3cm 为宜，以免损伤血管。

（3）锁骨下静脉与颈内静脉成角较大，甚至接近直线，因而导丝容易进入头部颈内静脉。此时患者可能感觉到同侧颈部或耳部不适，此种情况下应退出导丝 5～10cm，再轻柔地重新插入。

（4）如有条件，可用超声引导插管，以增加成功率，减少并发症。

【并发症及其处理】

（1）血气胸：是锁骨下静脉穿刺较常见的并发症，发生率与术者的技术熟练程度有关。

预防及处理：穿刺时尽量避免刺破胸膜，一旦出现该并发症应立即拔出导管，对严重病例应行胸腔引流。

（2）上腔静脉或右心房穿孔、纵隔出血、心脏压塞：主要与解剖变异，导管质地较硬，不光滑，扩张器进入过深有关。

（3）心律失常：见颈内静脉插管。

（4）胸导管损伤：胸导管汇入左锁骨下静脉与颈内静脉连接处，在左锁骨下静脉插管时偶可引起乳糜胸或淋巴瘘，有时可见乳状液体从穿刺部位漏出。

（5）锁骨下静脉狭窄：属于远期并发症，发生率高且临床意义大。

1）原因：锁骨下静脉内膜增生肥厚和/或血栓形成所致。

2）表现：轻度狭窄者一般不引起症状，但如在该侧上肢建立动静脉内瘘后，由于静脉回流量增加，可出现上肢不同程度的水肿。而程度较重的锁骨下静脉狭窄患儿中，可直接引起上肢水肿。

3）处理：可将内瘘结扎或在狭窄的静脉处应用球囊扩张或放入支架治疗。

二、中心静脉长期导管置管术

置管部位首选右侧颈内静脉，其他可选择的部位包括左侧颈内静脉、颈外静脉等。

【适应证】

1．肢体血管条件差，尤其体重低于10kg，无法建立自体动静脉内瘘且不能行腹膜透析的患儿。

2．心功能较差不能耐受动静脉内瘘分流的患儿。

3．部分腹膜透析患儿，因各种原因需暂停腹透，或短期可以行肾移植，用血液透析过渡，可选择长期导管作为血管通路。

4．病情较重，或合并有其他系统的严重疾患，预期生命有限的患儿。

5．受医疗条件限制，缺少经验丰富的外科医师行内瘘手术。

【禁忌证】

无绝对禁忌证。

1．手术置管部位的皮肤或软组织存在破损、感染、血肿、肿瘤。

2．患儿不能配合，不能平卧。

3．患儿有严重出血倾向。

4．患儿存在颈内静脉解剖变异或严重狭窄甚至缺如。

5．既往在预定插管血管有血栓形成史、外伤史或血管外科手术史。

【操作前准备】

1．静脉穿刺包，包括穿刺针、注射器、导丝、隧道针、留置导管、扩张器、撕脱鞘、手术刀。

2．静脉切开包。

其他同中心静脉临时导管置管术。

【操作方法】

1．操作一般在手术室进行，有条件时可在超声引导下穿刺，或在放射介入科进行，在X线下调整导管位置。

2．以右侧颈内静脉插管为例，患儿仰卧位，头略偏向左，以胸锁乳突肌的锁骨头、胸骨头和锁骨形成的三角区的顶端作为穿刺点，颈总动脉前外侧。

3．术者戴帽子、口罩、穿刺区局部消毒，戴无菌手套，铺无菌巾单。

4．用 0.5%～1% 利多卡因局麻后，以此麻醉注射器试穿。针尖指向同侧乳头方向，与皮肤成 30°～45° 角进针，注意进针过程中保持注射器内轻度负压，如成功进入静脉，记住方向、角度及进针深度后拔出试穿针。

5．以穿刺针沿麻醉针穿刺方向进针，保持注射器适当负压，当有突破感后，回抽血流通畅，推注压力不大，血液颜色暗红，可判定穿刺针进入静脉中。

6．由穿刺针导丝孔送入导丝后，拔出穿刺针。

7．于体表标记好长期导管的出口位置，使导管的涤纶套在出口内 1～2cm 处，并使导管尖端位于右侧胸骨旁的第 3、4 肋间。

8．用 0.5%～1% 利多卡因局麻后，于做好标记的长期导管出口处皮肤切 2cm 左右的小口，沿切口向上、分离皮下组织，形成皮下隧道至导丝出口处，并于导丝出口处做一 2cm 切口。

9．用隧道针将长期导管的末端从皮肤出口处沿皮下隧道引出至导丝处，调整长期管 cuff 的位置于离出口 1～2cm 处的皮下。

10．沿导丝送入扩张器扩张皮肤及皮下组织后，沿导丝置入带芯的撕脱鞘。

11．拔出导丝及撕脱鞘芯，同时立即以指腹堵住撕脱鞘口以避免血液流出或空气进入血管。

12．沿撕脱鞘腔置入长期导管，向两侧撕开撕脱鞘至长期导管全部进入，注意避免导管打折。

13．注射器分别于留置导管的动静脉端反复抽吸、推注，确定两端血流通畅。

14．X 线下检查留置导管的末端位置，正常应位于上腔静脉接近右心房的开口处。

15．肝素生理盐水封管，关闭夹子，拧上肝素帽。

16．缝合切口，缝合固定留置导管于皮肤上，无菌敷料包扎。

【注意事项】

中心静脉长期置管基本注意事项与临时性静脉置管相同，需要特殊注意的是：

1．如有条件应在超声引导下穿刺置管或在放射介入科进行操作。

2．选择左侧颈内静脉置管时应注意该侧头臂静脉角度大，撕脱鞘不要全部进入体内以免损伤静脉壁。

3．皮肤切口应足够大，包括皮肤全层和皮下组织，以减少鞘管针通过皮肤及皮下组织的阻力，避免鞘管针通过坚韧的皮肤时引起鞘管口开裂。

4．沿撕脱鞘放置导管时注意动作要快，以免空气进入血管内造成空气栓塞。

5．应注意避免导管在皮下打折、扭转，确保管腔通畅。

【并发症及其处理】

见临时中心静脉插管。

三、永久性血管通路

（一）自体动静脉内瘘成形术

通过外科手术，吻合患儿的外周动脉和浅表静脉，使得动脉血流至浅表静脉，使静脉扩张、肥厚、动脉化达到血液透析所需的血流量要求，并便于血管穿刺，从而建立血液透析体外循环。

经过相关专科培训、达到熟练操作的医师才可独立实施手术。

手术环境：手术需在符合卫生管理部门要求的手术室中进行。

手术部位选择的原则：先上肢，后下肢；先非惯用侧，后惯用侧；先远心端后近心端。可选用的血管：前臂腕部桡动脉-头静脉内瘘最常用；其次为腕部尺动脉-贵要静脉内瘘、前臂静脉转位内瘘（主要是贵要静脉-桡动脉）、肘部内瘘（头静脉、贵要静脉或肘正中静脉-肱动脉或其分肢的桡动脉或尺动脉）、下肢内瘘（大隐静脉-足背动脉、大隐静脉-胫前或胫后动脉）、鼻咽窝内瘘等。血管吻合方式主要包括三种：动静脉端端吻合、端侧吻合和侧侧吻合，首选动、静脉端侧吻合。

【适应证】

慢性肾衰竭需要长时间血液透析治疗的患儿。

【禁忌证】

1. 绝对禁忌证 血管条件差，四肢近端大静脉或中心静脉存在严重狭窄、血栓或因邻近病变影响静脉回流。

2. 相对禁忌证

（1）预期患儿存活时间短于3个月。

（2）心血管状态不稳，心力衰竭未控制或低血压患儿。

（3）手术部位存在感染。

（4）同侧锁骨下静脉安装心脏起搏器导管。

【操作前准备】

1. 术前评估 血管条件预期选择的静脉直径应接近2.5mm，选择的动脉直径接近2.0mm，但在小儿条件所限不能强求。

2. 术前准备

（1）评估患儿心、肺、肝功能，凝血功能及循环血流动力学状态，纠正严重贫血及低血压。

（2）术肢前臂行Allen试验，若阳性提示掌弓血流代偿情况良好。若阴性行多普勒超声探查了解血管有无狭窄、血栓、闭塞、解剖变异等。观察静脉充盈情况，有无穿刺瘢痕、静脉炎及闭塞；了解头静脉与桡动脉的距离。

（3）教育患儿保护好术侧前臂静脉，勿磕碰，避免测血压、静脉穿刺。

【操作方法】

以头静脉-桡动脉端侧吻合为例。

1. 患儿取仰卧位，手术侧上肢外旋外展，平放于手术操作台上。用手术画线笔或甲紫棉签标记动静脉血管走行。

2. 常规碘伏消毒、铺巾。

3. 1%利多卡因局部浸润麻醉，也可以采取臂丛麻醉。不配合的小儿可加用基础麻醉或全麻。

4. 在桡动脉和头静脉之间纵行切开皮肤3～4cm，充分暴露桡动脉及头静脉，便于分离血管。

5. 血管钳分离皮下组织，寻找并游离头静脉，结扎并切断近心端分支，分支血管靠近头静脉主干的残端留取不易过短，以免结扎时引起头静脉狭窄。

6. 头静脉游离长度为2～3cm，以能搭到桡动脉处为宜。术者示指触及桡动脉搏动，游离皮下组织，血管钳分离腕掌侧韧带，用弯血管钳前端挑出动脉鞘，打开动脉鞘，小心分离与之伴行的静脉，游离桡动脉 1.0～1.5cm 并结扎分支。

7. 用血管钳挑起已游离好的头静脉并确保头静脉无扭曲，近心端夹血管夹，远心端结扎。在远心端斜行剪断头静脉，斜面应与动脉走行平行。5ml 注射器接无创针头（可用 18 号套管针外鞘），10～100U/ml 肝素生理盐水注入头静脉管腔冲洗残余血液，如头静脉细小，可作液性扩张。

8. 端侧吻合　两端夹血管夹，避免过度牵拉以免引起血管痉挛。用手术刀尖（11 号尖刀）刺破桡动脉，眼科剪沿该破口剪开桡动脉约 2mm 的纵向切口，肝素生理盐水冲洗血管腔。用 7-0PDS 或强生单丝微乔可吸收缝合线穿过桡动脉切口近心端（从外侧壁进针内侧壁穿出），再从头静脉断端钝角处（近心端）穿出（从静脉内侧壁进外侧壁穿出），打结固定近心端。锐角处（远心端）穿过另一根缝合线作为静脉牵引线。助手提拉牵引线，充分暴露桡动脉侧切口下侧壁。用刚打完结的一根缝合线做连续外翻缝合，也可以做普通的连续缝合。缝合至吻合口远心端后，用原来的牵引线从动脉切口远心端穿出并打结固定。然后用其中一段与助手的牵引线打结固定，另一端继续向近心端连续缝合动静脉，缝至近心端后与原来的缝合线残端打结固定。若静脉管腔较细，为避免吻合口狭窄，上壁可采用间断缝合。剪断所有缝线残端，缝合完毕。缝合过程中应间断用无创针头注入肝素生理盐水冲洗，湿润血管腔并有助于清晰显露血管壁边缘。在缝合最后一针前，再次用低浓度的肝素生理盐水冲洗血管腔，血管腔充盈后缝合最后一针，然后与标记线打结。助手将桡动脉控制皮筋提起，阻断桡动脉血流。

9. 开放血流　缝合完毕后，摆正血管吻合口的位置，先松开静脉夹，然后松开动脉夹。此时观察血管吻合口有无漏血以及血流通畅情况。如有少量漏血，用湿纱布块轻轻压迫后即可止血。如漏血较多，要找准漏血点，用单针缝合。开放血流后，一般情况下，在静脉段均能摸到较为明显的血管震颤并可见血管搏动。

10. 缝合皮肤、轻压包扎，一般不需放置引流。

【注意事项】

1. 术后处置

（1）抗凝药使用：如患儿存在高凝状态或血压较低，且术后无渗血，可给予全身抗凝，如应用抗血小板制剂等，也可皮下注射低分子肝素，但要注意个体化。

（2）术后渗血：如渗血较少可轻压止血，压迫时注意保持血管震颤的存在；如有较多渗血需要打开伤口，寻找出血点并结扎止血。

（3）功能检查：术后静脉能触及震颤，听到血管杂音。术后早期应多次检查，以便早期发现血栓形成，及时处理。

（4）适当抬高内瘘手术侧肢体，可减轻肢体水肿。

（5）每 3 天换药 1 次，10～14 天拆线。皮内缝合无需拆线。注意包扎敷料时不加压力。

（6）注意身体姿势及袖口松紧，避免内瘘侧肢体受压。

（7）术后避免在内瘘侧肢体输液、输血及抽血化验。

（8）手术侧禁止测量血压，术后 2 周内手术侧上肢禁止缠止血带。

（9）术后 24 小时术侧手部可适当做握拳及腕关节运动，以促进血液循环，防止血栓形成。

2. 内瘘的成熟与使用

（1）促使内瘘尽快"成熟"，在术后 1 周且伤口无感染、无渗血、愈合良好的情况下，每天用术侧手捏握皮球或橡皮圈数次，每次 3～5 分钟；术后 2 周可在上臂捆扎止血带或血压表袖套，术侧手做握拳或握球锻炼，每次 1～2 分钟，每天可重复 10～20 次。

（2）内瘘成熟至少需要 4 周，最好等待 8～12 周后再开始穿刺。若术后 8 周静脉还没有充分扩张，血流量<10ml/（kg•min），透析血流量不足（除外穿刺技术因素），则为内瘘成熟不良或发育不全。术后 3 个月尚未成熟，则认为内瘘手术失败，需考虑制作新的内瘘。

（3）穿刺血管的选择：动静脉内瘘初次穿刺时，首先要观察内瘘血管走向，以触摸来感受所穿刺血管管壁的厚薄、弹性、深浅及瘘管是否通畅。通畅的内瘘触诊时有较明显的震颤及搏动，听诊时能听到动脉分流产生的粗糙吹风样血管杂音。

（4）穿刺顺序与方法：内瘘的使用要有计划，一般从内瘘远心端到近心端进行阶梯式或纽扣式穿刺，然后再回到远心端，如此反复。不要轻易在吻合口附近穿刺和定点穿刺。

（5）穿刺针选择：在动静脉内瘘使用的最初阶段，建议使用小号（17G）穿刺针，并采用较低的血流量[3～5ml/（kg•min）]，以降低对内瘘的刺激与损伤。使用 3～5 次后，可选用较粗的穿刺针（16G），并在患儿耐受的情况下，尽量提高血流量[5～8ml/（kg•min）]。

【并发症及其处理】

1. 通路狭窄与血栓

（1）病因：手术操作不恰当、内瘘使用不当。高凝状态、低血压、压迫时间过长、低温等是常见诱因。

（2）预防与处理：血栓形成 24 小时内，可采用局部血管内注射尿激酶等进行药物溶栓，也可在 X 线下将导管插入血栓部位灌注溶栓剂。此外，瘘管血栓形成后也可采用取栓术治疗。

2. 感染

（1）病因：瘘管附近部位皮肤等感染，以及长期透析患儿伴有的免疫功能缺陷。

（2）预防及处理：①感染部位应禁止穿刺，手臂制动。②在病原微生物监测的基础上使用抗生素，初始经验治疗推荐采用广谱的万古霉素联合应用一种头孢类或青霉素类药物，并根据药敏结果调整抗生素的应用；初次自体内瘘感染治疗时间至少 6 周。③极少数情况下瘘管感染需要立即进行外科手术，切除瘘管可以用自体静脉移植吻合，也可以在缺损部位的近端进行再次吻合。

3. 血管狭窄

（1）病因：血管狭窄易发生在瘘口，与手术操作不当或局部增生有关。

（2）预防及处理：有条件可行经皮血管内成形术和/或放置支架，也可再次手术重建内瘘。

4. 血管瘤、静脉瘤样扩张或假性动脉瘤

（1）病因：血管比较表浅、穿刺方法不当或内瘘血流量较大。

（2）预防及处理：

1）禁止在任何类型的动脉瘤上穿刺，其表面较薄弱易于发生破溃及感染。

2）静脉流出道的动脉瘤可采取血管成形术。

3）切除血管瘤，重新吻合血管，重建内瘘。

4）用 PTFE 血管做旁路搭桥手术；避免在瘘管穿刺部位放支架。

5. 心力衰竭　吻合口径大或近心部位的内瘘，在合并贫血、高血压及其他器质性心脏病或慢性心功能不全等基础疾病时，容易发生心力衰竭。一般上臂动静脉内瘘吻合口直径应限制在 2～3mm，同时应积极治疗基础疾病。前臂内瘘发生心衰比较少见，一旦发生，可采用内瘘包扎压迫，必要时采取外科手术缩小瘘口。反复心衰者必须闭合内瘘，改用长期留置导管或腹透的方式治疗。

6. **肿胀手综合征** 由于回流静脉被阻断或者动脉血流压力的影响，造成肢体远端静脉回流障碍所致。如果血管吻合后静脉流出道梗阻，动脉血流通过侧支循环流经手部静脉或尺侧静脉（贵要静脉）或深静脉，严重影响手部静脉的回流，可出现较严重的肿胀手。早期可以通过抬高术侧肢体、握拳增加回流，减轻水肿，较长时间或严重的肿胀必须结扎内瘘，更换部位重新制作内瘘。

7. **窃血综合征** 侧侧吻合或端侧吻合特别是伴有血管结构异常的患儿，易于发生血管通路相关性的窃血综合征，导致肢体末端缺血在手术后数小时到数月出现。轻度缺血时患儿感觉肢体发凉，测量相应部位皮肤温度下降，可随时间推移逐渐好转，一般对症治疗即可。如果上述治疗不见好转，患儿感到手部疼痛及麻木，检查时发现手背水肿或发绀，部分出现手指末端的坏死等病变加重表现，则应当进行外科处理。治疗方式与窃血综合征发生的原因有关，动脉吻合口近心端的狭窄应给予血管成形术。高流量引起的窃血综合征需要减少瘘管的流量，传统的吻合口后静脉段结扎并不理想，减小吻合口直径或在远端重新吻合对减少血流量可能更为有效。

（二）移植血管搭桥造瘘术

包括人造及生物移植血管两种，移植物与动静脉分别做端侧吻合（桡或肱动脉-贵要静脉）。血栓形成及狭窄、感染等并发症多于内瘘。

1. **自体血管** 主要是大隐静脉。由于取材较方便，无抗原性，口径较合适，目前临床仍较常用。

2. **同种异体血管** 尸体大隐静脉、股动脉、髂动脉、肱动脉及胎盘脐静脉等，由于取材较困难等，应用越来越少。

3. **异种血管** 主要是牛颈动脉。取材较易，但抗原性强，处理工序复杂，价格昂贵，因此，目前较少应用。

4. **人造血管** 主要是聚四氟乙烯（PTFE）人造血管。取材容易，形状及口径容易控制，生物相容性好、容易穿刺，是目前应用最广泛的人工血管。

【适应证】
仅适用于动脉硬化、自体内瘘难以建立的患儿。

【禁忌证】

1. **绝对禁忌证** 四肢近端大静脉或中心静脉存在严重狭窄、明显血栓或因邻近病变影响。

2. **相对禁忌证** 同自体动静脉内瘘成形术。

【操作前准备】

1. 评估患儿心脏功能、凝血功能。

2. 通过物理检查及血管彩超检查上肢血管（必要时进行血管造影），选择拟做吻合的动静脉，动静脉内径应不小于3mm。

3. 手术前1小时预防性使用抗生素。适当给予双嘧达莫口服，预防血栓形成。

4. **移植血管选择** 自体血管移植多选择大隐静脉，取材前应做血管的相关检查，如血管超声等了解拟取大隐静脉的情况，明确没有曲张、硬化、闭塞等病变。人造血管一般选用直径 6mm 的人造血管,根据患儿年龄与自身血管条件做适当调整。

5. 吻合的配对动静脉多采用上肢血管。肱动脉与头静脉或贵要静脉、正中静脉、肱静脉(前臂襻式最为常用,成功率高,并发症少,使用方便。其次为桡动脉根部与贵要静脉或正中静脉、头静脉(前臂襻式),其他术式临床应用较少。

【操作方法】

1. 移植血管处理

(1)自体血管处理

1)患儿取仰卧位,下肢外展,常规备皮后用甲紫或画线笔标记大隐静脉走行,消毒、铺巾。

2)1% 利多卡因局部麻醉后,在卵圆窝部做一小切口,游离大隐静脉。根据需用血管长短,于大隐静脉走行方向做纵行切口或若干小切口,将大隐静脉进一步游离,结扎并切断附近的小分支,完全游离所需大隐静脉后,结扎并切断大隐静脉近心端和远心端,取出大隐静脉,用 40mg/dl 肝素盐水反复冲洗,记清大隐静脉近心端及远心端,然后放入生理盐水中备用。

3)仔细止血后,缝合皮下组织及皮肤。

(2)人造血管处理:人造血管从包装袋中取出即可直接使用,可不用肝素盐水灌洗,以便减少血流贯通后的血清渗出。

2. 移植步骤

(1)麻醉选择:根据手术部位可选用臂丛阻滞麻醉、局部浸润麻醉、腰麻(下肢手术)和全麻等。前臂和上臂移植血管内瘘可以采用局部麻醉。

(2)切口设计:根据血管移植术式和拟做吻合的动静脉位置选择皮肤切口,通常可做一个或多个,切口形状和长度则应根据静脉的走行、皮下隧道的位置及形状来选择。跨肘窝部位的移植血管搭桥内瘘必须考虑弯曲肘部对血管的影响。

(3)游离血管:钝性分离皮下组织,分别暴露和游离一段长 2~3cm 拟吻合的动静脉。

(4)皮下隧道:用皮下隧道器做襻式(U 形)或直桥式(J 形)皮下隧道,深浅要适中,过深不易穿刺,过浅可发生局部感染和局部皮肤坏死,移植血管穿过隧道时应避免扭曲、成角和受压。

(5)冲洗血管腔:将游离好的动静脉用血管夹分别阻断其血流,如为端侧吻合在血管壁上做一纵向切口,长度与移植血管直径相当,端端吻合(仅限于桡动脉远心端)则将拟吻合血管远端结扎切断,以 0.1%~0.2% 肝素盐水反复冲洗动静脉管腔。

(6)吻合血管:修建移植血管两端,采用 6-0 无损伤缝合线与自体动静脉连续或间断吻合,注意先吻合静脉端后吻合动脉端。吻合结束前用肝素盐水冲洗并填充管腔。

(7)开放血流:一般先开放动脉端血管夹,待移植血管内空气由静脉端吻合口针眼排除后再开放静脉血流,若有局部渗血,轻压止血。有活动性喷血点应补针。若针眼或局部组织渗血难以压迫止血时,可使用医用生物蛋白胶止血。用手触摸吻合口,可触及血管震颤。

(8)皮肤:轻压包扎,一般不需要放置引流条。

【注意事项】

1. 术后常规使用抗生素 3~10 天(自体移植血管 3~7 天,人造血管 7~10 天)。

2. 术后常规口服双嘧达莫或肠溶阿司匹林抗凝治疗,对于高凝状态患者,也可每 12~

24 小时皮下注射低分子肝素。

3．术后 3 天可给予氢化可的松，抬高术侧肢体，避免压迫移植血管。

4．人造血管一般 4～6 周血清性水肿消退后开始穿刺使用，自体移植血管成熟时间 6～8 周，建议 2～3 个月后使用。

5．穿刺时动脉针距吻合口应在 3cm 以上，静脉针与动脉针相距 5cm 以上。

6．术后适当进行手部锻炼。

【并发症及其处理】

1．血栓形成　同自体动静脉内瘘成形术。

2．感染　化脓性感染的伤口应行清创，尽量引流脓液，用生理盐水及抗生素冲洗伤口。

3．血清性水肿　主要发生于人造血管移植，襻式（U 形）移植的发生率可高达 90% 以上，表现为移植血管周围弥漫性肿胀，血清性水肿多在术后 1～3 天开始出现，持续 3～6 周可自行消退，随着人造血管制造技术的改进和质量的不断提高，血清性水肿持续时间可逐渐缩短。一般无需特殊处理，在术后尽量抬高术侧肢体，对消肿较慢者，可采用红外线灯照射，每天 2～3 次，每次 20～30 分钟。术后 1 周内血透肝素化可加重血清性水肿，此时透析应尽量采用无肝素或低分子肝素透析。

4．心力衰竭。

5．窃血综合征。

6．肿胀手综合征。

处理均同自体血管内瘘。

（沈　颖）

参考文献

1. 沈颖. 儿童血液净化标准操作规程. 北京：清华大学出版社，2013.

2. 沈颖，易著文. 儿科血液净化技术. 北京：人民卫生出版社，2012.

第二十九章

腹膜透析置管

培训目标

1. 掌握腹膜透析置管的适应证和禁忌证。
2. 熟悉腹膜透析置管的常见并发症及处理。
3. 了解腹膜透析置管的操作过程。

【目的】

腹膜透析已成为治疗儿童终末期肾病最主要的透析方法。长期腹膜透析成功的关键是建立安全方便的进入腹腔的通道。腹透管的放置技术对减少腹透管阻塞、导管相关性感染和腹透液渗漏等常见的并发症的发生有重要作用。

【禁忌证】

（一）绝对禁忌证

1. 脐疝。
2. 腹裂。
3. 膀胱外翻。
4. 膈疝。
5. 腹膜腔缺失或腹膜无功能。

（二）相对禁忌证

1. 即将进行/最近进行的大型腹部手术。
2. 缺乏适合的看护者。

【操作前准备】

（一）置管型号及位置选择

放置腹透管术前应详细询问病史和系统地进行体格检查。腹透管漂移被认为与便秘相关，而便秘在小儿中极为常见。置管前应了解有无便秘病史，如有便秘应先灌肠或服用泻剂治疗。如果存在腹股沟斜疝，必须在腹透管放置前或同时进行修补；否则斜疝在腹透后会变大，出现症状。

术前还应确定腹透管的型号和长度，双涤纶套（cuff）儿童型透析管适用于大多数的患儿；体重<3kg 的婴儿需用单 cuff 透析管；6 岁以上、体重>30kg 儿童，可以应用成人型透析管。目前国内最常用的导管为双袖套直的 Tenckhoff 管。为减少注入腹透液疼痛及腹透液流出梗阻等问题，可选用弯曲 Tenckhoff 透析管。婴幼儿可使用鹅颈导管并使导管外出口定位在胸前，可降低婴幼儿导管相关感染的发生率。

　　导管进入腹腔的位置、皮下隧道的路径、内袖套的位置以及出口的位置都应在术前设计好并在体表标记。对于婴儿，出口应在尿布以上，大儿童应避开皮带位置。儿童和婴幼儿腹透管应随其年龄、身高、体重而选择，插入腹腔内透析管长度约相当于患儿脐至耻骨联合的距离。另外应避开以后做肾移植的位置，如出口在肾移植切口路径上，在肾移植时必须移动出口。导管可放在左右侧腹部任意一侧，取决于原来的手术瘢痕、肠道或泌尿道造瘘位置以及病人意愿。肠道蠕动波可能对导管位置产生影响，右侧降结肠的下行蠕动波可能有利于保持腹透管头部的位置，而左侧升结肠的向上蠕动波可能使导管上移。

　　术前抗生素的应用可以减少置管后腹膜炎的发生率。文献显示腹膜炎的发生与使用抗生素的种类无关，一般可使用一代头孢类抗生素。如果细菌培养明确存在金黄色葡萄球菌，则加用万古霉素。

（二）手术前准备

　　1. 对有便秘的儿童，在手术前应服用缓泻剂。

　　2. 术前排空膀胱。

　　3. 在手术前 1 小时和术后 6～12 小时静脉给予预防性第一代头孢类抗生素[25mg/（kg·次）]。

　　4. 检测患儿/看护者鼻腔、咽部是否有金黄色葡萄球菌携带。

　　目前腹膜透析管的放置技术主要可分为：①经皮穿刺放置；②手术切开放置；③腹膜镜/腹腔镜下放置。在儿童以手术切开放置和腹腔镜下放置最为常用，本节主要介绍这两种儿童常用方法。

（三）大网膜切除

　　大网膜切除对防止腹透管阻塞有明确的作用。切除大网膜者腹透管阻塞的比例在 5% 左右，而不切除者腹透管阻塞的比例在 10%～22.7%。有研究者持相反观点，认为可在出现大网膜造成的导管阻塞后再行切除手术，他们认为 2 期切除并不困难。多数学者认为大网膜切除是相对简单的手术，在 1 期置管时切除，一般不会增加手术并发症但能明确减少腹透管阻塞。

【操作方法】

（一）手术切开放置

　　手术切开放置腹透管仍然是最常用、最可靠的方法。儿童终末期肾病放置腹透管的手术一般择期进行，应在手术室内、全身麻醉、使用肌松药物的条件下手术。切口选择在腹直肌外侧脐上水平横切口（图 29-1）。切开腹直肌前鞘后顺肌束方向分离腹直肌，然后切开腹直肌后鞘，进入腹腔。进入腹腔后首先切除部分大网膜。再采用 3-0 单丝可吸收线在后鞘做荷包缝线，要求针距细密以减少术后腹腔液体渗液。然后将 Tenckhoff 管插入盆腔，可根据需要修剪导管缩短到适当长度；如使用头端弯曲的 Tenckhoff 管，则将导丝插入腹透管内使其伸直，将腹透管带入盆腔。可行术中透视确定腹透管位置。内袖套需紧贴腹膜位置，然后打紧荷包缝线。腹透管可从前鞘切口或其外侧另戳切口出腹直肌。然后作皮下隧道在皮下潜行后出皮肤。外袖套应在皮下隧道内，距离皮肤 2cm 左右。出口

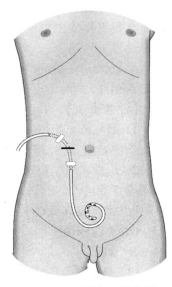

图 29-1　手术切口的位置

应不高于进腹部切口位置。

切口要逐层缝合以防止腹腔液外渗,缝合切口后还应检查管道的通畅情况,根据体重每千克体重注入 30ml 腹透液或生理盐水检查有无渗漏和引流是否通畅。如果腹透液或生理盐水进入顺畅,将引流袋放在手术床旁地上观察回流情况,回流量应达到 80%。腹透管应和皮肤以丝线缝合固定。

(二)腹腔镜下放置

自 20 世纪 90 年代以后,腹腔镜手术的大量应用为放置腹透管提供了新的方法。虽然尚不能证实腹腔镜手术较开放手术有明确优势,支持者认为腹腔镜手术的优势在于可以探查整个腹腔;直视下把 Tenckhoff 管的末端放入盆腔;以及能够同时完成腹腔粘连松解和大网膜切除等手术。对于小儿,还可以明确有无内环口未闭,如存在内环口未闭有潜在腹股沟疝的可能性,可同时结扎鞘状突。腹腔镜手术还可用于腹透管漂移和被大网膜阻塞时导管的挽救手术,从而延长导管的寿命。

腹腔镜手术放置腹透管在鞘管位置,切口数量和导管固定等方面并不统一,有多种方法。一般患儿取平卧位,术者位于患儿右侧。放置手术鞘管的位置如图 29-2,其中脐下切口开放放置鞘管,连接气腹机,CO_2 气腹压力维持在 12mmHg 左右后,放入目镜。目镜观察下穿刺放置右上腹和右下腹鞘管。左手持抓钳进入右上腹鞘管,右手持超声刀进入右下腹鞘管进行手术。脐下鞘管目镜观察下,以超声刀切除大网膜。然后将脐部鞘管退出,通过脐下切口将腹透管置入腹腔,荷包缝合腹直肌后鞘,使内袖套紧贴后鞘,然后间断缝合腹直肌前鞘,将内袖套缝合于腹直肌鞘内。血管钳夹闭腹透管,重新建立气腹。改为右上腹鞘管目镜观察,经右下腹鞘管进入血管钳调整腹透管尖端的位置使其进入盆腔。退出腹部鞘管,以血管钳从右下腹鞘管切口作皮下隧道,腹透管经皮下隧道从右下腹鞘管切口引

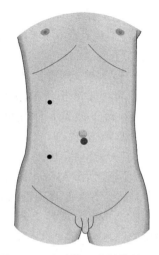

图 29-2 腹腔镜手术鞘管的位置

出。外袖套距离出口保持在 2cm。皮内缝合所有切口。和开放手术同样方法检查导管通畅情况。

总之,小儿外科医师放置腹透管可采用切开手术或腹腔镜手术。目标是建立进出腹腔通畅的引流,同时不出现渗漏。还应严格执行无菌操作以减少导管相关感染的发生。

【注意事项】

1. 因儿童腹膜薄、脆、嫩,为降低腹膜透析液外漏应特别注意采用腹膜荷包缝合使深部涤纶套固定腹膜中,但切勿过分牵拉腹膜造成腹膜撕裂。

2. 儿童大网膜相对较长,大网膜包裹腹透导管所致的导管阻塞较成人更易发生。部分大网膜切除可能降低日后透析管阻塞的发生,尤其婴儿有必要切除部分大网膜。

【并发症及其处理】

(一)腹膜炎

1. 诊断

(1)有腹膜炎的症状和体征(腹痛、发热、腹部压痛 / 反跳痛)。

(2)腹透引流液混浊、引流液白细胞计数 >100/μl 且多核细胞 >50%。

（3）引流液革兰氏染色或细菌培养证实有细菌存在。

以上3项中存在2项或以上，则可诊断为腹膜炎。

2. 引流液标本的留取　一旦发现引流液混浊，应及时留取第一袋引流液标本或第二次在腹腔内留置时间>1~2小时的引流液标本进行送检，包括细胞计数和分类、革兰氏染色和病原菌培养。

3. 治疗　处理流程见图29-3。

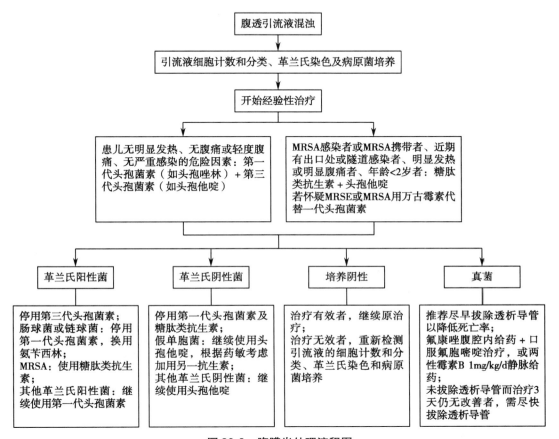

图 29-3　腹膜炎处理流程图

（1）一旦考虑腹膜透析相关性腹膜炎，在留取标本送检后即应开始经验性抗感染治疗。

（2）引流液浑浊者，可采用1.5%腹透液冲洗腹腔数次以减轻腹痛症状。

（3）为避免纤维蛋白凝块的形成，可在腹透液中加入肝素（500IU/L）。

（4）初始治疗时抗生素的选择：腹膜炎时首选腹腔内给药，通常联合应用第一代头孢菌素（如头孢唑林）和第三代头孢菌素（如头孢他啶），而对既往有耐甲氧西林金黄色葡萄球菌（MRSA）感染者或 MRSA 携带者、近期有出口处或隧道感染者、明显发热或明显腹痛者或年龄<2 岁的患儿，需考虑联合应用糖肽类抗生素（如万古霉素）和头孢他啶。由于考虑到氨基糖苷类药物的肾毒性和耳毒性，因此不推荐在儿童中使用。儿童腹膜炎以革兰氏阳性菌感染居多，主要包括凝固酶阴性葡萄球菌或金黄色葡萄球菌腹膜炎，其次为链球菌或肠球菌腹膜炎，革兰氏阴性菌感染中以假单胞菌感染较常见，而真菌性腹膜炎在儿童中较为少见。

（5）抗生素剂量（表 29-1）

表 29-1 儿童腹膜炎腹腔内抗生素给药剂量

抗生素	持续腹腔内给药		间歇性给药
	负荷剂量	维持剂量	每日一次
头孢唑林	250～500mg/L	125mg/L	15mg/kg q.24h.
头孢呋辛	200mg/L	125mg/L	15mg/kg q.24h.
头孢他啶	250～500mg/L	125mg/L	15mg/kg q.24h.
头孢噻肟	500mg/L	250mg/L	30mg/kg q.24h.
氨苄西林	—	125mg/L	—
万古霉素	500mg/L	25～30mg/L	15～30mg/kg q.5～7d.
替考拉宁	200mg/L	20mg/L	15mg/kg q.5～7d.
氟康唑	—	—	3～6mg/kg q.1～2d.（最大剂量 200mg）

1）持续腹腔内给药方案：对急性期腹膜炎患儿，特别是 APD 患儿，需延长每次腹透液的留腹时间至 3～6 小时并予以负荷剂量抗生素以达到最好的治疗效果。待症状缓解且引流液转清后（一般在治疗 48 小时内），可恢复至原透析方案并给予维持剂量抗生素治疗。

2）间歇性（每天一次）腹腔内给药方案：CAPD 患儿夜间腹透液留腹或 APD 患儿日间腹透液留腹（留腹时间>6 小时）时予以腹腔内抗生素治疗。

3）腹膜炎时推荐的每次透析液交换量为 1 100ml/m² 体表面积，若交换量偏小，则应相应增加抗生素的浓度。

4）糖肽类抗生素：间歇性给药（每天一次）效果较好，但需监测药物浓度。推荐用药后 3～5 天监测药物浓度，若万古霉素浓度<12mg/L 或替考拉宁浓度<8mg/L，需重复给药。

（6）革兰氏阳性菌腹膜炎的治疗：

1）停用第三代头孢菌素。

2）甲氧西林敏感葡萄球菌腹膜炎继续使用第一代头孢菌素。

3）甲氧西林耐药葡萄球菌腹膜炎使用糖肽类抗生素。

4）肠球菌或链球菌腹膜炎需换用氨苄西林。

5）若治疗 4 天后仍无改善者，需重新检测引流液，若患儿合并有出口处/隧道感染，需考虑拔除透析导管。

6）金黄色葡萄球菌腹膜炎治疗疗程 3 周，其他革兰氏阳性菌腹膜炎治疗疗程 2 周。

（7）革兰氏阴性菌腹膜炎的治疗：

1）停用第一代头孢菌素或糖肽类抗生素，继续使用第三代头孢菌素。

2）根据药敏试验和患儿病情，考虑是否加用另一抗生素。

3）假单胞菌腹膜炎治疗疗程 3 周，其他革兰氏阴性菌腹膜炎治疗疗程 2 周。

4）若治疗 4 天后仍无改善者，需考虑拔除透析导管。

（8）培养阴性腹膜炎的治疗：

1）培养阴性（72 小时）而治疗有效者，继续原治疗，疗程共 2 周。

2）治疗无效者：重新检测引流液的细胞计数和分类、革兰氏染色和病原菌培养，若仍检测阴性,需考虑拔除透析导管。

(9)真菌性腹膜炎的治疗

1)推荐尽早拔除透析导管以降低死亡率。

2)氟康唑腹腔内给药和口服氟胞嘧啶联合治疗,或两性霉素 B 1mg/(kg•d)静脉给药。

3)拔除透析导管且治疗有效者,治疗疗程>2 周。

4)保留透析导管且治疗有效者,治疗疗程4~6 周。

5)未拔除透析导管而治疗 3 天仍无改善者,需尽快拔除透析导管。

(10)疗效评估

1)治疗 72 小时临床改善(包括腹痛缓解、无发热、引流液转清),考虑治疗有效。

2)治疗失败的措施:评估是否合并有隧道感染或结核感染;凝固酶阴性葡萄球菌感染者加用利福平口服;考虑拔除透析导管。

(11)透析导管的拔除和重置

1)拔除指征:复发性金黄色葡萄球菌腹膜炎合并隧道感染者;复发性假单胞菌腹膜炎;真菌性腹膜炎;适当抗生素治疗 72~96 小时后无效者;出口处 / 隧道感染治疗 1 个月无效者。

2)透析导管的重置:推荐导管拔除后2~3 周重置透析导管。

(二)出口处和/或隧道感染

1. **诊断**　出口处评分≥4 分时(表 29-2)需考虑出口处感染的可能;隧道感染可表现为皮肤红、肿和压痛,间歇性或持续性脓性、血性或黏性分泌物自动流出或压迫涤纶套后流出。

表 29-2　出口处评分系统

	0分	1分	2分
肿胀	无	仅局限于出口处	包括部分或整个隧道
结痂	无	<0.5cm	>0.5cm
发红	无	<0.5cm	>0.5cm
压痛	无	轻度	严重
分泌物	无	血清样	脓性

2. **治疗**

(1)若持续有分泌物,推荐每天更换敷料1~2 次。

(2)不推荐使用含酒精的消毒剂和碘伏进行局部消毒。

(3)通常需等待培养结果方开始使用抗生素,但感染严重者可先予以口服第一代头孢菌素或环丙沙星(需年龄>12 岁)进行经验性治疗。

(4)对葡萄球菌感染患儿,可口服第一代头孢菌素或耐青霉素酶青霉素。避免使用糖肽类抗生素以防止耐药菌的产生。

(5)对革兰氏阴性菌感染患儿,若年龄>12 岁,可予以环丙沙星口服治疗[20mg/(kg•d),最大 1g/d],其他患儿需头孢菌素腹腔内给药。

(6)持续抗生素治疗至症状完全缓解后 1 周。

(7)经 2~4 周治疗后症状无改善者,需予以相应处理,包括除去透析导管涤纶套、重置透析导管等。

（8）及时诊断和治疗金黄色葡萄球菌携带者：若患儿或看护者鼻腔携带金黄色葡萄球菌，需予以莫匹罗星涂鼻腔和出口处。

（三）非感染性并发症

1. **透析液渗漏**　在新透析病人，可考虑延缓透析 1～3 周；对已开始腹膜透析的病人，可考虑暂时行血液透析或减少透析液交换量以减轻腹压；对反复发生透析液渗漏的患儿需考虑外科修补或透析导管拔除。

2. **透析液引流不畅**　针对不同原因需采取不同措施，包括使用含肝素的液体进行冲洗以缓解血凝块和纤维蛋白凝块；改变体位以增加引流量；外科手术以缓解大网膜包裹现象。

3. **疝**　一般均需在透析治疗前行外科修补术治疗，术后需避免便秘和提重物等，同时在短期内（>1 周）需减少透析液交换量。

4. **腹膜功能衰竭**　需停止腹膜透析而接受血液透析治疗。

（沈　颖）

参考文献

1. 沈颖. 儿童血液净化标准操作规程. 北京：清华大学出版社，2013.

2. 沈颖，易著文. 儿科血液净化技术. 北京：人民卫生出版社，2012.

3. 陈香美. 血液净化标准操作规程. 北京：人民军医出版社，2010.

4. 易著文，何庆南. 小儿临床肾脏病学. 2 版. 北京：人民卫生出版社，2010.

中英文名词对照索引

Q

R

S

T

W

X

Y

12检